Ch. LEFAURE

TRAVAUX PRATIQUES

D'HISTOLOGIE NORMALE

EN VINGT-QUATRE SÉANCES

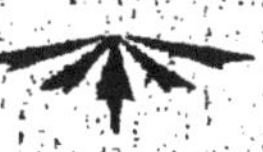

LIBRAIRIE
MARQUESTE
TOULOUSE

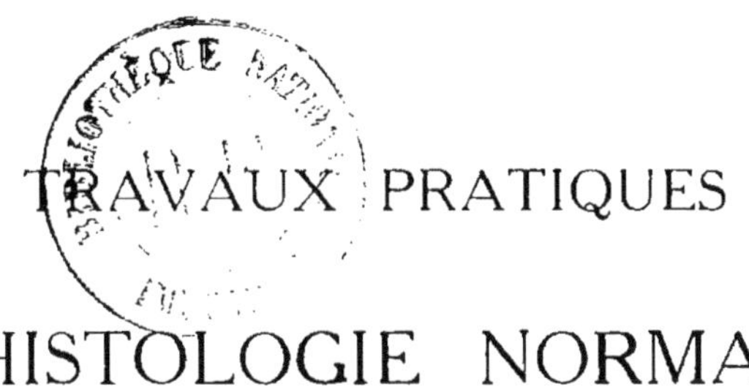

TRAVAUX PRATIQUES

D'HISTOLOGIE NORMALE

TRAVAUX PRATIQUES

D'HISTOLOGIE NORMALE

PAR

CH. L. FAURE

AGRÉGÉ DÉLÉGUÉ, CHARGÉ D'UN COURS,
CHEF DES TRAVAUX D'HISTOLOGIE A LA FACULTÉ DE TOULOUSE

Préface M. le Pr J.-E. ABELOUS
Doyen de la Faculté de Médecine de Toulouse

Dessins par Marg. FAURE

LIBRAIRIE MARQUESTE
E.-H. GUITARD, ÉDITEUR
7, Rue Ozenne, 7
TOULOUSE
—
1923

PRÉFACE

M. Faure m'a fait l'honneur de me demander de préfacer son traité pratique d'Histologie normale. Je le fais avec grand plaisir quoique, à vrai dire, une présentation soit presque superflue.

L'ouvrage, en effet, se recommande de lui-même tant par sa valeur propre que par l'expérience et la compétence de son auteur.

Voilà déjà longtemps (plus de dix années) que M. Faure est chef des travaux d'Histologie. Élève d'un maître illustre et regretté qu'on peut considérer comme un des fondateurs de l'Histologie en France, M. Faure a acquis dans ses relations quotidiennes avec le professeur Tourneux, dans la fréquentation assidue de son laboratoire, une science et une expérience pratique des plus sérieuses. Il est à la fois un savant très averti et, par ses qualités d'organisation et de méthode, un enseigneur remarquable.

Sans doute, il serait éminemment désirable que nos élèves, tous nos élèves, puissent être exercés individuellement à la pratique et à la technique histologique. On ne connaît bien une science qu'en la pratiquant à fond; mais c'est là un idéal impossible à réaliser. Le grand nombre des étudiants, la multiplicité des travaux pratiques auxquels ils sont astreints, le temps forcément très limité qui est consacré à chacun, s'y opposent malheureusement.

Dès lors, il faut se borner à familiariser l'élève avec l'examen des documents et des préparations, quitte à ouvrir largement le laboratoire à ceux que l'Histologie intéresserait particulièrement et qui voudraient en faire une étude spéciale et approfondie.

Pour les autres, c'est-à-dire pour la grande majorité, la méthode appliquée par M. Faure me paraît excellente, encore que cette méthode implique une grande somme de travail pour le chef des travaux. Il faut, en effet, constituer et entretenir une riche collection de préparations que l'élève devra examiner, interpréter et reproduire par le dessin. A cela pour rendre la démonstration plus saisissante, pour qu'elle se grave mieux dans la mémoire, M. Faure ajoute de nombreuses projections de clichés. Les préparations sont examinées en détail, interprétées et commentées par le chef des travaux.

Que cette méthode soit excellente, la meilleure en l'espèce qu'on puisse appliquer, nous en avons la preuve dans les résultats obtenus. Nos étudiants savent parfaitement reconnaître et lire les préparations et les reproduire par le dessin d'une façon satisfaisante. La structure et la texture des tissus et organes leur deviennent familières et c'est bien là, n'est-ce pas, le but qui devait être poursuivi et atteint.

M. Faure n'a pas voulu abandonner ses élèves une fois leurs travaux pratiques et même leurs études terminés. Il a voulu fixer le souvenir des démonstrations qu'il leur a fournies, des leçons excellentes qu'il leur a faites, et c'est là l'objet du présent traité de travaux pratiques d'Histologie dont le caratère didactique est remarquable, non seulement par le texte lui-même clair, méthodique, précis, mais aussi par les dessins qui l'illustrent et qui font honneur au talent de sa chère collaboratrice. Avec juste raison, M. Faure n'a pas oublié que si l'Histologie appartient naturellement au groupe des sciences morphologiques, ce qui fait l'intérêt, le véritable intérêt de l'étude microscopique de l'organisme c'est la dynamique vitale *des éléments anatomiques. Aussi, comme il le fait remarquer, aucune cellule, aucun tissu, aucun organe n'ont été décrits par lui sans qu'il en donnât ou essayât d'en donner en même temps la caractéristique fonctionnelle.*

L'Histologie ainsi conçue et enseignée devient une science vraiment attrayante pour l'élève. Le livre de M. Faure, outre qu'il donne au lecteur des notions claires et précises, est de nature à lui inspirer le goût des recherches de laboratoire, et c'est bien là, en particulier, le but qu'a visé son auteur. Il trouvait d'ailleurs en lui-même la meilleure condition du succès, je veux dire l'amour passionné de la science qu'il enseigne si fructueusement.

J.-E. Abelous.

AVANT-PROPOS

Les travaux pratiques d'Histologie normale des Facultés de Médecine consistent exclusivement à examiner et à dessiner des préparations microscopiques toutes faites à l'avance, le temps faisant défaut — quarante heures à peine, réparties sur deux années de scolarité, sont accordées à l'étude *pratique* de l'Histologie et de l'Embryologie ! — pour exercer individuellement les élèves à la pratique des méthodes délicates de la technique.

Chef des travaux d'Histologie depuis plus de dix années, j'ai toujours fait tous mes efforts pour rendre attrayante et plus facile la lecture des coupes et des dissociations; c'est ainsi que j'ai constitué, avec l'aide du Dr Crauffon, moniteur d'Histologie, une collection de près de quinze cents préparations d'étude et de démonstration et, d'autre part, j'ai établi une collection d'environ trois cents clichés à projection, reproduisant par la microphotographie les préparations mises à la disposition des élèves; pour chaque tissu ou organe, j'ai tiré de la préparation une vue d'ensemble telle que celle donnée par l'objectif n° 3, sur laquelle il est possible de montrer les points qui doivent faire l'objet d'une étude plus minutieuse à l'aide de l'objectif n° 7; j'ai ensuite tiré autant de vues de détail que le comporte l'organe à étudier; chaque séance de travaux pratiques est donc précédée d'une séance de projections faisant passer sous les yeux des élèves les images qu'ils ont à examiner, quelques instants plus tard, à l'aide du microscope.

Cette opération leur est encore facilitée par ce fait que je mets à leur disposition des positifs sur papier reproduisant les clichés projetés.

Les élèves dessinent leurs préparations, et laissent leurs croquis à la fin de chaque séance; ces croquis leur sont remis au début de la séance suivante après avoir été examinés et corrigés, ce qui permet de rectifier les erreurs d'interprétation communes aux débutants.

Ces efforts n'ont pas été inutiles, car j'ai vu, d'année en année, s'améliorer les dessins et croquis remis par les élèves; cependant, j'estime qu'il est possible de faire mieux encore, c'est pourquoi j'écris aujourd'hui ce modeste ouvrage où les élèves trouveront, groupées par séances, les données théoriques nécessaires pour comprendre les images qu'on leur demande d'observer et de reproduire par le dessin; d'autre part, si l'Histologie est un prolongement de l'Anatomie, je n'ai garde d'oublier que son but fondamental est de donner à l'élève les connaissances indispensables à l'étude de la Physiologie, aussi n'ai-je donné la description d'aucune cellule, d'aucun tissu, d'aucun organe, d'aucun dispositif anatomique sans en indiquer, en même temps, la fonction et la raison d'être.

D'autre part, afin de rendre moins arides les premiers pas du débutant, j'ai illustré ce petit livre de 123 figures originales dessinées d'après nature et de 16 schémas indispensables pour la compréhension des figures.

Qu'il me soit permis, en terminant, d'évoquer le souvenir de mon éminent maître F. Tourneux, à la mémoire de qui je dédie le présent manuel.

Enfin c'est pour moi un agréable devoir que d'exprimer ici mon affectueuse reconnaissance à Mme Marg. Faure, au talent de qui je dois tous les dessins de ce livre, et d'adresser mes bien vifs remerciements à M. Guitard, l'érudit et aimable éditeur de cet ouvrage.

Toulouse, le 15 novembre 1922.

INTRODUCTION

Avant de se servir du microscope, il faut avoir soin de nettoyer les lentilles abordables sans retirer l'oculaire ni dévisser d'objectif. Pour ce faire, on utilise le linge « ad hoc » placé devant chaque microscope, et on évite de se servir d'un mouchoir qui, le plus souvent imbibé de graisse épidermique, salit plus qu'il nettoie.

Le miroir est essuyé également.

Ce nettoyage effectué, on s'assure que l'objectif placé dans l'axe du tube est bien le n° 3; on s'assure aussi que le révolver est bien placé dans sa position d'arrêt.

Avant d'examiner une préparation, il faut placer le miroir dans une position telle qu'il renvoie dans le tube du microscope la lumière du jour. Les microscopes des travaux pratiques ne sont pas munis de l'appareil d'éclairage d'Abbe, utile pour les très forts grossissements, en conséquence il faut se servir du miroir concave.

Pour examiner une lame, il faut : relever le tube du microscope de façon que la lentille frontale soit à deux centimètres environ du plan de la platine, placer la préparation sur la platine (si la préparation n'est pas étiquetée — un jour d'examen par exemple — s'assurer qu'elle est tournée du bon côté, c'est-à-dire la lamelle en haut, sinon, il serait impossible de mettre au point avec l'objectif n° 7 qui pourrait être détérioré) de façon que l'objet à examiner soit au centre de l'orifice circulaire de la platine, et enfin, abaisser lentement le tube jusqu'à apparition de l'image.

L'étude d'une préparation avec le n° 3 donne une idée d'ensemble, indique si on est en présence d'un organe creux (vessie, intestin, etc...) ou d'un organe plein (foie, glandes, etc...), montre quelles sont les diverses tuniques d'un organe, autrement dit sa topographie. Pour étudier les détails cytologiques le n° 7 devient nécessaire. Pour passer du n° 3 au n° 7, il faut : relever le tube du microscope, tourner le révolver, abaisser de nouveau le tube, l'œil à l'oculaire, pour arrêter le mouvement de descente dès l'apparition d'une image dont on parachève la mise au point à l'aide de la vis micrométrique.

Toutes les fois qu'on veut changer d'objectif, il est nécessaire de faire la même manœuvre.

Il ne faut pas tirer le tube du microscope dans l'espoir d'augmenter le grossissement; le tube gradué est un dispositif permettant de corriger la longueur du microscope qui est, en général, construit pour donner son rendement optimum quand une distance de seize centimètres sépare le plan de la lentille supérieure de l'oculaire du plan où se visse l'objectif.

Il ne faut jamais retirer l'oculaire : en effet, pendant une séance de travaux pratiques l'air est agité et de nombreuses poussières sont en suspension qui pénétreraient dans le tube du microscope et de là dans l'objectif, d'où il serait très difficile de les retirer. Il faut encore bien davantage éviter de dévisser les diverses parties d'un oculaire ou d'un objectif.

Si un microscope ne donne pas satisfaction, il ne faut pas y toucher, sous prétexte de vouloir l' « arranger »; il faut immédiatement le signaler au chef des travaux ou au préparateur.

Pour les détails de fine structure, il est souvent nécessaire de diminuer la quantité de lumière, or, la plupart des microscopes des élèves ne sont pas munis du diaphragme-iris; dans ce cas, il est utile de savoir qu'on peut modifier l'intensité de l'éclairage en faisant varier légèrement l'inclinaison du miroir.

Les dessins exigés des élèves sont des croquis avec une légende; il est inutile en histologie animale de figurer des ombres comme il est d'usage de le faire en histologie végétale; en effet, dans ce dernier cas, les cellules ont été traitées par un hypochlorite qui les a vidées de leur contenu, de sorte qu'une coupe de végétal est une véritable dentelle dont les « jours » représentent le cytoplasme et le noyau des éléments cellulaires, et dont la trame représente les membranes. Sur une coupe provenant d'un animal ou de l'Homme, il n'y a pas de cavités artificielles (exception faite pour les cellules adipeuses) et la coupe est partout continue.

Quand on a fini de se servir du microscope, il faut remettre l'objectif n° 3 dans l'axe du tube, redresser le microscope si on l'a incliné, remettre les valets à leur place si on les a enlevés, toutes précautions utiles pour ménager des appareils délicats et coûteux.

NOTIONS DE TECHNIQUE HISTOLOGIQUE

Cette première séance est consacrée à l'étude des méthodes qui permettent de confectionner les préparations microscopiques distribuées aux élèves au cours des travaux pratiques. L'ensemble de ces méthodes constitue la technique.

Les préparations sont de deux sortes : les unes sont des dissociations, les autres des coupes minces.

Méthode des dissociations. — Les fragments de tissus ou d'organes qu'on se propose d'étudier sont préalablement immergés dans une solution de potasse caustique ou dans de l'alcool au 1/3 (alcool à 95° : 1 partie; eau : 2 parties), puis, ils sont portés sur une lame de verre dite « porte-objet » où, à l'aide de fines aiguilles, ils sont dissociés, c'est-à-dire que leurs éléments sont soigneusement séparés les uns des autres pour que leur étude en soit facilitée.

Avant de les examiner au microscope, il est nécessaire de les colorer; les tissus qui entrent dans la composition du corps des animaux sont tout à fait transparents et, sans le secours de réactifs colorants, ils ne seraient pas visibles. Les colorants les plus employés dans ce but sont le picro-carmin (mélange de carmin et d'acide picrique dans des proportions déterminées) et l'hémalun.

Pour terminer la préparation et la rendre de conservation indéfinie, on la « monte » dans la glycérine ou le baume du Canada; les préparations montées dans la glycérine sont particulièrement fragiles, aussi est-il recommandé de les manipuler avec soin et d'éviter de les poser les unes sur les autres pour leur épargner l'écrasement qui détériorerait les éléments dissociés, provoquerait la sortie de la glycérine et la rentrée de l'air. Les préparations montées à la glycérine se reconnaissent aisément au cadre rouge (cire à cacheter), noir (bitume de Judée) ou jaune (mélange de Krönig) qui borde la lamelle; ce cadre s'appelle un « lut ».

Méthode des coupes. — Cette méthode est complexe et nécessite des opérations préliminaires. Le premier temps est le « prélèvement » : le fragment de tissu ou d'organe à étudier, et auquel on donne le nom de « pièce », doit provenir de sujets fraîchement tués, c'est ainsi que les pièces d'autopsie sont à rejeter, car, en France, la loi n'autorisant l'ouverture des corps qu'après un délai de vingt-quatre heures, ces pièces présentent toujours des altérations cellulaires, dites cadavériques. Il est possible de se procurer des pièces humaines fraiches sur les cadavres des suppliciés, mais, outre que les exécutions capitales sont rares, les sujets mis à la disposition de la Faculté par la Justice, ne sont pas toujours sains, et il est fréquent d'observer des lésions (tuberculose, syphilis) sur la plupart des organes essentiels (foie, rein, etc...). Quant aux pièces qu'on pourrait avoir au cours d'interventions chirurgicales, il n'y faut guère compter, car si un organe est enlevé, c'est que celui-ci présente des lésions étendues.

Il est donc nécessaire de recourir à des pièces d'origine animale choisies avec discernement pour que leur structure se rapproche, le plus possible, de celle de l'homme quand elle ne la reproduit pas exactement.

Une fois la pièce prélevée sous forme de très petits fragments (1 cent. × 1 cent. × 1 mill.), on procède à sa « fixation » c'est-à-dire qu'on la plonge dans un réactif « fixateur », liquide qui «fixe » les éléments en les tuant sans amener le moindre changement dans leur constitution anatomique. Il existe de nombreux fixateurs: le liquide de Bouin (acide acétique : 5 c. c.; formol : 20 c. c.; solution aqueuse saturée d'acide picrique : 75 c. c.) figure parmi les plus fréquemment employés. Les pièces seront maintenues de 24 à 48 heures dans ce liquide employé en grande quantité (au moins 15 à 20 fois le volume de la pièce à fixer).

Quand les pièces sont fixées, il faut les « déshydrater » par des passages successifs dans des alcools de plus en plus forts (alcool à 60°, à 70°, à 95°, à 100° ou absolu).

Pour pouvoir couper les pièces, il est nécessaire de les durcir, et pour cela, on les « inclut ». Il existe plusieurs procédés d'inclusion; l'inclusion dans la paraffine sera seule décrite ici : les pièces déshydratées sont au préalable immergées dans un solvant de la paraffine (xylol, acétone, chloroforme, sulfure de carbone) pendant vingt-quatre heures, puis mises dans un bain de paraffine maintenue fondue par un séjour à l'étuve à 54 degrés; le séjour dans la paraffine chaude ne doit pas excéder trois à quatre heures pour les plus grosses pièces.

Après quoi, les pièces sont soumises à un refroidissement brusque qui solidifie la paraffine en un « bloc ». Il ne reste plus alors qu'à débiter le bloc en coupes minces à l'aide d'instruments plus ou moins perfectionnés qu'on appelle des « microtomes », le microtome le plus moderne et le meilleur est celui qu'a imaginé le professeur Ch. S. Minot (de Boston) et qui permet de diviser un millimètre en mille parties égales; dans la pratique, on se contente de partager un millimètre en deux à trois cents tranches. Ces tranches minces ou « coupes » une fois obtenues, on les colle sur les porte-objets à l'aide d'une solution étendue d'albumine dans l'eau. Après cette opération dite « collage », on les laisse sécher pendant quelques heures et on peut alors procéder à leur coloration.

Coloration des coupes. — Il existe une grande variété de substances colorantes, les unes ont une affinité marquée pour les noyaux des cellules (*colorants nucléaires*), les autres pour le cytoplasme des cellules (*colorants plasmatiques* ou *colorants de fond*). Les colorants nucléaires sont appelés aussi *colorants basiques*, et les colorants plasmatiques : *colorants acides*. Il faut se garder d'entendre les mots acide et basique *stricto sensu :* ainsi quand on dit qu'un colorant est acide, cela ne signifie pas qu'il fait virer au rouge la teinture de tournesol, au contraire, un tel colorant est neutre au tournesol. Les colorants employés en micrographie sont, en général, des sels complexes; pour fixer les idées, envisageons un sel simple tel que le sulfate de potassium (SO^4K^2) que, pour les besoins de la cause, on supposera doué de propriétés colorantes, si ces propriétés colorantes sont apportées au sel par l'ion acide (SO^4), le colorant sera dit acide, si, au contraire, elles sont données au sel par l'ion basique (K^2), le colorant sera dit basique.

Les principaux colorants basiques sont : la safranine (rouge), l'hématoxyline (noire ou violette noire), le vert de méthyle (vert), etc... ; les principaux colorants acides sont : l'éosine (rose), l'orange (rouge orangé), la fuchsine acide (rouge), le vert lumière (vert), le rouge congo (rouge orangé), etc... On peut obtenir un colorant neutre en mélangeant un colorant basique et un colorant acide dans des proportions déterminées et fixées empiriquement par l'usage (triacide d'Erlich, mélange neutre de Erlich-Biondi-Heidenhain, éosinates de bleu de méthylène ou d'azur de méthylène de May-Grünwald ou de Romanowsky ou de Pappenheim, etc...).

Les éléments qui se colorent par les colorants basiques sont dits « basophiles », ceux qui se colorent par les colorants acides : « acidophiles », et ceux qui se colorent par les colorants neutres : « neutrophiles ».

En général, les colorants communiquent aux éléments qu'ils teignent une couleur qui est la même que la leur propre : ainsi, le bleu de méthylène colore en bleu les noyaux des cellules, le vert de méthyle en vert, le violet de gentiane en violet, etc..., cette façon de colorer est dite : « orthochromatique », par opposition à la coloration « métachromatique » ; il faut entendre par cette dernière expression ce fait que quelques colorants jouissent de la propriété de donner aux éléments qu'ils colorent une teinte autre que la leur propre, ainsi : le violet-dahlia, colorant violet, colore en rouge la substance amyloïde; le bleu de toluidine, colorant bleu, colore en rouge les granulations des « Mastzellen », etc... Cette propriété est fort importante car elle permet d'utiliser les colorants métachromatiques comme réactifs spécifiques de certaines substances.

La coloration des coupes peut se faire de diverses manières, on emploie ordinairement des colorations dites « combinées » qui consistent à faire agir d'abord un colorant nucléaire, puis un colorant plasmatique; les colorations combinées le plus fréquemment employées sont : l'hématéine-éosine, l'hématoxyline-éosine, le safranine-vert lumière, etc...

Les colorants basiques s'emploient de deux manières différentes : ou bien par la méthode « progressive » en immergeant les coupes dans un bain colorant pendant un temps suffisant pour obtenir l'intensité de coloration désirée, ou bien par la méthode « régressive » en surcolorant les coupes pour enlever ensuite l'excès de colorant par un liquide dit « différenciateur »; parmi les méthodes régressives, celle qui donne les plus belles préparations est la méthode de l'hématoxyline ferrique de Heidenhain.

Quand les préparations sont colorées, il faut encore les « monter »; le montage se fait habituellement dans le baume du Canada après avoir « éclairci » les coupes à l'aide de xylol.

Méthodes spéciales. — Les méthodes ci-dessus exposées ne s'appliquent pas indifféremment à tous les tissus ou organes; ainsi, par exemple, pour le tissu osseux, il est nécessaire, avant d'inclure, de « décalcifier », c'est-à-dire de dissoudre les sels calcaires par un séjour prolongé dans un acide faible ($H\,Cl$, $SO^4\,H^2$, $Az\,O^3\,H$, etc.).

Il existe dans certains organes des cellules chargées de pigments qui peuvent masquer la structure de la cellule, on a imaginé de dissoudre ces pigments à l'aide de réactifs spéciaux (acide chlorique, Grynfeltt), c'est ainsi qu'on peut avantageusement dépigmenter les membranes de l'œil.

Le système nerveux central renferme une très notable proportion d'une graisse spéciale (myéline) soluble dans les solvants de la paraffine, aussi l'étude du système nerveux exige-t-elle l'emploi de méthodes spéciales respectant la myéline (inclusion dans la celloïdine).

Il faut, enfin, citer les colorations dites « spécifiques » telles que l'orcéine pour les fibres élastiques, et les réactions micro-chimiques spécifiques, telles que celle de l'acide osmique (OsO^4) vis-à-vis des graisses (réduction en noir ou en gris) (1).

(1) Quelle que soit la technique employée, il faudra toujours craindre que les détails vus au microscope ne soient créés par les réactifs employés *(artefact)*; c'est pourquoi il est nécessaire d'employer plusieurs méthodes différentes (procédé des méthodes convergentes) et de n'accepter comme exacts que les faits d'observation vus par toutes les méthodes.

LA CELLULE

La cellule est une petite masse de *protoplasme* individualisée par un *noyau* (Leydig) (1).

Le protoplasme est une substance visqueuse, transparente, moins réfringente que l'eau, qu'on a comparée à une « gelée vivante », de réaction acide quand la cellule est morte; le protoplasme n'est pas homogène, il est granuleux, filamenteux, réticulé, alvéolé suivant les cas.

Le noyau est une petite vésicule dont la périphérie est occupée par une membrane contenant un liquide de réaction alcaline quand la cellule est morte; l'ensemble du noyau forme une masse beaucoup plus réfringente que le protoplasme.

Le protoplasme est formé de substances protéiques (cyto-protéides) et de sels minéraux dissous (chlorures et phosphates de potassium, sodium et magnésium).

Le noyau est formé lui aussi de substances protéiques (nucléo-protéides), mais qui, à l'inverse de celles qui entrent dans la composition du protoplasme, donnent de l'acide nucléique décomposable en acide phosphorique et bases puriques.

Le protoplasme. — Le protoplasme, qu'on appelle aujourd'hui plus volontiers *cytoplasme*, est extrêmement complexe.

Il est essentiellement composé d'un suc renfermant une série d'éléments figurés. Parmi ces éléments les uns sont des organes essentiels qui font partie de l'anatomie de la cellule de même que le foie, le rein, les os sont des organes qui font partie de l'anatomie de l'animal; les autres, au contraire, sont des produits d'élaboration ou

(1) Cette définition répond au cas général, mais il ne faut pas oublier que certaines cellules (polycaryocytes) renferment plusieurs noyaux et que certaines autres (cellules de la couche cornée de l'épiderme, plaquettes épithéliales du poumon, hématies de l'Homme) n'en renferment aucun.

de déchet comparables, toutes proportions gardées, au chyle ou au bol fécal contenu dans l'intestin de l'animal. Les premiers forment le véritable protoplasme (πρῶτος, premier), le protoplasme supérieur, l'ergastoplasme, le kinoplasme, etc...; les seconds constituent le deutoplasme (δεύτερος, second), les enclaves.

Le protoplasme proprement dit. — Le chondriome. — Si on traite des cellules par un réactif fixateur ne renfermant pas d'acide acétique, et qu'ensuite, avant de les colorer, on les laisse séjourner longuement dans une solution de bi-chromate de potassium, on obtient un résultat particulier : le noyau a perdu sa faculté de se colorer par les colorants basiques, mais par contre, on voit dans le cytoplasme des éléments figurés que les recherches modernes de chimie biologique ont permis d'assimiler complètement à des « *lipoïdes* ».

Ces éléments forment le « *chondriome* » et on les observe dans toutes les cellules sans exception; ils se présentent tantôt sous forme de grains isolés rappelant l'aspect de *cocci* et portent le nom de *mitochondries* (fig. 6); tantôt sous forme de chaînettes de grains comparables à des *streptocoques*, et connus sous le nom de *chondriomites*; tantôt enfin sous forme de filaments simulant des *bacilles* et désignés sous le nom des *chondriocontes* (fig. 7). Les éléments du chondriome ont une importance capitale, c'est à leur niveau que se produisent les phénomènes d'élaboration des grains de sécrétion, les phénomènes de l'absorption, les phénomènes de formation des éléments définitifs du cytoplasme tels que les myofibrilles, les neurofibrilles, les tonofibrilles.

Le deutoplasme. — Les enclaves. — Les principales enclaves observées dans la cellule sont :

1° *La graisse* qui peut se développer dans toutes les cellules indistinctement;

2° Les *boules vitellines* qui ne se voient guère que dans les œufs (fig. 1);

3° Les *granulations de glycogène* qui se trouvent dans les cellules du foie, dans les muscles et dans les cellules jeunes;

4° Les *granulations de pigment* qui sont ou bien d'origine sanguine (*pigments hématogènes*), ou bien d'origine endocellulaire (*pigments mélaniques*);

5° Des *sels minéraux* (carbonates et phosphates de calcium) cristallisés;

6° Des *substances albuminoïdes* figurées sous un aspect rappelant celui des cristaux et connues sous le nom de *cristalloïdes.*

La membrane. — Tous les auteurs s'accordent à admettre autour du cytoplasme la présence d'une membrane. Il semble, en effet, que s'il n'existait pas de membrane, deux cellules voisines mêleraient leurs cytoplasmes à la façon dont se mêlent deux gouttes d'eau placées côte à côte et qu'on amène à se toucher.

Mais, si chez les végétaux la membrane est extrêmement développée, chez les animaux, au contraire, elle est pour ainsi dire invisible, sauf toutefois dans certains cas particuliers (zone pellucide de l'ovule, sarcolemme du muscle, etc...).

La membrane semble n'être qu'une simple condensation du cytoplasme à sa périphérie; elle n'est pas isolable et fait partie intégrante du cytoplasme.

Le centre cellulaire. — On trouve dans le cytoplasme, accolés au noyau divers éléments qui à l'état du maximum de complexité (leucocytes de la Salamandre) sont représentés par :

1° La *sphère attractive* au centre de laquelle on trouve :

2° Le *centrosome,* qui lui-même renferme en son milieu :

3° Le *centriole* ou *microcentre*;

4° Une série de filaments rayonnant autour de la sphère et constituant par leur ensemble *l'aster achromatique*;

5° Une série de renflements placés de distance en distance sur les filaments de l'aster achromatique et connus sous le nom de *cytochromosomes.*

Une pareille disposition ne se rencontre que très exceptionnellement dans une cellule; encore faut-il qu'elle soit sur le point de se diviser par mitose. Habituellement le centrosome seul existe, et dans ce cas, il est souvent divisé en deux (*diplosome*).

Le rôle du centre cellulaire est encore énigmatique, il ne paraît pas douteux cependant qu'il intervient dans la mitose; on a voulu lui faire jouer un rôle important dans les cellules pourvues de cils ou de flagelles (cellules ciliées des organes des sens, spermatozoïdes).

Le noyau. — La forme du noyau est variable, le plus souvent régulière (sphérique, discoïde, en bâtonnet), elle peut quelquefois présenter un aspect très irrégulier (incisé, en croissant, ramifié). Dans la plupart des cas, la forme du noyau est en rapport avec celle de la cellule; à cellule cubique ou polyédrique, noyau globuleux; à cellule cylindrique, noyau allongé; à cellule pavimenteuse ou lamelleuse, noyau aplati, et c'est là une notion d'une importance fondamentale pour la lecture des coupes d'épithélium.

Le noyau occupe une place quelconque dans la cellule, c'est dire qu'il n'en marque pas le centre.

Sur des préparations colorées le noyau n'est pas homogène, il présente une série de petites croûtelles noires ou grises à contours plus ou moins irréguliers et connues sous le nom de *grains, grumeaux* ou *croûtelles de chromatine* (fig. 8 et 9), la chromatine occupe les travées et les angles d'un réseau délicat (*réseau de linine*) occupant toute la surface du noyau; elle imprégne aussi la face interne de la membrane nucléaire. C'est la chromatine qui jouit de la propriété de fixer énergiquement les couleurs en général et les colorants basiques en particulier, d'où le nom qu'elle a reçu (χρῶμα, couleur).

Outre la chromatine et le réseau de linine, on trouve encore dans le noyau un ou plusieurs corpuscules très réfringents ou sphériques : les *nucléoles*. Les nucléoles se colorent souvent comme la chromatine (fig. 1). Leur rôle n'est pas encore bien défini; comme ils disparaissent toujours pendant la mitose et souvent au cours du processus des sécrétions, on a pensé qu'ils représentaient des substances de réserve utilisées par la cellule.

Il faut bien se garder, sur les croquis, de représenter le noyau sous la forme d'un point noir. Ce serait commettre une grave erreur, car c'est là un aspect connu sous le nom de *pycnose* et qui s'observe sur des cellules mortes ou en voie de dégénérescence (1).

(1) Excepté toutefois dans la tête des spermatozoïdes qui doit être considérée non pas comme une cellule à noyau pycnosé, mais comme une cellule renfermant un « comprimé de chromatine ».

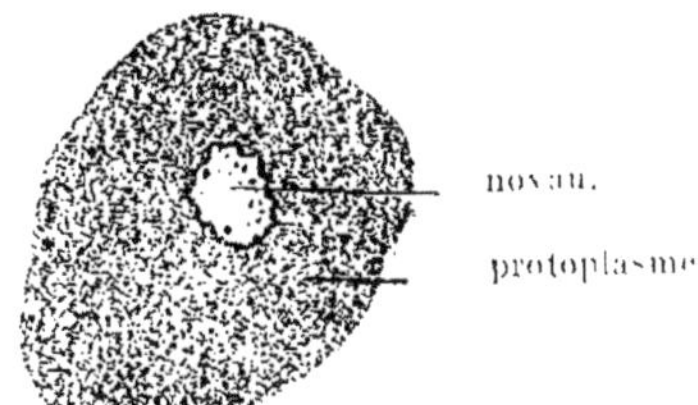

FIG. 1.

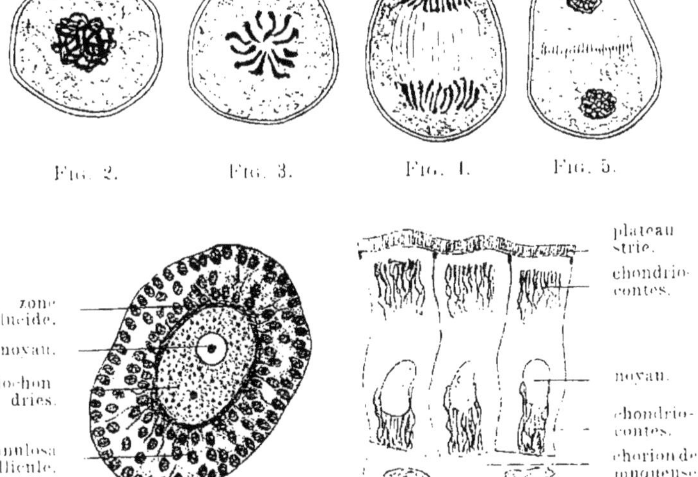

FIG. 2. FIG. 3. FIG. 4. FIG. 5.

FIG. 6. FIG. 7.

FIG. 1. — *Cellule chargée d'enclaves deutoplasmiques (œuf de Grenouille).*

FIG. 2 à 5. — *Diverses figures de la caryokinèse du Lis blanc.* 2. — *Prophase.* 3. — *Métaphase.* 4. — *Anaphase.* 5. — *Télophase.*

FIG. 6. — *Un follicule de de Graaf jeune de l'ovaire de la Souris; le cytoplasme de l'ovule est bourré de fines granulations mitochondriales.*

FIG. 7. — *Cellules de l'intestin grêle de la Souris; le cytoplasme renferme des filaments du chondriome (chondriocontes).*

La reproduction de la cellule. — La cellule telle qu'elle vient d'être décrite représente un élément à l'état de repos. Mais la cellule à certains moments se reproduit. La reproduction se fait par deux modes :

1° La DIVISION DIRECTE, ou AMITOSE qui consiste simplement dans la division du noyau en deux noyaux-fils par étranglement, suivie d'une division du cytoplasme, est relativement rare; elle ne s'observe que sur les éléments en voie de dégénérescence : « La division directe sonne le glas funèbre de la cellule » (von Rath);

2° La DIVISION INDIRECTE ou MITOSE ou CARYOKINESE, ou CYTODIERESE au contraire est de beaucoup la plus fréquente. Elle est complexe et présente un grand nombre de faits qui se succèdent dans le temps et dans l'espace. La tableau suivant donne une vue d'ensemble des phénomènes exposés dans leur ordre chronologique.

I. — PHÉNOMÈNES PORTANT SUR LE NOYAU ET LE CENTRE CELLULAIRE :

CARYODIÉRÈSE et CENTRODIÉRÈSE

A. PROPHASE (fig. 2).

1. Modifications de la chromatine.
   - Augmentation de sa masse.
   - Augmentation de sa colorabilité.
   - Formation d'un filament ou *spirème*.
   - Section du spirème en tronçons ou *chromosomes* (1).
2. Disparition de la membrane nucléaire.
3. Division longitudinale des chromosomes.
4. Modifications du cytoplasme.
   - Disparition de la sphère attractive.
   - Division des centrosomes en deux centrosomes-fils.
   - Accroissement de l'aster.
   - Léger écartement des deux centrosomes-fils.
5. Convergence des filaments de linine vers les centrosomes.

(1) Le nombre des chromosomes est constant pour une espece animale donnée : il est de vingt quatre chez l'Homme.

6. Fin de la prophase.

Division de l'aster achromatique.
L'écartement des deux centrosomes-fils s'accentue.
Les deux centrosomes-fils sont réunis par des fibres qui forment un *fuseau central*.
Les chromosomes se placent à l'équateur du fuseau.

B. Métaphase (fig. 3).

Les chromosomes, disposés en *plaque équatoriale*, forment l'*aster chromatique*.

C. Anaphase (fig. 4).

1. Division de l'aster chromatique en deux asters chromatiques-fils (*dyaster*).
2. Ascension des chromosomes de l'aster chromatique-fils le long des fibres fusoriales.
3. Arrivée des chromosomes-fils au niveau de l'aster-fils.

D. Télophase (fig. 4).

1. Fusion des chromosomes bout à bout.
2. Apparition de deux nouveaux spirèmes-fils *(dispirème)*.
3. Formation d'une membrane autour du spirème.
4. Réapparition du reticulum lininien.
5. Réapparition du nucléole.
6. Disparition de l'aster achromatique.
7. Réapparition de la sphère attractive avec centrosome.

II. — PHÉNOMÈNES PORTANT SUR LE CHONDRIOME :

CHONDRIODIÉRÈSE (d'après Giglio-Tos)

A. Le chondriome se transforme (s'il ne l'est déjà) sous la forme de chondriocontes.

B. Les chondriocontes se disposent le long des fibres fusoriales.

C. Chaque chondrioconte se divise transversalement et remonte le long des fibres fusoriales vers le centrosome-fils correspondant.

III. — PHÉNOMÈNES PORTANT SUR LE CYTOPLASME : PLASMODIÉRÈSE

A. Formation d'un sillon perpendiculaire à l'axe des centrosomes.

B. Accentuation du sillon qui finit par étrangler le fuseau en « gerbe nouée ».

C. Apparition d'épaississements sur les fibres fusoriales; épaississements qui s'accolent pour former le *corps intermédiaire*.

D. Disparition du corps intermédiaire, persistance de quelfibres du fuseau formant le *résidu fusorial*.

E. Disparition du résidu fusorial.

Il faut bien savoir que le mode de mitose indiqué dans le tableau qui précède n'est qu'un cas particulier exposé pour donner une idée générale du phénomène.

Il existe toute une variété de mitoses et notamment les *mitoses de maturation* ou *meioses* dont il sera parlé à propos des organes génitaux.

LE TISSU ÉPITHÉLIAL (1)

Le tissu épithélial est un tissu formé d'éléments tous semblables (*cellules épithéliales*), intimement juxtaposés, sans interposition de matière amorphe (2).

Le tissu épithélial qui dérive indifféremment de l'un ou de l'autre des trois feuillets embryonnaires constitue les *épithéliums* et les *glandes*.

Les *épithéliums* sont des membranes qui tapissent la surface du corps, des muqueuses ou des séreuses. Ils sont, en général, adaptés à une fonction physiologique déterminée.

Les *glandes* sont des formations qui dérivent des épithéliums par un processus d'invagination. Elles constituent des organes et leur étude ne doit pas prendre place parmi celle des tissus; on les trouvera décrites avec les divers appareils auxquels elles sont annexées.

Les cellules épithéliales. — Les cellules épithéliales présentent de nombreuses variétés, on a l'habitude de les classer d'après leur forme. Le tableau suivant indique la classification des cellules épithéliales.

I.	— Cellule isodiamétrale........	*Cellule polyédrique.* *Cellule cubique.*
II.	— Cellule plus large que haute.	*Cellule pavimenteuse.*
III.	— Cellule plus large que haute, comme la précédente, mais dont le cytoplasme est réduit à une mince pellicule	*Cellule endothéliale.*
IV.	— Cellule plus haute que large.	*Cellule prismatique* (3).

(1) De ἐπί sur et θηλή, mamelon, parce qu'il a été décrit pour la première fois (Ruysch. 1715) sur le mamelon de la Femme.

(2) Il n'est pas inutile de rappeler l'ancienne définition du tissu épithélial : « Tissu ne renfermant ni vaisseaux ni nerfs ». Définition inexacte : 1° Parce que quelques rares épithéliums (strie vasculaire de l'oreille interne) renferment des capillaires : 2° Parce que les épithéliums sont en général richement innervés.

(3) Cette expression est fréquemment remplacée par celle, moins correcte, de *cellule cylindrique*.

Les cellules prismatiques présentent à leur tour un certain nombre de variétés suivant l'aspect de leur face libre :

a) Surface nue....................	*Cellule prismatique nue.*
b) Surface pourvue d'un plateau...	*Cellule prismatique à plateau.*
c) Surface pourvue d'un plateau strié	*Cellule prismatique à plateau strié.*
d) Surface pourvue d'un plateau plus épais et à stries plus largement espacées.............	*Cellule prismatique à bordure en brosse.*
e) Surface pourvue de cils.........	*Cellule prismatique à cils vibratiles.*
f) Surface déprimée en une cupule comblée par du mucus.......	*Cellule caliciforme* (1).

Dans la séance sur la cellule, il a été montré que la membrane est, dans la plupart des cas, peu ou pas visible, il faut donc noter ici que la forme des cellules épithéliales serait difficilement appréciable si la forme du noyau n'était pas le plus souvent en rapport avec la forme de l'élément qui le contient. Quand on a une mince bande épithéliale à noyaux sphériques, il s'agit d'un épithélium à cellules cubiques; à noyaux allongés, d'un épithélium à cellules prismatiques; à noyaux aplatis, d'un épithélium à cellules pavimenteuses, etc...

Classification des épithéliums. — Les épithéliums, formés essentiellement de cellules épithéliales, se divisent en *épithéliums simples* et *épithéliums stratifiés* suivant que leurs éléments sont disposés sur une seule ou sur plusieurs assises.

Les épithéliums simples portent le nom de la cellule qui entre dans leur constitution. Le tableau suivant donne une nomenclature de ces tissus en même temps qu'un exemple type de chacun d'eux.

(1) Encore appelée cellule *mucipare* ou *mucigène* ou *cellule à mucus*.

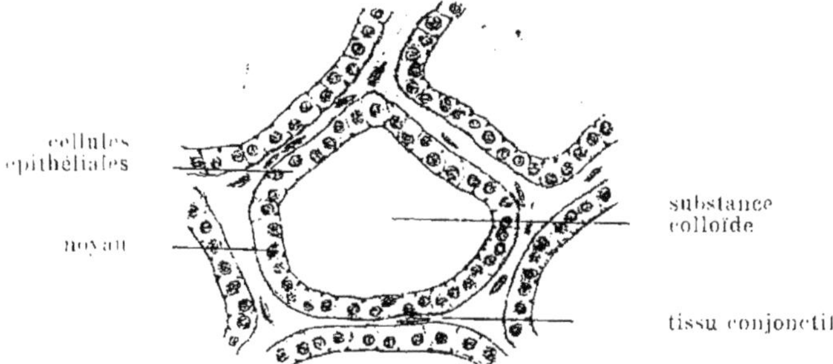

FIG. 8.

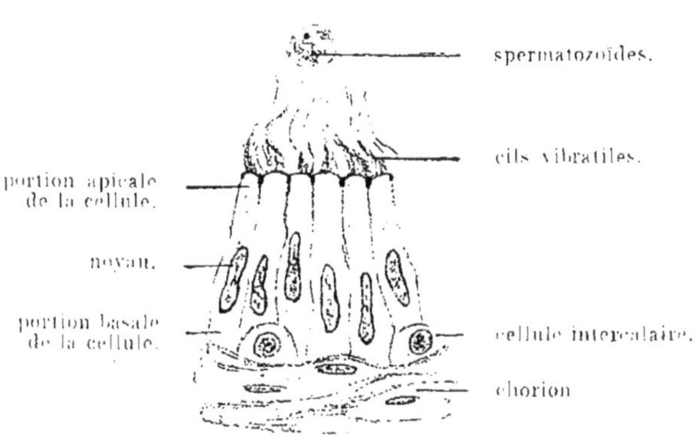

FIG. 9.

FIG. 8. — *Epithélium cubique simple des vésicules du corps thyroïde.*

FIG. 9. — *Epithélium cylindrique simple cilié du canal de l'épididyme.*

Remarquer sur ces deux figures les cadres de fermeture représentés par les petits points figurés entre les portions apicales des cellules épithéliales.

1. Épithélium cubique simple.....	Vésicules du corps thyroïde (fig. 8); mamelle.
2. Épithélium pavimenteux simple.	Face postérieure de la cornée.
3. Endothélium....................	Cavités des séreuses (fig. 11); tunique interne du cœur et des vaisseaux.
4. Épithélium prismatique simple à cellules nues...............	Canaux excréteurs des glandes.
5. Épithélium prismatique simple à plateau......................	Animaux invertébrés.
6. Épithélium prismatique simple à plateau strié................	Intestin (fig. 7).
7. Épithélium prismatique simple à bordure en brosse..........	Tubes urinifères.
8. Épithélium prismatique simple à cils vibratiles...............	Voies respiratoires; voies génitales (fig. 9).
9. Épithélium prismatique simple à cellules mucipares..........	Estomac (fig. 63).

Les épithéliums stratifiés portent le nom de la cellule qui entre dans la constitution de la couche la plus superficielle. On trouve dans le tableau suivant la nomenclature des épithéliums stratifiés avec un exemple type pour chacun d'eux :

1. Épithélium pavimenteux stratifié..........................	Épiderme (fig. 12).
2. Épithélium cylindrique stratifié à cils vibratiles..............	Trachée (fig. 13),
3. Épithélium polyédrique stratifié.	Représente un stade embryonnaire du pavimenteux stratifié (figure 26).
4. Épithélium mixte stratifié	Œsophage de l'embryon.

Les rapports des cellules épithéliales. - Les cadres de fermeture. — Les ponts d'union. — Les ciments intercellulaires. — Les membranes basales. — Le plus souvent, les cellules épithéliales sont intimement juxtaposées, mais il arrive fréquemment qu'elles sont plus ou moins séparées les unes des autres par un

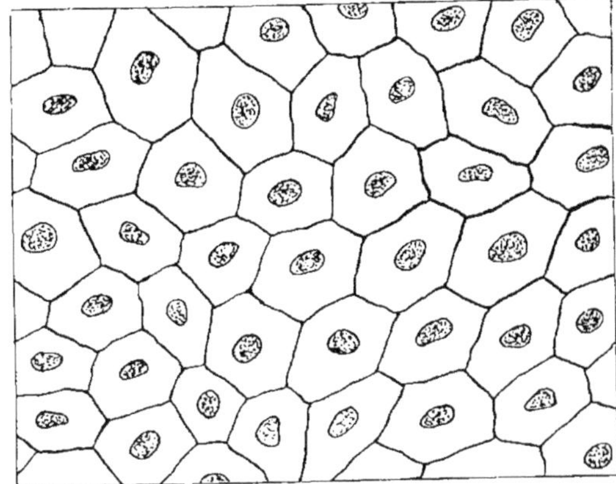

Fig. 10.

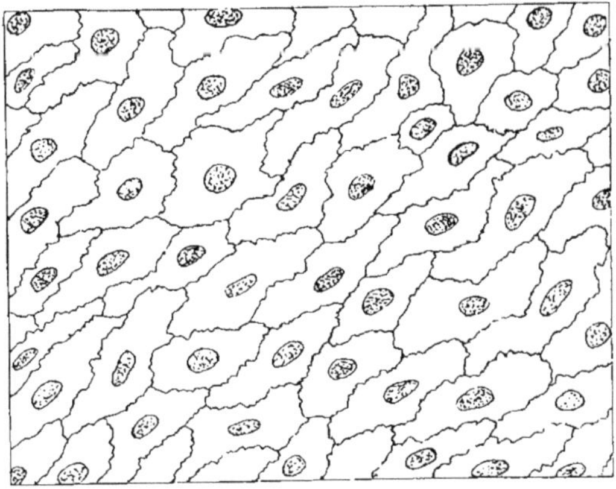

Fig. 11.

Fig. 10. — *Couche superficielle (mue) de l'épiderme de la Grenouille.*

Fig. 11. — *Endothélium du mésentère du Rat.*

Ces deux préparations ont été traitées par le nitrate d'argent, et colorées ensuite à l'hématéine pour mettre les noyaux en évidence.

espace où circule une lymphe interstitielle; dans ce cas, la lymphe est maintenue en place par un *cadre* dit *de fermeture* qui, sur des éléments coupés longitudinalement, se voit sous la forme de points très fortement colorés en noir (fig. 8 et 9) sur certaines préparations (coloration à l'hématoxyline ferrique).

Quelquefois l'espace qui sépare deux cellules contiguës est assez considérable et figure un véritable couloir entre les deux éléments (fig. 12), dans ce cas, les cellules sont réunies l'une à l'autre par des *filaments* ou *ponts d'union* (*stratum filamentosum* de l'épiderme).

Si l'on traite par le nitrate d'argent certains épithéliums, il se produit ensuite sous l'action de la lumière une réduction du réactif qui dessine en noir brun (fig. 10 et 11) les limites des cellules. On a voulu voir là la preuve de l'existence d'un ciment intercellulaire qui n'existe pas en réalité; la solution de nitrate d'argent pénètre par capillarité entre les diverses cellules. La méthode doit néanmoins être retenue, car elle apporte un moyen d'investigation précieux pour déterminer la forme des éléments des épithéliums plats.

La face profonde des épithéliums est souvent séparée du tissu conjonctif sur lequel ils reposent par une membrane connue sous le nom *membrane basale,* ou plus simplement de *basale* (fig. 13); cette basale doit être considérée comme faisant partie de la matière amorphe du tissu conjonctif sous-jacent (1).

Régénération des épithéliums. — Il y a deux cas à considérer suivant que l'épithélium est simple ou stratifié; dans le premier cas, la régénération se fait en surface et les cellules jeunes viennent par glissement occuper la place des cellules vieilles; c'est ainsi qu'on trouve dans les endothéliums des îlots de petites cellules, véritables nids de régénération; dans l'intestin, des cellules jeunes à la base des villosités, etc... Les épithéliums stratifiés, au contraire, se reforment de la profondeur vers la surface, aussi la couche profonde est-elle toujours une *couche génératrice* dont les cellules se divisent par

(1) Certains auteurs, toutefois, se refusent à envisager ainsi les basales, ils en font une production épithéliale qui serait l'homologue d'un plateau situé sur l'autre face de la cellule.

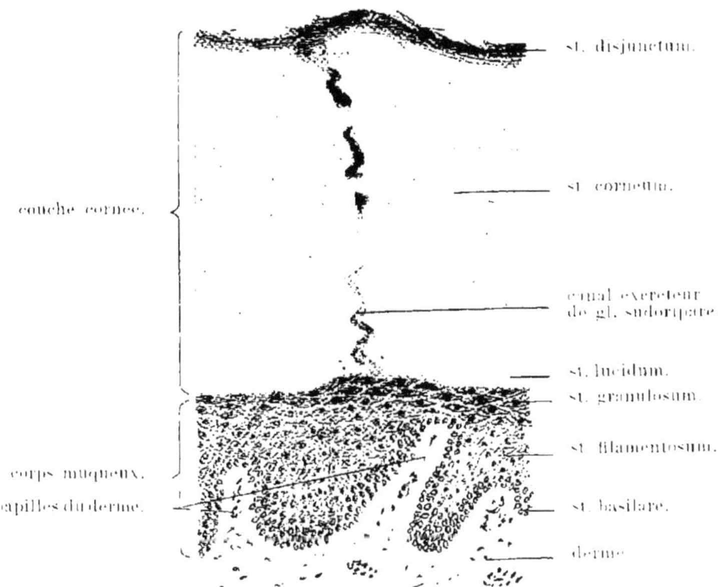

Fig. 12.

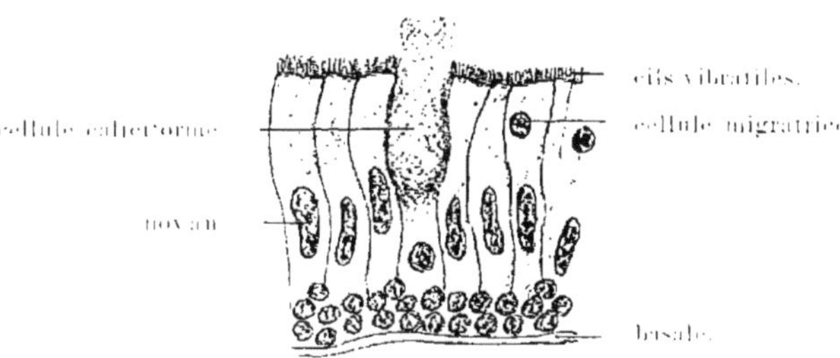

Fig. 13.

Fig. 12. — *Epithélium pavimenteux stratifié à couche cornée de l'épiderme de la plante du pied.*

Fig. 13. — *Epithélium cylindrique stratifié à cils vibratiles de la trachée.*

caryokinèse et refoulent celles qui sont immédiatement placées au-dessus d'elles (fig. 12 et 13).

Physiologie des épithéliums. — L'épithélium pavimenteux stratifié, forme un groupe à part, c'est un épithélium de protection, il est formé d'un grand nombre d'assises de cellules superposées dont les plus superficielles, qui ont subi la transformation cornée dans l'épiderme (fig. 12), sont en perpétuelle desquamation (*couche desquamante*); aussi trouve-t-on un épithélium pavimenteux stratifié partout où il y a des frottements : sur l'épiderme pour résister aux frottements que la peau est appelée à subir au contact du monde extérieur, sur la face antérieure de la cornée pour résister aux frottements incessants de la paupière, sur la surface de la langue et de la muqueuse buccale pour résister aux frottements des aliments pendant la mastication, sur la muqueuse de l'œsophage pour résister aux frottements du bol alimentaire (1), sur le sommet des replis de la muqueuse rectale et sur tout le pourtour de l'anus pour résister au frottement du bol fécal, sur la corde vocale inférieure pour résister aux frottements de l'air pendant la phonation, sur la surface du gland de l'homme et sur la surface de la cavité vaginale pour résister aux frottements du coït.

Il n'y a pas lieu de s'étendre sur le rôle des épithéliums polyédriques stratifiés (fig. 26) et mixtes stratifiés, épithéliums de transition qu'on n'observe que chez le fœtus et représentant des formes de passage entre l'épithélium simple du revêtement ectodermique cutané de l'embryon et l'épithélium pavimenteux stratifié de l'adulte.

Parmi les autres épithéliums stratifiés se trouve le cylindrique stratifié à cils vibratiles, il ne doit pas être séparé au point de vue physiologique des épithéliums simples ciliés.

Les épithéliums ciliés sont des épithéliums de mouvement, leurs cils vibratiles sont perpétuellement agités; on aura une bonne idée de cette agitation en examinant l'épithélium vibratile qui tapisse le bord libre des bran-

(1) Chez les Ruminants qui se nourrissent de graminées très offensantes pour les muqueuses, l'épithélium pavimenteux stratifié de la cavité buccale et de l'œsophage possède une couche cornée ; il en est de même de l'épithélium pavimenteux stratifié qui recouvre les papilles filiformes de la langue du chat, animal qui lustre son poil à l'aide de la langue.

chies ou du manteau de la Moule (pour ne pas tuer les cellules et, par conséquent, arrêter le mouvement ciliaire l'examen sera fait dans une goutte de l'eau recueillie en ouvrant le Mollusque). On appréciera l'intensité des courants déterminés par les cils d'après la rapidité du déplacement des particules qui flottent dans le liquide. Si, par un hasard heureux, un petit fragment d'épithélium se trouve détaché, on assistera à ce spectacle inoubliable : les cils se mouvant tous dans le même sens et d'un seul côté, les cellules sont entraînées dans un mouvement de rotation effrénée.

On rencontre chez l'Homme des épithéliums ciliés (fig. 9 et 13) dans les voies respiratoires supérieures (fosses nasales, larynx, trachée, grosses bronches) et dans les voies génitales mâles et femelles (épididyme, trompe, utérus). Leur but est, dans les voies respiratoires, d'expulser les poussières inspirées et déposées à la surface de la muqueuse, et, dans les voies génitales, de contribuer, dans une certaines mesure, à la progression des éléments sexuels (spermatozoïdes ou ovules); le sens du courant ciliaire est donc toujours dirigé vers l'extérieur (1).

Le mouvement n'est pas le seul but des épithéliums vibratiles; comme ceux dont il va être question plus bas, les épithéliums vibratiles ont aussi un rôle sécrétoire manifeste (épididyme, oviducte).

Tous les autres épithéliums ont un rôle sécrétoire, ils fonctionnent à la façon de glandes en nappe, soit qu'ils absorbent comme au niveau de l'intestin, soit qu'ils déversent leur produit de sécrétion à l'intérieur de l'organe dont ils revêtent la muqueuse. La trace des substances absorbées ou excrétées serait marquée par les striations (plateau strié, bordure en brosse) dont est pourvue la cuticule de certaines cellules (2).

(1) Il faut savoir que sur des préparations de choix et à l'aide de bons objectifs, on trouve à la base de chaque cil un *corpuscule basal* : ce corpuscule est considéré, à l'heure actuelle, comme d'origine centrosomique

(2) Pour nombre d'auteurs ce ne serait pas là la signification réelle du plateau strié : les stries du plateau représenteraient des cils vibratiles « figés dans leur immobilité » comme semblent l'indiquer les corpuscules observés à la partie profonde du plateau.

Les transitions épithéliales. — Les épithéliums forment un revêtement continu, c'est dire qu'en aucun point de la surface du corps ou de la surface des organes le tissu conjonctif n'est à nu. Il y a toutefois chez l'Homme adulte une exception à cette loi : au niveau de la cavité buccale l'épithélium est perforé pour laisser passer les dents (1).

Le revêtement cutané, en effet, s'enfonce au niveau des orifices naturels de façon que l'épiderme est en continuité avec la muqueuse des fosses nasales, avec la muqueuse de la cavité buccale, avec la muqueuse anale, avec la muqueuse de l'urètre chez l'Homme et la Femme, avec la muqueuse du vagin chez la Femme.

Il est donc nécessaire, puisque les épithéliums sont de structure variable d'un point à l'autre du corps, qu'il y ait des transitions d'un type à l'autre.

Tantôt les transitions sont brusques; c'est le cas pour le cardia où l'épithélium pavimenteux stratifié de l'œsophage cesse brusquement pour se continuer avec l'épithélium cylindrique simple de l'estomac; c'est encore le cas pour la trompe utérine et l'ovaire où l'épithélium de la trompe et l'épithélium ovarien cessent brusquement pour être remplacés par l'endothélium péritonéal.

Tantôt au contraire, les transitions sont lentes et se font insensiblement, c'est le cas pour l'appareil respiratoire où on observe un amincissement progressif de l'épithélium tel que, partant de la trachée avec un épithélium cylindrique stratifié à cils vibratiles, on arrive aux alvéoles pulmonaires avec un épithélium endothéliforme, en passant par tous les intermédiaires entre ces deux états extrêmes.

Les transitions épithéliales seront sommairement indiquées avec les organes ou les appareils où elles sont situées.

(1) L'émail dentaire étant une production épithéliale, il est possible, à la rigueur, de ne pas considérer ce fait comme une exception à la loi de continuité des épithéliums. Pour trouver une exception véritable, il faut envisager les bois du Cerf adulte qui sont constitués par un tissu osseux ayant perforé l'épithélium cutané.

LE TISSU CONJONCTIF

Le tissu conjonctif est un tissu formé d'éléments dissemblables (*cellules conjonctives* et *fibres conjonctives*) situés à distance les uns des autres, avec interposition de matière amorphe liquide, semi-liquide ou pâteuse.

Le tissu conjonctif dérive du feuillet moyen du blastoderme, c'est-à-dire du mésoderme; c'est lui qui unit entre eux (conjunctivus, qui sert à lier) les divers épithéliums et les divers organes qui entrent dans la composition du corps.

Les cellules conjonctives. — Tandis que les cellules épithéliales sont classées d'après leur forme, les cellules conjonctives, au contraire, sont classées d'après leur adaptation physiologique. Le tableau suivant donne la nomenclature des cellules conjonctives (il est utile d'indiquer pour ces diverses cellules la synonymie, afin de faciliter la lecture des ouvrages d'histologie et d'anatomie pathologique; les synonymes sont indiqués en note au bas de la page).

1. Cellule conjonctive fixe (1).
2. Cellule adipeuse (2).
3. Cellule pigmentaire (3).
4. Cellule interstitielle (4).
5. Cellule irisante (5).
6. Cellule tendineuse (6).
7. Cellule du nodule sésamoïde du tendon d'Achille de la Grenouille.
8. Cellule plasmatique (7).

(1) *Cellule conjonctive, cellule plate, fibroblaste, corps fibroplastique, eigentliche Bindegewebezelle.*

(2) *Vésicule adipeuse, Fettzelle.*

(3) *Chromatophore, chromoblaste, chromatocyte, mélanocyte, cellule pigmentée, Pigmentzelle.*

(4) *Interstitielle Bindegewebezelle.*

(5) *Iridocyte, cellule chatoyante, cellule de l'argenture, Glanzzelle.*

(6) *Cellule à ailettes, Sehnenzelle.*

(7) *Plasmocyte, Plasmazelle.*

9. Cellule migratrice (1).
10. Cellule-engrais, clasmatocyte (2).
11. Cellule clasmatocytiforme (3).

Il serait sans intérêt de connaître les diverses variétés de cellules conjonctives, sans connaître en même temps quels sont les liens qui les unissent les unes aux autres. Les cellules conjonctives reconnaissent deux origines : A) ou bien elles dérivent d'éléments primordiaux connus sous le nom de *cellules mésenchymateuses* qui se sont transformées sur place ; B) ou bien elles proviennent d'éléments du sang *(leucocytes)* qui ont pénétré dans le tissu conjonctif, s'y sont fixés et transformés. Le tableau suivant donne un aperçu de la généalogie des cellules conjonctives :

A. **Origine mésenchymateuse.**

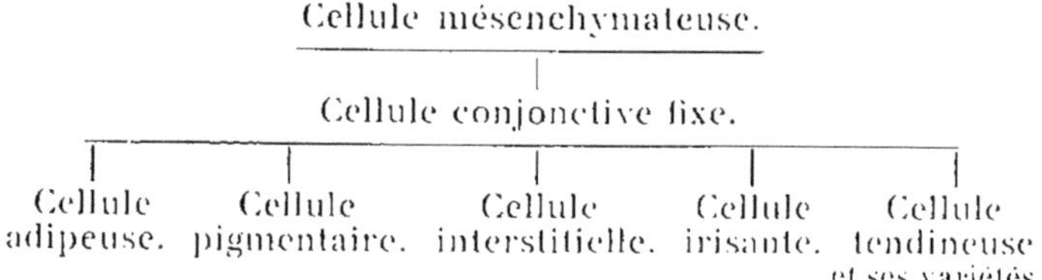

B. **Origine leucocytaire.**

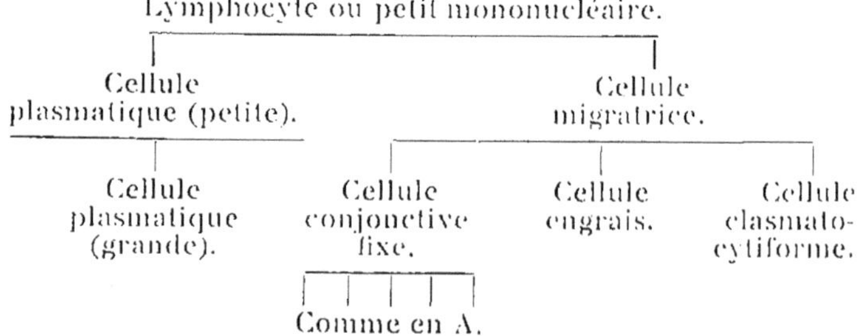

(1) *Cellule mobile, cellule errante, cellule adventitielle, amœbocyte, cellule lymphocytiforme, polyblaste, cellule ronde mobile, Kleine amœboïde Wanderzelle.*

(2) *Cellule conjonctive à granulations basophiles, granulobasocyte, mastocyte, labrocyte, Mastzelle, Mastzelle histiogène.*

(3) *Ruhende Wanderzelle.*

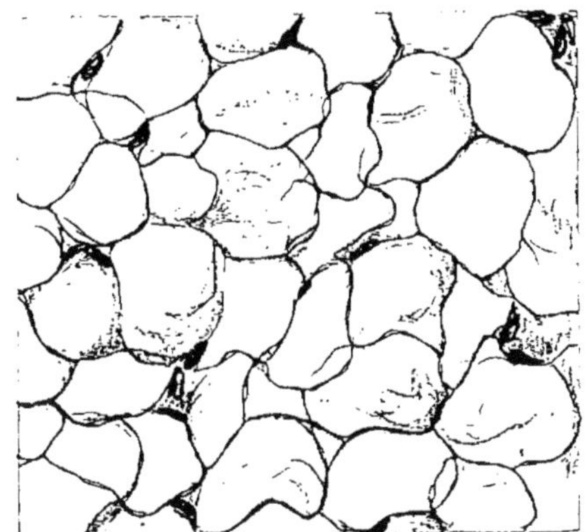

Fig. 14.

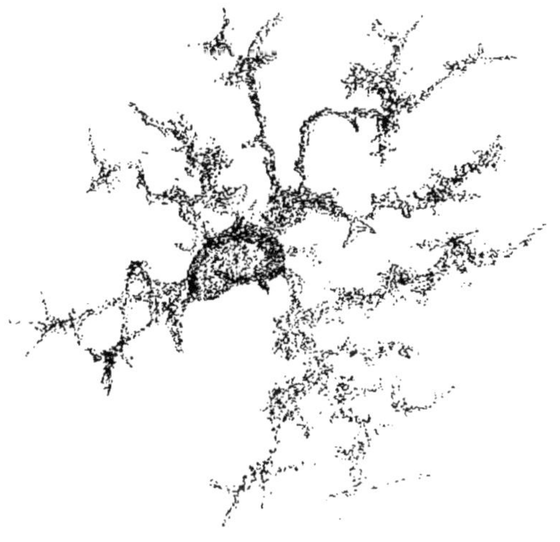

Fig. 15.

Fig. 14. — *Cellules adipeuses (la graisse a été dissoute par le xylol et la paraffine).*

Fig. 15. — *Cellule pigmentaire de la membrane rétro-péritonéale du Triton.*

Chacune de ces variétés de cellules possède des caractères qui lui sont propres et qu'il faut étudier séparément :

1. *Cellule conjonctive fixe.* — C'est une cellule étoilée (fig. 25), à noyau rond, pourvue d'un diplosome, et dont le corps cellulaire ne renferme que très peu de granulations (*grains de sécrétion*); le chondriome est discrètement représenté (mitochondries et chondriocontes). Quand la cellule est jeune, c'est-à-dire encore voisine de sa souche mésenchymateuse, les prolongements sont anastomosés avec ceux des cellules voisines, d'où résulte un réseau à mailles plus ou moins larges; à ce moment elle renferme des grains de sécrétion très abondants et un riche chondriome. Le rôle de cette cellule est variable suivant qu'on l'envisage à son stade adulte ou à son stade jeune : adulte, c'est une cellule « en embuscade », dans un demi-repos n'attendant que l'occasion de devenir globuleuse, mobile et phagocyte; jeune, c'est un puissant agent de sécrétion contribuant à l'élaboration des fibres du tissu conjonctif.

2. *Cellule adipeuse.* — La cellule adipeuse jeune possède un très riche chondriome (mitochondries); au niveau de chaque grain mitochondrial prend naissance une gouttelette de graisse, et, plus tard, toutes les gouttelettes venant à s'accroitre, puis à se fusionner, on peut voir au centre de la cellule une énorme goutte de graisse qui a refoulé le noyau à la périphérie. La graisse se décèle par l'acide osmique ou tétraoxyde d'osmium ($Os\,O^4$), ce réactif au contact de la graisse est réduit, il y a formation d'osmium pulvérulent, d'où coloration noire ou grise suivant l'intensité de la réaction. Sur les préparations traitées par les méthodes habituelles, la graisse n'est pas visible car elle a été dissoute par le xylol et par le bain de paraffine. Une coupe de cellules adipeuses présente l'aspect d'une véritable dentelle (fig. 14), dont les « jours » sont, sur le vivant, occupés par la graisse; on ne voit plus que la mince couche de cytoplasme et le noyau.

3. *Cellule pigmentaire.* — La cellule conjonctive (1)

(1) Le pigment n'est pas l'apanage exclusif des cellules conjonctives, il peut se développer aussi dans les cellules épithéliales (épiderme du nègre, rétine, corps ciliaire, iris).

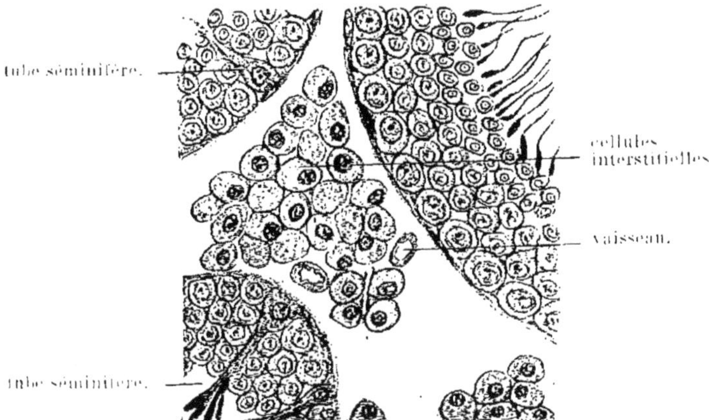

Fig. 16.

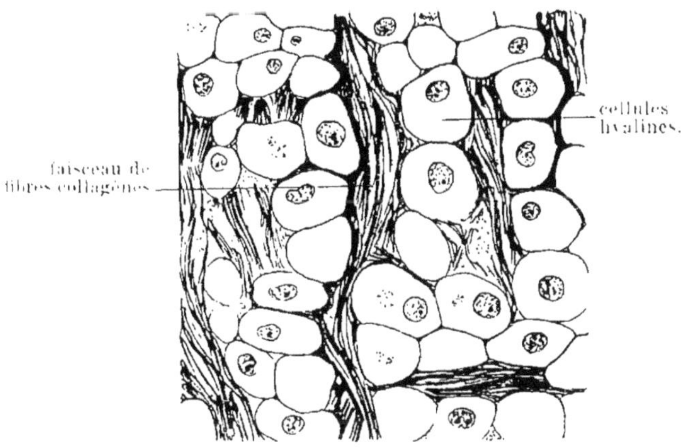

Fig. 17.

Fig. 16. — *Cellules interstitielles du testicule de la Taupe.*

Fig. 17. — *Cellules du nodule sésamoïde du tendon d'Achille de la Grenouille.*

fixe peut subir une adaptation tout à fait différente de la précédente : sur les grains d'un très abondant chondriome se développent des granulations qui deviennent de plus en plus foncées jusqu'à communiquer au tissu dans lequel elles se trouvent une teinte noire. Ces grains de pigment sont d'origine endocellulaire; ils n'envahissent jamais le noyau. Le pigment est habituellement ocre ou noir (mélanine). La cellule pigmentaire est de forme rameuse, à prolongements irréguliers, au nombre de cinq ou six, bifurqués, et, en général, épais et trapus (fig. 15).

Il faut éviter de penser que le noyau renferme du pigment, parce qu'il semble y en avoir quand on examine à plat la membrane rétropéritonéale d'un batracien (fig. 15). Le pigment qui se projette sur l'image du noyau est situé au-dessus ou au-dessous du noyau dans la mince bande de cytoplasme qui le recouvre sur les deux faces.

4. *Cellule interstitielle.* — C'est un élément qui se rencontre dans le testicule de l'homme (fig. 16) et dans l'ovaire de la femme. Il assure une fonction endocrine importante. C'est à la cellule interstitielle qu'est dévolu le rôle de la régulation des caractères secondaires de la sexualité. Pourvu d'un noyau sphérique, d'un centrosome double, d'un chondriome très abondant, cet élément a pour principal caractère sa richesse en enclaves deutoplasmiques : *cristalloïdes de Reinke,* pigment et graisse.

5. *Cellule irisante.* — Le cytoplasme de cette cellule renferme des cristaux (guanate de calcium) sur lesquels se joue la lumière; on ne la rencontre que dans l'œil des carnassiers où elle forme le *tapis.*

6. *Cellule tendineuse.* — La cellule tendineuse jeune possède un abondant chondriome en rapport avec le rôle actif qu'elle joue; elle doit, en effet, fournir un gros contingent de collagène, qui sera utilisé dans l'élaboration des fibres. Adulte (fig. 23), elle aura un rôle si effacé qu'il est difficile de le définir, elle se laisse reléguer dans les espaces triangulaires ou quadrangulaires que laissent entre eux les faisceaux tendineux, d'où il résulte qu'elle présente un aspect en « roue de moulin » caractéristique, avec « expansions aliformes » et

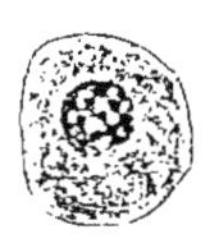
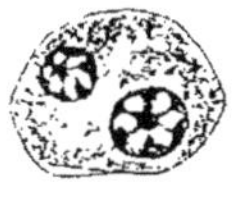

FIG. 18.

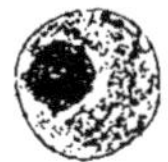

FIG. 19.

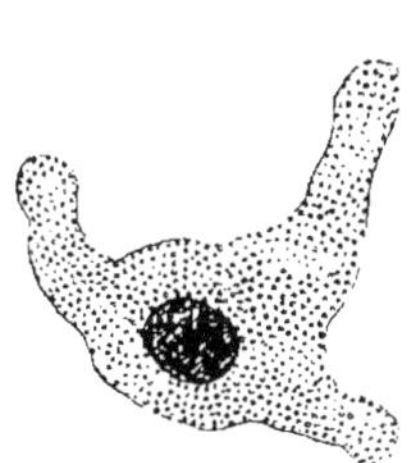

FIG. 20.

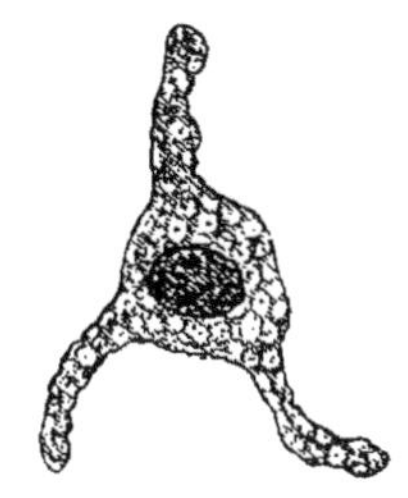

FIG. 22.

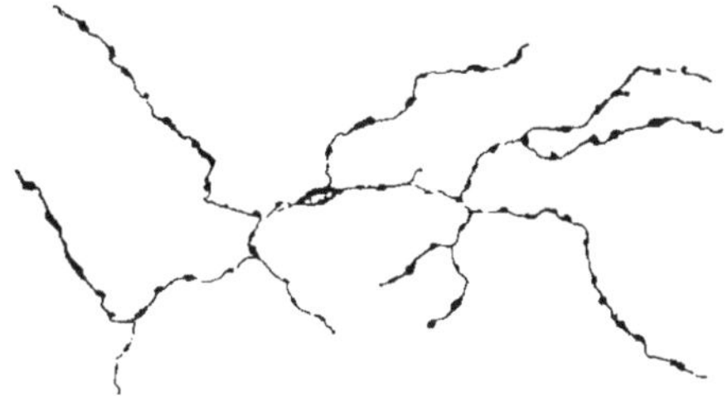

FIG. 21.

FIG. 18. — *Cellules plasmatiques à un et deux noyaux.*

FIG. 19. — *Cellule migratrice.*

FIG. 20. — *Cellule-engrais.*

FIG. 21. — *Clasmatocyte du Triton.*

FIG. 22. — *Cellule clasmatocytiforme.*

« crêtes d'empreinte ». D'autre part, dans un tendon, les cellules tendineuses sont placées bout à bout de manière à former une « chaîne ».

7. *Cellule du nodule sésamoïde du tendon d'Achille de la Grenouille.* — Il s'agit d'une variété de cellule tendineuse, cellule hyaline et très résistante, n'ayant pas son homologue chez l'Homme (fig. 17).

8. *Cellule plasmatique.* — Le caractère fondamental qui permet de toujours reconnaître une cellule plasmatique est fourni par l'aspect de son noyau; celui-ci est sphérique et renferme une chromatine disposée en blocs polyédriques séparés par des espaces clairs, l'ensemble rappelant l'aspect d'une *roue* ou d'un *damier* (fig. 18). Il peut y avoir deux et même trois noyaux. Le cytoplasme renferme un riche chondriome et des grains de sécrétion abondants.

La cellule plasmatique jeune est à peu près de la dimension du lymphocyte qui lui a donné naissance, à mesure qu'elle avance en âge, elle augmente de volume jusqu'à atteindre un diamètre deux ou trois fois plus grand que son diamètre primitif. Au cours des phénomènes inflammatoires, les cellules plasmatiques, rares à l'état normal, se multiplient et, d'autre part, changent d'aspect : leur cytoplasme se charge de granulations acidophiles ou basophiles analogues à celles des globules blancs, d'où la distinction possible en cellule plasmatique à granulations basophiles (*plasmamastzelle*) et cellule plasmatique à granulations acidophiles (1).

9. *Cellule migratrice.* — L'étude de la généalogie des cellules conjonctives montre que cet élément est extrêmement voisin d'un globule blanc mononucléé du sang. Il a une structure très voisine de celle d'un petit mononucléaire (fig. 19) : le corps cellulaire arrondi avec son noyau sphérique, richement pourvu en chromatine et son abondant chondriome le rendrait très difficile à

(1) Les corps de Russell, ou corps fuchsinophiles, dont il est parlé en anatomie pathologique, ne sont autre chose que les produits de sécrétion des plasmocytes : quand ces corps deviennent trop volumineux, on peut les trouver isolés. Ils représentent (Dubreuil) une forme particulière de substance oxyphile.

distinguer d'un leucocyte n'était le caractère chromatique du cytoplasme qui possède une affinité marquée pour les colorants acides. La cellule migratrice jouit de la propriété de se déplacer, par des mouvements amiboïdes; en cas d'inflammation, elle se reproduit activement par mitose et devient susceptible de phagocyter énergiquement les éléments étrangers.

10. *Cellule-engrais. Clasmatocyte.* — La cellule-engrais est un élément caractérisé par la présence au sein de son corps cellulaire de granulations basophiles, métachromatiques (rouges avec le violet de méthyle, violette avec les bleus). C'est une cellule de forme irrégulière (fig. 20), émettant deux ou trois gros prolongements courts et trapus, possédant un noyau globuleux. La cellule-engrais est extrêmement rare à l'état normal; on la rencontre plus souvent dans les processus inflammatoires à marche lente (tuberculose).

Il faut rapprocher de la cellule-engrais le clasmatocyte, cellule qui ne s'observe que dans le péritoine des Batraciens. C'est un élément dont le corps cellulaire émet de nombreux prolongements grêles, moniliformes, décrivant un trajet sinueux (fig. 21). Le corps cellulaire et les prolongements sont bourrés de grains basophiles.

11. *Cellule clasmatocytiforme.* — Il existe encore dans le tissu conjonctif une cellule rappelant d'assez loin par sa morphologie le clasmatocyte (fig. 22). C'est un élément caractérisé par un noyau globuleux, un cytoplasme rempli de grains de sécrétion et pourvu d'un riche chondriome. Cette cellule semble pouvoir se déplacer par des mouvements amiboïdes et jouer un rôle de phagocyte.

Les fibres conjonctives. — Les fibres du tissu conjonctif sont de deux sortes : les *fibres collagènes* et *les fibres élastiques.* On trouvera dans le tableau suivant les caractères propres à chacune de ces deux variétés de fibres; la forme adoptée pour ce tableau présente l'avantage de faire ressortir les caractères différentiels qui éloignent la fibre collagène de la fibre élastique.

Fibre collagène (fig. 23).	**Fibre élastique** (fig. 24).
Longueur considérable.	Longueur moindre.
Pas d'extrémité connue.	Extrémité enroulée en crosse.
Décomposable en fibrilles.	Indécomposable en fibrilles (1).
Fibrille d'un diamètre extrêmement faible, la fibrille collagène ne présente pas de double contour.	Diamètre relativement grand; la fibre élastique présente toujours un double contour.
Peu d'anastomoses entre fibrilles.	Anastomoses entre fibres.
Peu réfringente.	Très réfringente.
Biréfringente.	Monoréfringente.
Rose par picro-carmin.	Jaune par picro-carmin.
Rouge par fuchsine-acide (Van Gieson).	Violette par orcéine.
Inextensible.	Élastique, extensible.
Donne de la gélatine par la coction.	Ne donne pas de gélatine par la coction.
Gonfle sous l'action des acides.	Ne gonfle pas sous l'action des acides.
Gonfle sous l'action des bases.	Ne gonfle pas sous l'action des bases.
Digestion rapide dans le suc gastrique.	Résiste à l'action du suc gastrique.
Résistance prolongée dans le pus.	Désintégration rapide dans le pus.

On voit donc que tout tend à séparer la fibre collagène de la fibre élastique : caractères morphologiques, caractères optiques, caractères chromatiques, caractères physiques, caractères chimiques, comportement différent dans les processus inflammatoires.

Il convient d'ajouter qu'il existe quatre variétés de fibres élastiques : 1° les fibres élastiques de la variété

(1) On admet par définition que le mot *fibrille* est réservé à l'élément le plus petit en lequel peut se décomposer un élément plus gros et présentant une forme allongée : la fibre élastique étant indécomposable, représente donc une fibrille mais l'usage a prévalu de continuer à l'appeler « fibre ».

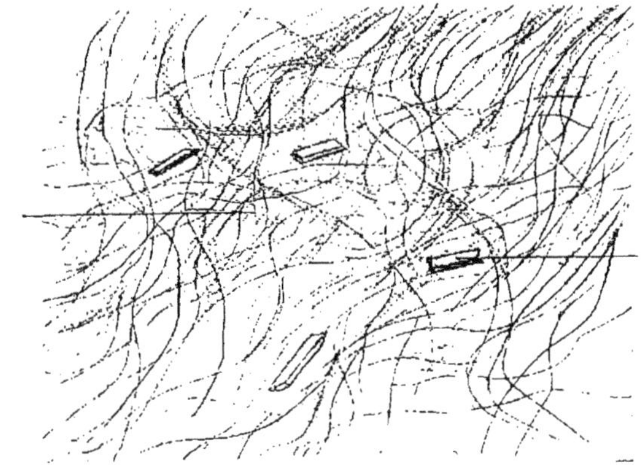

FIG. 23.

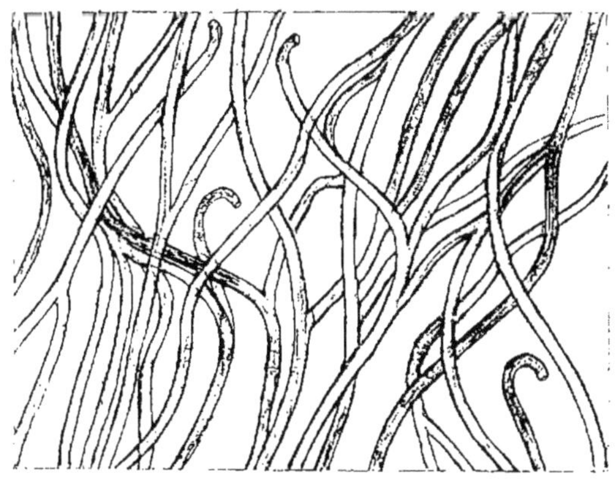

FIG. 24.

FIG. 23. *Fibres collagènes (dissociation d'un tendon).*

FIG. 24. *Fibres élastiques (dissociation d'un fragment de « nerf de bœuf »).*

fine; 2° les fibres élastiques de la variété large; 3° les fibres élastiques de la variété verruqueuse (présentant des renflements sur leur trajet); 4° les fibres élastiques de la variété lamelleuse.

Il faut bien noter que les fibres du tissu conjonctif, contrairement aux fibres musculaires ou aux fibres nerveuses, ne sont pas des cellules; elles ne possèdent donc pas de noyau. Ce sont des édifications cellulaires, des produits d'élaboration des cellules conjonctives fixes; on a beaucoup discuté sur leur mode de formation et les auteurs ne sont pas encore d'accord sur ce point : les uns admettent (pour les fibres collagènes au moins) qu'elles se forment au sein de la matière amorphe, par une sorte de cristallisation; les autres, au contraire, pensent que ce sont les cellules conjonctives fixes qui les forment, c'est ce qui explique les noms de *fibroblaste* et *d'élastoblaste* qui ont été proposés pour désigner les cellules estimées fibro-formatives.

La matière amorphe. — Les cellules conjonctives et les fibres conjonctives sont baignées dans une substance amorphe, albuminoïde, où le microscope ne permet de déceler aucun élément figuré. La consistance de la matière amorphe est essentiellement variable : claire comme de « l'eau de roche » dans certains tissus (liquide céphalo-rachidien), elle est, au contraire, dans d'autres cas, pâteuse et très dense.

Classification des tissus conjonctifs. — Les cellules, les fibres et la matière amorphe concourent à la formation de tissus qui sont désignés d'après l'élément dominant. L'élément dominant est tantôt l'une ou l'autre des variétés de cellules conjonctives, tantôt l'une ou l'autre des variétés de fibres conjonctives, tantôt la matière amorphe, d'où la division naturelle des tissus conjonctifs en : A) tissus à prédominance de cellules; B) tissus à prédominance de fibres; C) tissus à prédominance de matière amorphe; auxquels il convient d'ajouter D) les tissus où les cellules, les fibres et la matière amorphe sont représentées en proportions sensiblement égales. Le tableau suivant donne la nomenclature des tissus conjonctifs avec l'indication de l'élément dominant.

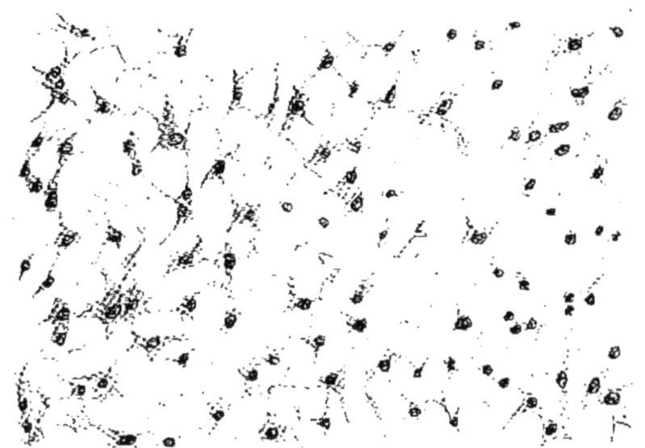

Fig. 25.

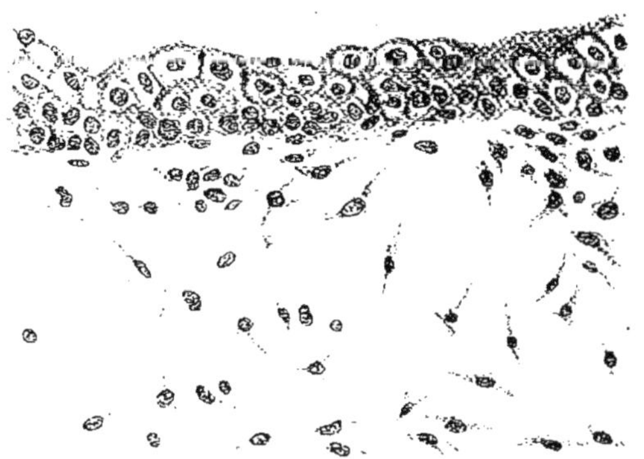

Fig. 26.

Fig. 25. — *Tissu réticulé du sinus sous-capsulaire d'un ganglion lymphatique.*

Fig. 26 — *Tissu muqueux de la gelée de Warthon du cordon ombilical. On notera sur cette préparation l'épithélium polyédrique stratifié qui recouvre la surface extérieure du cordon ombilical.*

A. TISSUS A PRÉDOMINANCE DE CELLULES.

1. Tissu réticulé..........	Cellules conjonctives fixes (fig. 25).
2. Tissu adipeux..........	Cellule adipeuse (fig. 14).
3. Tissu pigmentaire........	Cellule pigmentaire (fig. 15).
4. Tissu interstitiel.........	Cellule interstitielle (fig. 16).
5. Tissu irisant...........	Cellule irisante.
6. Tissu fibro-hyalin........	Cellule du nodule sésamoïde du tendon d'Achille de la Grenouille (fig. 17).

B. TISSUS A PRÉDOMINANCE DE FIBRES.

7. Tissu fibreux...........	Fibre collagène (fig. 23).
8. Tissu tendineux..........	
9. Tissu aponévrotique.....	
10. Tissu élastique..........	Fibre élastique (fig. 24).

C. TISSUS A PRÉDOMINANCE DE MATIÈRE AMORPHE.

11. Tissu muqueux..........	Matière amorphe pâteuse (fig. 26).
12. Tissu sous-arachnoïdien.	Matière amorphe liquide.

D. TISSUS SANS PRÉDOMINANCE D'UN ÉLÉMENT.

13. Tissu conjonctif lâche....	Cellules. Fibres. Matière amorphe.
14. Tissu lamelleux..........	

Il serait impossible sans tomber dans des redites, de décrire les quatorze tissus dont l'énumération précède; il ne sera parlé dans les lignes qui vont suivre que de quelques-uns : ceux dont la connaissance de l'élément dominant ne suffit pas à donner une idée exacte.

Tissu réticulé (1). — Le tissu réticulé est formé par des cellules conjonctives fixes étoilées, dont les prolongements anastomosés les uns avec les autres dessinent un réseau (*reticulum*) à mailles plus ou moins serrées (fig. 25); ces mailles sont ocupées par des éléments mobiles (leucocytes, hématies, etc...). C'est le tissu qui entre dans la constitution des ganglions lymphatiques, de la rate et, en général, des organes lymphoïdes.

Tissu fibro-hyalin (2). — C'est un tissu formé de

(1) Syn. : *Tissu lymphoïde.*
(2) Syn. : *Tissu vésiculo-fibreux.*

fibres collagènes et surtout de gros éléments hyalins, vésiculeux, analogues à ceux du nodule sésamoïde du tendon d'Achille de la Grenouille (fig. 17).

Tissu fibreux. Tissu tendineux. Tissu aponévrotique. — Ces trois tissus ont la même structure (fig. 23), c'est-à-dire que les éléments qui entrent dans leur composition sont identiquement les mêmes : des fibres collagènes en grande quantité, quelques cellules conjonctives fixes, des cellules tendineuses, etc... Ce qui les différencie l'un de l'autre, c'est l'arrangement des fibres collagènes, autrement dit, la texture du tissu : dans le tissu fibreux, les fibres collagènes sont disposées sans ordre apparent, elles s'entrecroisent en tous sens et dans tous les plans; dans le tissu tendineux, les fibres collagènes sont disposées toutes parallèlement les unes aux autres, en faisceaux, et disposées de manière à former des organes cylindriques; enfin, dans le tissu aponévrotique, les fibres collagènes sont toutes situées dans un plan ou dans deux plans superposés.

Le tissu fibreux constitue les aponévroses épaisses, le derme de la peau, le chorion des muqueuses et des séreuses, les ligaments articulaires, les cicatrices; le tissu tendineux forme les tendons et le tissu aponévrotique, les aponévroses minces.

Ces trois tissus sont inextensibles.

Tissu élastique. — Formé de fibres élastiques, ce tissu, contrairement aux trois précédents, est extensible; les éléments qui le composent sont disposés parallèlement les uns aux autres. On rencontre le tissu élastique dans les ligaments jaunes de l'Homme. Le « *nerf de bœuf* » ou ligament cervical postérieur du Bœuf est entièrement constitué par du tissu élastique (fig. 24).

Tissu muqueux (1). — Le tissu muqueux rappelle l'as-

(1) Le mot muqueux qui vient du latin *mucus*, morve, a été employé depuis longtemps pour désigner des objets extrêmement différents les uns des autres mais rappelant tous, plus ou moins, l'aspect des sécrétions nasales : c'est ainsi qu'on a le *tissu muqueux*, encore appelé *tissu gélatineux*, les *cellules muqueuses* secrétant du *mucus*, les *glandes muqueuses* secrétant aussi du *mucus*, les *membranes muqueuses* dont la surface est le plus souvent recouverte d'un enduit *muqueux*. Il faut éviter de commettre la confusion grossière de faire un rapprochement autre que celui de leur étymologie commune entre ces diverses expressions.

pect du blanc d'œuf cru, c'est lui qui forme la *gélatine* ou *gelée de Warthon* du cordon ombilical. La matière amorphe dominante lui donne cet aspect gélatineux; on y trouve encore (fig. 26) quelques cellules conjonctives fixes étoilées ou fusiformes, des cellules migratices et des faisceaux de fibrilles collagènes (on notera que la gelée de Warthon renferme quelques vaisseaux sanguins).

Tissu conjonctif lâche (1). — C'est un tissu conjonctif où se rencontrent à la fois de nombreuses variétés de cellules conjonctives, des fibres collagènes, des fibres élastiques, le tout noyé dans une matière amorphe. Ce tissu constitue un tissu de remplissage, il tapisse la face profonde de la peau qui, grâce à lui, peut glisser sur les organes sous-jacents. Dans certains cas, le tissu conjonctif lâche revêt l'aspect de fine membrane (2). Quel que soit son aspect ou sa disposition, c'est lui qui renferme les éléments qui, dans les cas d'inflammation, prennent part aux réactions de défense, éléments qui, avec les globules blancs du sang forment un ensemble connu sous le nom de *phlogocytes*, à savoir : la cellule plasmatique, la cellule migratrice, la cellule-engrais et la cellule clasmatocytiforme.

Tissu lamelleux (3). — Le tissu lamelleux s'observe autour des nerfs, des corpuscules de Pacini, des tubes séminifères du testicule. Il forme autour de ces organes une série de gaines concentriquement emboîtées les unes dans les autres et séparées par des cellules conjonctives fixes, aplaties prenant un aspect d'endothélium que met en évidence l'imprégnation par le nitrate d'argent.

Physiologie des tissus conjonctifs. — Les fonctions

(1) Syn. : *Tissu conjonctif diffus, tissu cellulaire.* L'expression de tissu cellulaire provient des *cellules de Bordeu* : les cellules de Bordeu sont les cavités remplies d'air artificiellement qu'on peut voir aux abattoirs lorsque les bouchers insufflent les veaux avant de les dépouiller.

(2) Un certain nombre d'auteurs décrivent un *tissu membraneux*, et, avec le tissu conjonctif membraneux, la couche endothéliale qui le recouvre. Pour éviter toute confusion, l'étude des membranes doit être renvoyée au chapitre où il est parlé du péritoine.

(3) Syn. : *Tissu engainant.*

des tissus conjonctifs sont multiples : on pourrait presque dire qu'à chaque variété est dévolue une fonction spéciale qu'il serait trop long d'étudier en détail. Il faut retenir que dans leur ensemble, et, abstraction faite de ceux qui sont très adaptés à une fonction déterminée, comme, par exemple, les tendons qui fonctionnent comme de véritables cordes exerçant une traction sur les os, les tissus conjonctifs sont des tissus de nutrition, d'union, de soutien et de protection. Il faut ajouter qu'ils ont une fonction sécrétoire importante : la graisse est un véritable produit de sécrétion, la cellule interstitielle est l'élément constituant d'une *glande conjonctive*, et surtout les éléments granuleux tels que les cellules plasmatiques, les cellules migratrices, les cellules-engrais et les cellules clasmatocytiformes sécrètent activement (1).

(1) Renaut a décrit dans les cellules migratrices un mode de sécrétion spécial se faisant au niveau d'un grain envacuolé et qu'il a appelé la *sécrétion rhagiocrine*.

LE TISSU CARTILAGINEUX

Le tissu cartilagineux est un tissu caractérisé par la présence d'une matière amorphe solide et élastique, englobant toujours des cellules et parfois des fibres.

Comme le tissu conjonctif, le cartilage provient du feuillet moyen du blastoderme; il se développe dans un tissu conjonctif jeune, c'est pourquoi le cartilage fait partie des tissus dits *de substance conjonctive.*

La cellule cartilagineuse. — La cellule cartilagineuse (1) présente une forme variable : elle peut être rameuse, émettant des prolongements grêles se divisant abondamment, mais, le plus souvent, elle est globuleuse. Rameuse ou globuleuse, la cellule cartilagineuse possède un noyau arrondi, un corps cellulaire chargé de granulations et renfermant un chondriome représenté par de longs chondriocontes flexueux; le cytoplasme, qui contient une certaine quantité de glycogène, est entouré d'une membrane résistante ou *capsule* formée de stries concentriques.

La cellule cartilagineuse se divise par caryokinèse à l'intérieur de sa capsule qui ne participe pas à la cytodiérèse, il en résulte qu'une même capsule renferme en son intérieur deux (fig. 27), trois, quatre (jusqu'à trente) chondroblastes. L'ensemble des chondroblastes enfermés dans une même capsule est connu sous le nom de *groupe isogénique* ou encore de *famille cartilagineuse.* Tantôt les éléments d'une même famille sont tous alignés suivant une ligne droite (*groupe isogénique axial*); tantôt, au contraire, ils sont disposés sans ordre et simulent plus ou moins des figures de couronne (*groupe isogénique coronaire*).

Les fibres du tissu cartilagineux. — Ce sont les mêmes que celles du tissu conjonctif, c'est-à-dire des

(1) Syn. : *Chondroblaste.*

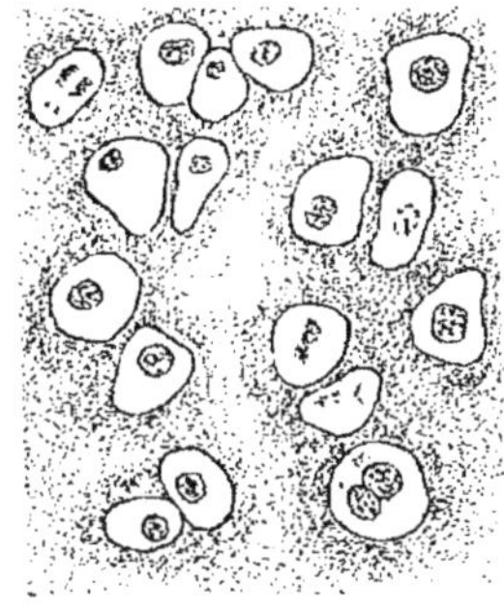

Fig. 27.

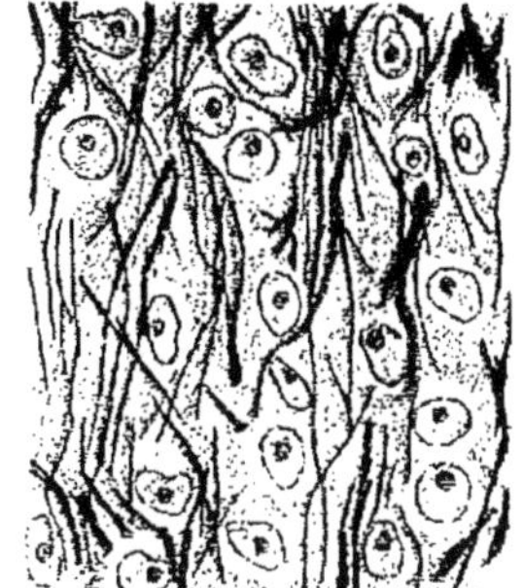

Fig. 28.

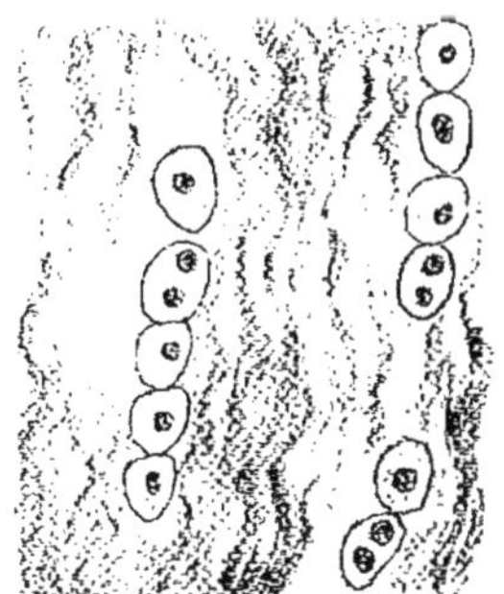

Fig. 29.

Fig. 27. — *Cartilage hyalin de la trachée.*

Fig. 28. — *Fibro-cartilage élastique du larynx.*

Fig. 29. — *Fibro-cartilage conjonctif d'un disque intervertébral.*

fibres collagènes et des fibres élastiques (de la variété fine ou de la variété grosse pour ces dernières).

La matière amorphe. — La matière amorphe du cartilage paraît *anhiste*, c'est-à-dire sans structure; elle est plus ou moins abondante suivant les cas (1); sur les préparations on la décèle facilement grâce à sa propriété de se colorer en mauve par l'hématéine et d'une façon générale par les colorants basiques. La matière amorphe est creusée de cavités (*chondroplastes*) habitées par les cellules (2). Au point de vue chimique, elle se compose de *cartilagéine*, formée elle-même d'un *chondromucoïde*, d'un *albumoïde*, et de *collagènes*, ces derniers donnant de la gélatine par la coction.

Au cours de son évolution, la matière amorphe cartilagineuse subit des transformations : dans certains cas, on la voit parcourue de fibres (*fibres amiantiques*) disposées en houppes (*cartilage strié*); dans d'autres cas, au niveau des surfaces, elle se découpe en fines bandelettes qui donnent au doigt l'impression de velours (*cartilage velvétique*); enfin, dans d'autres cas encore elle s'imprègne de substance calcaire (*cartilage calcifié, cartilage sénile*).

Classification des tissus cartilagineux. — Les tissus cartilagineux se divisent en deux grands groupes suivant que leur matière amorphe renferme ou ne renferme pas de fibres. Chacun de ces deux groupes à son tour se subdivise suivant la forme des cellules d'une part, suivant la nature des fibres d'autre part. Le tableau suivant donne la nomenclature des cartilages avec l'indication des régions où on les observe (3).

(1) La matière amorphe peut être extrêmement réduite, si réduite même, que le cartilage n'est plus représenté que par des cellules encapsulées (*cartilage cellulaire, cartilage à stroma capsulaire*).

(2) La matière amorphe n'est pas homogène : on y voit, en effet, apparaître, à l'aide de certaines techniques, des masses (*chondrin ballen* ou *globes chondroïques*) plongées dans une substance remplissant les espaces laissés vides. D'autre part, l'action de la trypsine ou du permanganate de potassium révèle la présence de fibrilles collagènes englobées dans la matière amorphe.

(3) Le *cartilage tarse* de la paupière n'est pas formé de tissu cartilagineux : il est constitué par un tissu fibreux renfermant de nombreux éléments élastiques, le tout très condensé. Mathias Duval le faisait entrer dans la catégorie des *pseudo-cartilages*.

A. — TISSUS CARTILAGINEUX NE RENFERMANT PAS DE FIBRES

1. Tissu cartilagineux hyalin à cellules globuleuses (fig. 27).	Cartilage d'encroûtement des articulations.
2. Tissu cartilagineux hyalin à cellules rameuses..........	Cartilage céphalique des Mollusques céphalopodes.

B. — TISSUS FIBRO-CARTILAGINEUX

3. Tissu fibro - cartilagineux conjonctif (fig. 29).........	Disques intervertébraux.
4. Tissu fibro - cartilagineux élastique (fig. 28)..........	Cartilages du larynx, membrane clignotante du Cheval.
5. Tissu fibro - cartilagineux mixte, renfermant à la fois des fibres collagènes et des fibres élastiques...........	Cartilage du squelette de la trompe d'Eustache (1).

Parmi les fibro-cartilages, le fibro-cartilage élastique est un véritable tissu cartilagineux, le fibro-cartilage conjonctif,au contraire, est plutôt un tissu conjonctif fibreux dont les cellules se sont mises à sécréter une certaine quantité de cartilagéine. On peut d'ailleurs remarquer à ce sujet que le fibro-cartilage conjonctif est un type de transition entre le tissu conjonctif et le tissu cartilagineux.

Accroissement du tissu cartilagineux. — Le cartilage est susceptible de s'accroître par un double processus : 1° par accroissement interstitiel; 2° par accroissement périphérique. On voit, en effet, à la fois, les cellules grossir, le nombre des cellules d'une même *famille* s'accroître, la distance qui sépare deux familles

(1) Les cellules du cartilage de la trompe d'Eustache sont de la variété rameuse.

voisines augmenter et en même temps la couche conjonctive qui entoure le cartilage (*périchondre*) donner des nouvelles couches cartilagineuses, par apposition successive. Si, au cours de l'accroissement, les cellules s'orientent toutes dans une direction déterminée (*cartilage sérié* ou *cartilage rivulé*), le cartilage s'allongera dans ce sens (cf. ossification enchondrale, p. 64).

Physiologie du tissu cartilagineux. — Le rôle du cartilage est avant tout un rôle de soutènement; rôle qu'il partage avec le tissu conjonctif et avec le tissu osseux. Ces trois tissus sont d'ailleurs susceptibles de jouer un rôle identique (1). Ce rôle de soutènement, à l'exclusion de fonction sécrétoire active, rend compte de ce fait que le tissu cartilagineux est un tissu à métabolisme ralenti, où l'absence des capillaires sanguins entraîne une nutrition par imbibition.

(1) C'est ainsi que la sclérotique est fibreuse chez l'Homme, cartilagineuse chez les Batraciens, osseuse chez les Oiseaux.

LE TISSU OSSEUX

Le tissu osseux est un tissu caractérisé par une matière amorphe solide, non élastique et résistante, englobant des cellules.

De même que le tissu conjonctif et le tissu cartilagineux, le tissu osseux procède du mésoderme ou feuillet moyen du blastoderme; comme le tissu cartilagineux, il prend naissance dans un tissu conjonctif (ou dans un milieu cartilagineux — qui lui-même vient d'un milieu conjonctif); il entre donc lui aussi dans la catégorie des *tissus de la substance conjonctive*.

La cellule osseuse. — Il est nécessaire pour l'étudier de faire des coupes sur des fragments d'os décalcifié préalablement (cf. p. 16). La cellule se présente sous la forme d'un corpuscule étoilé; chaque prolongement est extrêmement long et très grêle, il constitue la *fibre osseuse* et s'anastomose avec un prolongement semblable provenant d'une cellule voisine. Le corps cellulaire renferme, en outre du noyau, un chondriome granuleux et peu abondant; il est entouré d'une membrane mince qui forme la *capsule*.

La matière amorphe. — La matière amorphe du tissu osseux comporte, au point de vue chimique, deux substances : 1° l'*osséine*, produit organique qui donne de la gélatine par la coction; 2° les *sels calcaires* (phosphates de calcium et de magnésium, carbonate de calcium, fluorure de calcium, chlorures). La structure de la matière amorphe est complexe : on peut, en effet, la décomposer en lamelles aplaties (*lamelles osseuses*); les lamelles osseuses elles-mêmes sont formées de *fibrilles osseuses* réunies par une *substance cimentaire*.

Les lamelles osseuses, intimement soudées entre elles, s'étalent parallèlement à la surface des organes osseux (surface extérieure et intérieure). Les lamelles osseuses sont groupées de façon que les *fascicules* de fibrilles osseuses qu'elles renferment se croisent sous des angles de valeurs diverses; dans un *système de Havers* (1), cet angle est de 90°; c'est ce qui explique que la coupe transversale d'un système de Havers se montre formée de lamelles alternativement striées et ponctuées. Les lamelles striées sont biréfringentes, les lamelles ponctuées sont monoréfringentes, d'où l'aspect singulier (fig. 32), que présente une coupe de système de Havers vue en lumière polarisée. D'autre part, la matière amorphe est creusée de cavités (*ostéoplastes*) destinées à contenir les cellules osseuses; les ostéoplastes logés soit dans l'épaisseur d'une lamelle, soit dans l'intervalle de deux lamelles, sont ordonnés en rangées concentriques comme les lamelles. Des ostéoplastes partent de fins canalicules (*canalicules osseux*), naissant du fond d'une cavité conique, sinueux, de calibre égal et s'anastomosant avec les canalicules provenant des ostéoplastes voisins (fig. 30); à la périphérie les canalicules viennent s'ouvrir sous le périoste ou dans la cavité médullaire. De même que les ostéoplastes renferment les cellules osseuses, les canalicules osseux renferment les fibres osseuses émanées des cellules.

Les éléments accessoires du tissu osseux. - Ce sont des fibres conjonctives, des vaisseaux et des nerfs.

On trouve dans le tissu osseux des fibres collagènes (*fibres de Sharpey*) qui ont été englobées au cours de l'ossification; on y trouve aussi quelques rares fibres élastiques, mais seulement à la surface des os.

La présence de fibres de Sharpey dans le tissu osseux permet de penser à un tissu *fibro-osseux,* par analogie avec le tissu fibro-cartilagineux. On trouve du tissu fibro-osseux dans toute l'étendue du corps des os développés dans un milieu conjonctif et à la surface seulement de ceux qui ont été précédés d'un modèle cartilagineux.

Le tissu osseux est parcouru par des vaisseaux sanguins, mais seulement quand il est disposé sur une épaisseur supérieure à 1/10 de millimètre (la lame papyracée,

(1) On nomme *système de Havers* l'ensemble des lamelles osseuses disposées concentriquement autour d'un *canal de Havers* (fig. 31), canal creusé dans l'os pour livrer passage aux vaisseaux sanguins.

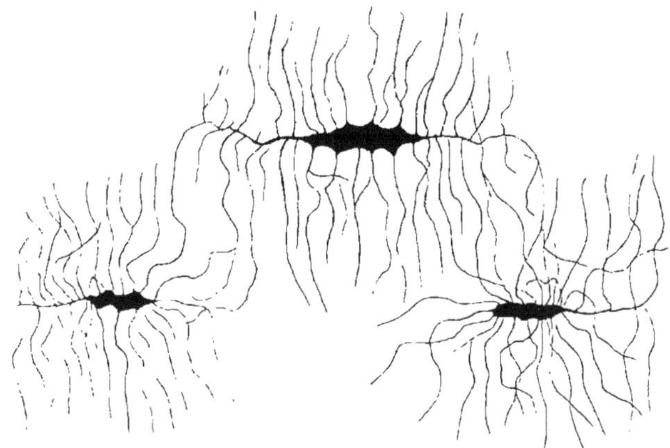

Fig. 30.

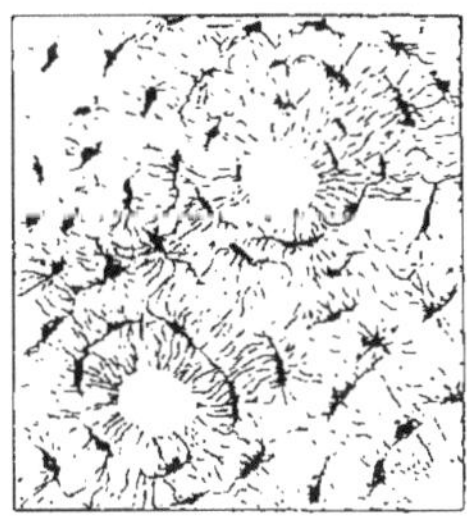

Fig. 31.

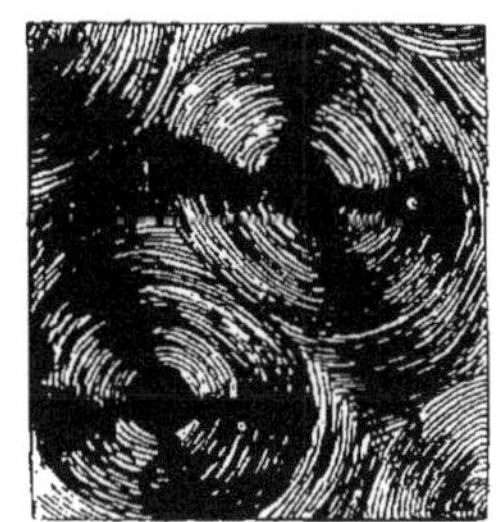

Fig. 32.

Fig. 30 – *Ostéoplastes et canalicules osseux.*

Fig. 31. *Coupe transversale d'un système de Havers.*

Fig 32. *La même préparation vue en lumière polarisée.*

Ces trois figures représentent des préparations d'os sec, décalcifié.

les travées de la variété spongieuse ne renferment pas de vaisseaux); les vaisseaux cheminent dans des canaux spéciaux de deux types : tantôt entourés de lamelles osseuses concentriques (*canaux de Havers*) (fig. 31), tantôt, au contraire, traversant les lamelles osseuses (*canaux perforants* ou *canaux de Volkmann*).

Les nerfs cheminent dans les canaux de Havers où ils accompagnent les vaisseaux.

Les variétés du tissu osseux. — Le tissu osseux se présente sous deux aspects bien différents : l'aspect *compact* et l'aspect *spongieux* répondant aux appellations de *tissu compact* et de *tissu spongieux*, à côté desquels il faut signaler la *substance ostéoïde*.

A. *Tissu compact.* — Il forme la diaphyse des os longs, très dur, très résistant, de consistance égale en tous points, il n'est jamais creusé de cavités aréolaires et se présente toujours sous une épaisseur supérieure à plusieurs millimètres.

Dans le tissu compact de la diaphyse d'un os long, on compte quatre systèmes de lamelles osseuses : le *système périphérique* ou *sous périostique*, le *système périmédullaire*, les *systèmes Haversiens*, les *systèmes intercalaires*.

B. *Tissu spongieux.* — Il est caractérisé, par la présence de grandes cavités (*aréoles* ou *alvéoles médullaires*) communiquant les unes avec les autres et remplies de moelle. Fragile et friable, c'est lui qui forme la partie centrale des os courts et plats et l'épiphyse des os longs. Les cavités aréolaires sont séparées les unes des autres par des tractus de tissu osseux connus sous le nom de *trabécules*. Si les trabécules ont moins d'un dixième de millimètre d'épaisseur, ils ne renferment pas de vaisseaux, ils sont formés de lamelles osseuses disposées parallèlement à la surface des cavités aréolaires; dans le cas contraire, les trabécules sont vascularisés et renferment des systèmes de Havers.

C. *Substance ostéoïde.* — C'est une varété tout à fait à part de tissu osseux, caractérisée par l'absence complète de cellules et, par conséquent, d'ostéoplastes. Le squelette de certains poissons est formé de cette substance. Kœlliker a créé cette expression pour indiquer que ce tissu a l'apparence de l'os sans en posséder la structure.

Développement du tissu osseux. — Les processus de développement du tissu osseux sont connus sous le nom d'*ossification*. L'os adulte peut se développer dans un tissu conjonctif jeune, c'est l'*ossification dans le milieu conjonctif* ou *ossification directe;* mais il peut aussi être précédé d'un modèle cartilagineux qui subira secondairement le processus d'ossification, c'est l'*ossification dans le milieu cartilagineux* ou *ossification enchondrale* ou *ossification indirecte*.

Qu'il s'agisse de l'un ou de l'autre des deux modes de formation de l'os, il y a un certain nombre de phénomènes qui se trouvent d'une façon constante : le tissu osseux est sécrété par des cellules d'origine conjonctive ou sanguine (1), les *ostéoblastes*; les ostéoblastes ne se disposent pas sans ordre dans le tissu qui sera plus tard ossifié, ils se rangent le long de travées connues sous le nom de *travées directrices*, à la façon des cellules épithéliales. Une fois alignés, les ostéoblastes sécrètent une substance spécifiquement colorable par le carmin (*substance préosseuse*) qui, secondairement, s'imprégnera de sels calcaires en perdant son affinité pour le carmin; le chondriome de l'ostéoblaste, petite cellule polyédrique, à noyau clair, est représenté par de longs chondriocontes flexueux extrêmement abondants, signe d'une activité énergique du cytoplasme.

L'ostéoblaste peut être comparé à un maçon travaillant à la construction d'un mur, maçon qui construirait d'abord devant lui, puis à sa droite et à sa gauche, et, enfin, derrière lui de façon qu'à un moment donné, il se trouverait enfermé dans l'épaisseur de son mur. A ce moment, l'ostéoblaste emmuré a terminé son travail d'ossification, il devient alors une cellule osseuse à vie ralentie. La première lamelle osseuse résulte d'un travail identique fourni par tous les ostéoblastes rangés le long de la travée directrice. La seconde lamelle osseuse sera

(1) L'origine conjonctive est admise sans discussion pour l'ossification directe; dans le cas de l'ossification enchondrale quelques auteurs voient dans l'ostéoblaste une cellule cartilagineuse (querelle de la *néoplasie* et de la *métaplasie*).

édifiée par une nouvelle « équipe de maçons », c'est-à-dire par de nouveaux ostéoblastes (1) qui s'emmureront de la même façon que les ouvriers de la première équipe. Et ainsi, lamelle par lamelle, l'os s'édifiera aux dépens d'autant d'équipes d'ostéoblastes qu'on comptera de lamelles osseuses.

Mais les choses n'en restent pas là; l'os, au point où nous en sommes, est représenté par quelques travées osseuses entre lesquelles sont des cavités non encore comblées, c'est un tissu spongieux primitif (*tissu spongieux fœtal*) qui évoluera vers l'une ou l'autre des deux variétés d'os. Pour se transformer en tissu compact, le tissu spongieux fœtal n'aura qu'à édifier de nouvelles lamelles osseuses de dehors en dedans et cela par le mécanisme déjà indiqué, jusqu'à comblement des cavités aréolaires. Pour la transformation en tissu spongieux adulte, un phénomène nouveau intervient : ainsi que font certaines personnes qui transforment, dans leur appartement, plusieurs petites chambres en une vaste pièce en abattant les cloisons qui les séparent, de même le tissu spongieux fœtal à petites cavités aréolaires se transforme en tissu spongieux adulte par résorption d'un certain nombre de trabécules. Cette résorption se fait par l'intermédiaire d'un élément spécial l'*ostéoclaste,* ou *polycaryocyte* ou *cellule à noyaux multiples* qui vit habituellement dans la moelle osseuse. Si on place sur un bloc de glace une bille d'acier préalablement rougie au feu, on la verra creuser dans la glace une cupule où elle se logera; de même, au contact d'un ostéoclaste, l'os se dissoudra et se déprimera en une petite cavité (*lacune de Howship*); de l'ensemble des actions isolées de chaque ostéoclaste résulte une résorption d'un certain nombre de lamelles osseuses primitives (*résorption modelante*) (2).

A. *Ossification directe.* — Après l'exposé qui précède, il n'y a rien a ajouter pour donner une idée du processus d'ossification dans le milieu conjonctif, si ce n'est que les travées directrices sont formées par les faisceaux de

(1) Ces nouveaux ostéoblastes résultent de la division des premiers.

(2) Le rôle que jouent les ostéoclastes se fait aussi sentir dans le tissu compact.

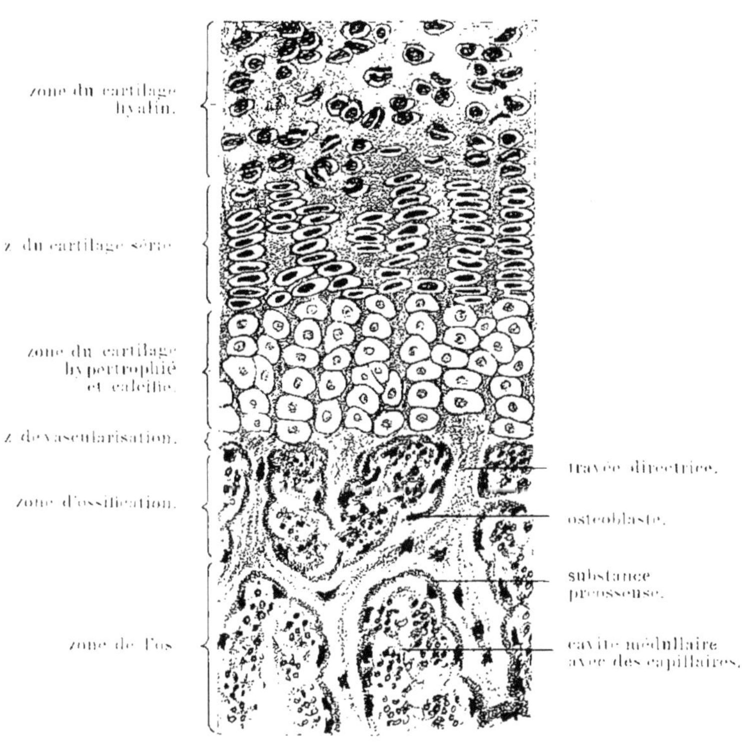

FIG. 33.

FIG. 33. — *Coupe longitudinale de l'extrémité supérieure du fémur d'un Chat, quelques jours après la naissance.*

fibres collagènes qui deviendront des fibres de Sharpey. Les os nés dans un milieu conjonctif se nomment *os de membrane* (os de la voûte du crâne, os de la face, vomer excepté, clavicule).

B. *Ossification enchondrale.* — La clef qui permet de comprendre aisément les figures compliquées que présente une coupe de l'extrémité d'un os long en voie de développement (fig. 33) est extrêmement simple : le *cartilage ne se transforme pas en os, il disparaît pour faire place à l'os*; c'est ce qui explique qu'on observe successivement de l'épiphyse vers la diaphyse (fig. 33) :

1° *La zone du cartilage hyalin;*

2° *La zone du cartilage sérié* ou *rivulé*, caractérisée par les groupes isogéniques axiaux, séparés les uns des autres par de larges travées de substance amorphe cartilagineuse; cette zone répond à l'accroissement en longueur de l'os;

3° *La zone du cartilage hypertrophié et calcifié*, caractérisée par l'augmentation de volume des cellules cartilagineuses, par les phénomènes de dégénérescence de leurs noyaux (pycnose) et par la calcification des travées de substance amorphe cartilagineuse, plus minces que dans la zone précédente; cette zone répond à la mort des cellules cartilagineuses et à la dégénérescence du tissu cartilagineux;

4° *La zone de vascularisation*, caractérisée par l'éventrement des capsules cartilagineuses par les capillaires; dans cette zone, on observe simplement un ensemble formé par les travées cartilagineuses calcifiées entre lesquelles circulent des vaisseaux sanguins;

5° *La zone d'ossification*, caractérisée par l'apparition d'ostéoblastes amenés par les capillaires; ostéoblastes qui se disposent le long de travées cartilagineuses calcifiées (*travées directrices*), et ne tardent pas à sécréter la substance ostéoïde sous forme d'un liseré festonné, la convexité des festons étant dirigée vers les travées directrices. Il est possible de subdiviser cette zone en deux sous-zones, l'une où le liseré est colorable par le carmin (substance préosseuse), l'autre où le liseré n'est plus teinté par le carmin (substance osseuse). A ce moment, l'os formé est un tissu spongieux fœtal;

6° *La zone de l'os* caractérisée par ce fait que le tissu spongieux fœtal a réduit ses mailles et que par suite les trabécules ont notablement augmenté de volume.

Accroissement du tissu osseux. — Contrairement à ce qui a été vu pour le cartilage, l'os une fois formé est inextensible, les organes osseux sont cependant susceptibles de s'accroître, mais par apposition successive (ossification conjonctive due à l'action du périoste).

Physiologie du tissu osseux. — Le tissu osseux a un métabolisme encore plus restreint que celui du tissu cartilagineux. Ici, toute fonction qui n'a pas pour but de concourir au soutien s'efface complètement. Le tissu osseux est donc exclusivement un tissu de soutien.

LE SANG

Le sang est une humeur. C'est un liquide rouge vermeil (artères) ou rouge foncé (veines), visqueux, opaque, coagulable, de densité moyenne 1055, alcalin, salé, à odeur fade. Il est formé de deux parties : un liquide ou *plasma* et des éléments figurés.

Le plasma est étudié en physiologie et en chimie physiologique.

Les éléments figurés sont :

1° Les *globules rouges* ou *hématies*;
2° Les *globules blancs* ou *leucocytes*;
3° *Les globulins* ou *hématoblastes*;
4° Des éléments accessoires, tels que des gouttelettes de graisse, des cristaux d'hémoglobine (cadavre), des parasites, des bactéries, etc...

Le sang, d'origine mésodermique, peut être rattaché aux *tissus de substance conjonctive*.

Les globules rouges. Ce sont des éléments caractérisés par ce fait qu'ils sont chargés d'un pigment ferrugineux, *l'hémoglobine* à laquelle le sang doit sa couleur rouge et sa fonction respiratoire; combinée à l'oxygène (*oxyhémoglobine*), l'hémoglobine cristallise en cristaux de forme variable suivant les espèces animales, chez l'Homme, les cristaux d'oxyhémoglobine sont de grandes aiguilles allongées (fig. 38); sous l'action de l'acide acétique et du chlorure de sodium (1) à chaud, l'hémoglobine, même après une longue dessication, donne du *chlorhydrate d'hématine* ou *hémine* cristallisant en petits cristaux clinorhombiques connus sous le nom de *cristaux de Teichmann* (fig. 39), ces cristaux permettent, en médecine légale, de reconnaître rapidement si des taches

(1) Le chlorure de sodium peut être remplacé par le bromure de potassium, le chlorure de potassium ou l'iodure de potassium.

suspectes, même très anciennes, sont imputables à du sang (1).

Chez les vertébrés inférieurs (Poissons, Batraciens, Reptiles, Oiseaux), les globules rouges sont pourvus d'un noyau (*érythrocytes*), tandis que chez les vertèbres supérieurs (Mammifères), le noyau fait défaut. Les hématies de l'Homme ont la forme, au moins sur les lames fixées (2), d'un disque circulaire biconcave (fig. 34), d'un diamètre de 7 μ et d'une épaisseur de 2 μ, affectant à l'état frais la disposition caractéristique dite en « piles de monnaie » (fig. 35); chez les ovipares (Poissons, Batraciens, Reptiles, Oiseaux), les hématies sont en forme de disque elliptique biconvexe (fig. 36).

On compte environ 5.000.000 de globules rouges par millimètre cube de sang. Pour apprécier ce nombre (qui est susceptible de variations au cours de certaines maladies), on se sert d'un appareil connu sous le nom *d'hématimètre*. Il existe plusieurs types d'hématimètres, tous ont leurs avantages et leurs inconvénients, le meilleur est celui dont on a l'habitude de se servir.

L'hématimètre de Potain et Malassez, se compose : 1° d'un mélangeur; 2° d'une lame quadrillée (3). Voici la façon de procéder : on recueille par piqûre de la pulpe d'un doigt une quantité de sang jusqu'au trait marqué 1, on aspire ensuite la solution de Hayem (chlorure de sodium, 1 gr.; sulfate de sodium, 5 gr.; bichlorure de mercure, 0 gr. 50; eau distillée, 200 gr.), jusqu'au trait marqué 100, on mélange par agitation, on dépose une goutte de la dilution sur la lame quadrillée, on la recouvre d'une lamelle ordinaire, et après quelques instants on examine à l'aide d'un objectif sec (n° 7 de préférence) et on compte le nombre d'hématies contenues dans un des rectangles divisés en petits carrés. Le rectangle mesure 1/4 de mill. sur 1/5 de mill., sa surface est donc de 1/20 de mill. carré, d'un autre côté, il existe

(1) Ce procédé ne permet pas de dire s'il s'agit du sang de l'Homme ou de tout autre Vertébré : seules les méthodes sérologiques (agglutinines et précipitines) permettent de résoudre le problème.

(2) Sur des préparations de sang frais, on décrit des formes en cloche.

(3) Le compresseur dont est munie la lame quadrillée est entièrement dépourvu d'utilité.

sur le support métallique de la lame quadrillée trois petites vis qui maintiennent la lamelle à 1/5 de mill. (chiffre gravé sur la platine) au-dessus du plan du quadrillage; le volume de liquide correspondant au rectangle divisé est donc $1/20 \times 1/5 = 1/100$ de mill. cube. Soit N, le nombre d'hématies comptées; dans un millimètre cube de liquide il y a $N \times 100$, mais le liquide n'est lui-même qu'une dilution à 1 0/0, par conséquent, le nombre d'hématies dans le sang est $N \times 100 \times 100 = N \times 10.000$. Il va sans dire que le nombre N doit représenter la moyenne obtenue sur au moins une dizaine de rectangles.

Il faut encore ajouter que le globule rouge est essentiellement élastique, ce qui est facile à observer en examinant le sang circulant dans les capillaires et les petits vaisseaux de la membrane interdigitale de la patte de la Grenouille; le fait à retenir est le suivant : un globule, arrivé au niveau d'un carrefour, voit deux issues s'offrir à lui, mais chacune des deux branches de bifurcation ayant un diamètre inférieur au sien propre, il se replie sur l'éperon de bifurcation de façon que son corps s'engage moitié d'un côté, moitié de l'autre, puis tout à coup, il semble prendre une décision et s'élance résolument dans l'une quelconque des deux branches où il chemine avec rapidité en adaptant sa forme à celle du vaisseau qu'il parcourt.

Le développement du globule rouge de l'adulte sera indiqué au cours de l'étude du tissu de la moelle des os (p. 75).

Les globules blancs. — Les globules blancs sont des éléments nucléés, se présentant sous forme de masses incolores à reflets grisâtres, argentins; ils existent chez tous les animaux même les plus inférieurs. La dimension des leucocytes varie de 6 à 25 . Leur nombre est compris entre 4.000 et 6.000 par millimètre cube de sang: on peut donc commodément retenir l'équation approximative suivante :

$$\frac{\text{Globules rouges}}{\text{Globules blancs}} = \frac{5.000.000}{5.000} = \frac{1.000}{1}$$

Pour évaluer le nombre des globules blancs, on se sert encore de l'hématimètre, mais si on ne prend pas de précautions, ils ne sont pas visibles au milieu des glo-

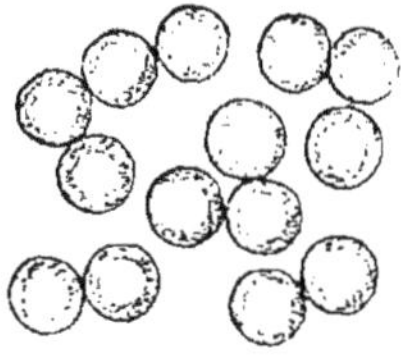

FIG. 34.

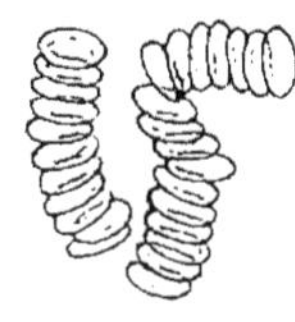

FIG. 35.

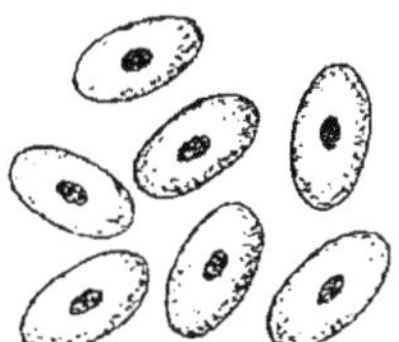

FIG. 36.

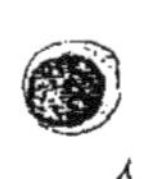

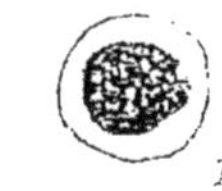

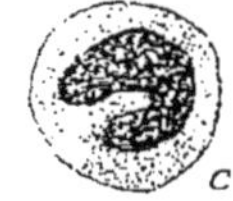

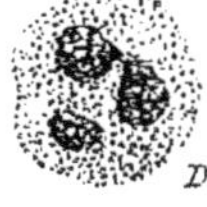

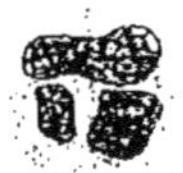

FIG. 37.

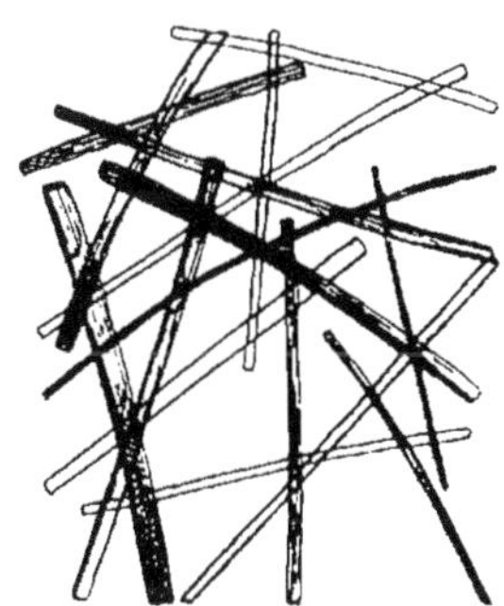

FIG. 38.

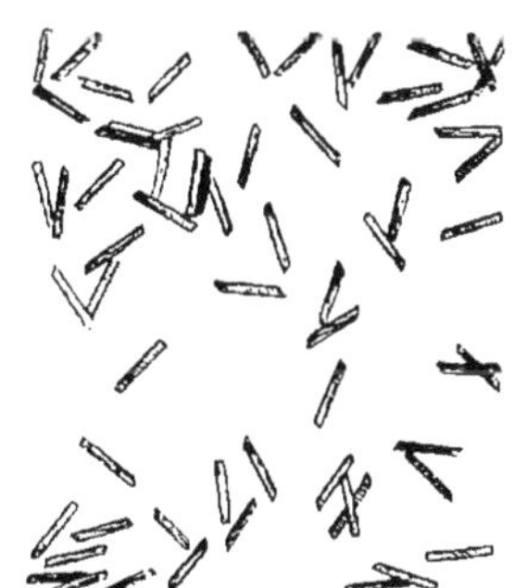

FIG. 39.

FIG. 34. — *Hématies du sang de l'Homme.*

FIG. 35. — *Disposition des hématies du sang de l'Homme en piles de monnaie, dans le sang frais.*

FIG. 36. — *Hématies d'un animal ovipare (Grenouille).*

FIG. 37. — *Leucocytes : A, lymphocyte; B, mononucléaire; C, forme de transition; D, polynucléaire acidophile; E, polynucléaire neutrophile.*

FIG. 38. — *Cristaux d'oxyhémoglobine.*

FIG. 39. — *Cristaux d'hémine (cristaux de Teichmann).*

bules rouges, aussi, au lieu de liquide de Hayem, se sert-on d'une solution d'acide acétique à 1 0/0 (qui détruit les hématies) à laquelle on peut ajouter quelques gouttes d'une solution de bleu de méthylène (qui colore les noyaux des leucocytes); d'autre part, il est avantageux de faire une dilution du sang à un titre plus élevé (10 0/0 par exemple).

Il existe plusieurs variétés de leucocytes dont le tableau suivant donne la nomenclature :

A. — LEUCOCYTES HYALINS OU MONONUCLÉAIRES

a) *Petit mononucléaire* ou *lymphocyte* (fig. 37, A);
b) *Moyen mononucléaire;*
c) *Grand mononucléaire* (fig. 37, B).

B. — LEUCOCYTES GRANULEUX OU POLYNUCLÉAIRES

a) *Polynucléaire neutrophile* (fig. 37, E);
b) *Polynucléaire acidophile* ou *éosinophile* (fig. 37, D);
c) *Polynucléaire basophile* ou *Mastzelle hématogène.*

Il existe des formes intermédiaires entre les mononucléaires et les polynucléaires, ce sont les formes dites de transition (fig. 37, C).

Les liens qui unissent les uns aux autres ces différents éléments sont difficiles à saisir et sont envisagés différemment suivant les auteurs : les uns font dériver tous les leucocytes d'une forme initiale commune (*théorie uniciste*) comme l'indique le tableau suivant :

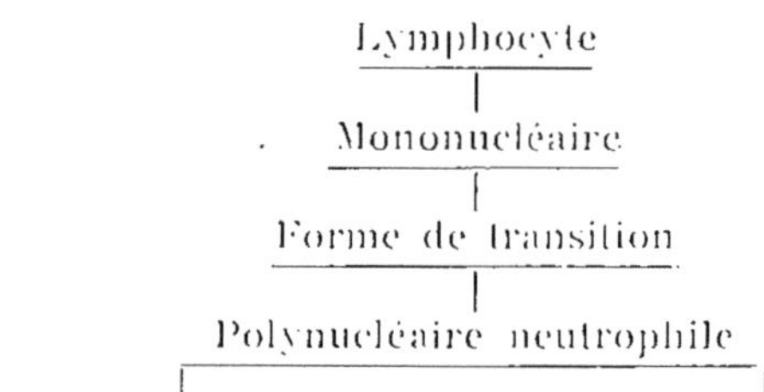

Les autres, au contraire, admettent que les mononucléaires et les polynucléaires font partie de deux familles absolument distinctes (*théorie dualiste*) connues sous le nom de *série lymphoïde* pour les mononucléaires (qui prendraient naissance dans les organes lymphoïdes) et de *série myéloïde* pour les polynucléaires (qui prendraient naissance dans la moelle des os, p. 75).

Il est utile d'ajouter quelques mots sur chacune des diverses variétés de leucocytes :

Les mononucléaires. — Ils ne possèdent qu'un seul noyau, leur cytoplasme est dépourvu de granulations (1).

Le lymphocyte (6 à 8 μ) est le plus petit des leucocytes, son noyau sphérique occupe presque toute l'étendue du corps cellulaire réduit à une mince coque périphérique (fig. 37, A).

Les mononucléaires (10 à 25 μ) sont des éléments de volume variable, dont le noyau ovalaire occupe le centre de la cellule et dont le cytoplasme possède une certaine affinité pour les colorants basiques (caractère permettant de les différencier de la cellule migratrice du tissu conjonctif). Les mononucléaires jouissent de la propriété de phagocyter les éléments étrangers, ils deviennent alors *macrophages* (fig. 37, B).

La forme de transition est caractérisée par l'aspect de son noyau étranglé, en forme de bissac (fig. 37, C).

Les polynucléaires. — Ce sont des cellules à plusieurs noyaux (2), et dont le corps cellulaire renferme des granulations. Les granulations des polynucléaires sont différemment colorables : les unes (*acidophiles* ou *oxyphiles*) se teignent par les colorants acides (3), les autres (*basophiles*) par les colorants basiques (4), d'autres enfin (*neutrophiles*) par les colorants neutres (5), et c'est sur la présence des granulations au sein du cytoplasme qu'est basée la classification des polynucléaires. Le tableau suivant indique sous quel aspect se présentent

(1) Néanmoins, Erlich y a décrit des granulations basophiles granulations δ très fines et très ténues après action du bleu de méthylène concentré.

(2) Il peut n'y avoir qu'un seul noyau, mais dans ce cas, il est profondément incisé, et représente un chapelet de trois ou quatre grains réunis par un filament ténu.

(3) Granulations α d'Erlich.

(4) Granulations γ d'Erlich (les granulations β d'Erlich, *amphophiles*, prennent les colorants acides et les colorants basiques).

(5) Granulations ε d'Erlich.

les diverses granulations par l'emploi des méthodes les plus usuelles :

	Bleu de méthylène	Bleu polychrome.	Hématéine Eosine.	Triacide d'Erlich.	May Grunwald.	Giemsa Leishman.	Panchrome de Pappenheim
Granulations neutrophiles.	0	0	0	Rouge violet.	Rouge violet.	Rouge violet.	Violet.
Granulations acidophiles	0	Clair.	Rouge.	Rouge éclatant.	Rouge éclatant.	Rouge brun.	Rose.
Granulations basophiles.	Violet.	Rouge violet.	0	0	Bleu sombre.	Violet mauve.	Bleu de Prusse.

Les leucocytes renferment encore du glycogène décelable par l'iode (*granulations iodophiles*) et un chondriome dont l'importance s'accroît du lymphocyte au grand mononucléaire; dans les polynucléaires, le chondriome, représenté par quelques chondriocontes périnucléaires, est, en général, réduit.

Formule leucocytaire. — Le nombre total des leucocytes par millimètre cube de sang est sujet à variations au cours des états pathologiques; non seulement le nombre total peut varier, mais encore le pourcentage de chacune des variétés de globules blancs, aussi est-il de la plus grande importance de connaître ces pourcentages à l'état normal. Pour les évaluer, on compte cent leucocytes en notant pour chacun d'eux à quelle catégorie il appartient, on obtient ainsi la *formule leucocytaire*; le tableau suivant donne la formule leucocytaire de l'Homme adulte normal, établie d'après la moyenne des auteurs :

Lymphocytes.................	12	31	100
Moyens mononucléaires......	15		
Grands mononucléaires......	4		
Formes de transition.........	1	1	
Polynucléaires neutrophiles..	65	68	
Polynucléaires acidophiles...	2,5		
Polynucléaires basophiles....	0,5		

Les globulins. — Ce sont de petits éléments (2 μ), au nombre de 300.000 par millimètre cube de sang; on les voit très difficilement sur les préparations colorées. Pour les étudier, il faut examiner un frottis de sang frais séché, mais ni fixé, ni coloré (1), on les voit alors sous forme de petits corps ovalaires et aplatis.

Si on abandonne une goutte de sang entre lame et lamelle après avoir bordé à la paraffine pour empêcher l'évaporation, on voit bientôt apparaître un réseau (*réticulum fibrineux*) dont les points nodaux semblent être occupés par des globulins.

Physiologie des éléments figurés du sang. Les hématies, par leur hémoglobine, se chargent d'oxygène et assurent la fonction de l'hématose en transportant l'oxygène de l'air au sein des tissus et des organes, et en ramenant l'acide carbonique au niveau du poumon.

Les leucocytes ont des fonctions multiples : ils ont une fonction glandulaire indéniable, car ils renferment du glycogène, des oxydases, etc...; ils exercent une action excrétrice car, éliminés à la surface de certaines muqueuses, ils entraînent avec eux des substances nocives ou inertes (2), enfin, grâce à leur triple propriété de se mouvoir (*mouvements amiboïdes*), de traverser la paroi des vaisseaux (*diapédèse*) et d'incorporer, de « manger » les substances étrangères (*phagocytose*), ils participent énergiquement à la défense de l'organisme, c'est ainsi qu'on les voit se précipiter en foule dans les zones d'inflammation (*globules du pus*) où ils se « gorgent » de bactéries.

Les globulins ont une fonction encore mal définie, ils semblent jouer un rôle dans la coagulation du sang d'où le nom de *thrombocytes* sous lequel on les désigne, d'autre part, grâce à leur propriété agglutinante déjà signalée, ils jouent probablement un rôle dans la défense de l'organisme.

(1) Les globulins ne se trouvent pas dans toute l'etendue de la preparation en quantité egale : le point où on a le plus de chance de les observer est celui où a été déposée la goutte de sang avant son étalement : ce phénomène s'explique par suite de la plus grande adhérence des globulins à la lame de verre.

(2) Si ce point peut être controversé chez les Mammifères, il est démontré chez les Invertébrés.

LE TISSU DE LA MOELLE DES OS

Le tissu de la moelle des os est très analogue au tissu conjonctif : cellules et fibres plongées dans une matière amorphe, telle est la formule de la moelle osseuse. C'est encore un *tissu de substance conjonctive*, d'origine mésodermique.

Les cellules du tissu de la moelle des os. — Elles sont nombreuses et le tableau suivant en donne la nomenclature; comme pour les cellules conjonctives, on trouvera la synonymie en notes au bas de la page.

A. CELLULES SANGUIFORMATRICES.

- a. — CELLULES ROUGES OU DE LA SÉRIE ROUGE (1).
  - α. — *Mégaloblaste* (2).
  - β. — *Normoblaste*.
  - γ. — *Microblaste*.
- b. — CELLULES DE LA SÉRIE BLANCHE.
  - α. — *Myéloblaste* (3).
  - β. — *Myélocyte hyalin* (4).
  - γ. — *Myélocyte granuleux* (5).
    1. — Neutrophile.
    2. — Acidophile.
    3. — Basophile.

B. — CELLULES GÉANTES (6).

- a. — MÉGACARYOCYTE (7).
- b. — POLYCARYOCYTE (8).

(1) *Hematies nucléées, erythrocytes* (l'expression d'*erythroblaste* doit être réservée à la cellule souche des diverses variétés des cellules rouges).

(2) *Gigantoblaste, cellule de Neumann.*

(3) *Cellule lymphocytiforme, leucoblaste, cellule lymphoïde de la moelle des os.*

(4) *Myélocyte homogène, myélogonie.*

(5) *Médullocelles, cellule médullaire, Markzelle.*

(6) *Riesenzellen.*

(7) *Cellule à noyau bourgeonnant.*

(8) *Myéloplaxe, cellule à noyaux multiples, ostéoclaste.*

C. — CELLULES CONJONCTIVES.
a. — Cellule conjonctive fixe.
b. — Cellule adipeuse.

Il faut connaître les liens qui unissent ces diverses variétés de cellules les unes aux autres. Le tableau suivant indique leur généalogie en les faisant toutes dériver d'une *cellule d'origine* qui se présente avec les caractères d'un lymphocyte.

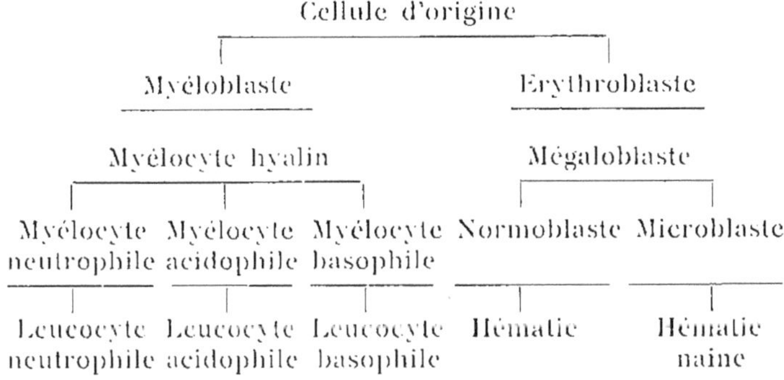

Remarques. — 1° Sur ce tableau, on trouve des cellules qui ne figurent pas dans la nomenclature du tableau précédent (*leucocytes* et *hématies*), cellules indiquées ici pour montrer qu'elles sont l'aboutissant des éléments hématogènes de la moelle;

2° Sur ce tableau ne figurent pas les cellules géantes; on peut dresser ainsi leur arbre généalogique :

Mégacaryocyte

Polycaryocyte

mais il est difficile, à l'heure actuelle, de fixer l'ancêtre du mégacaryocyte, ce ne peut être qu'une cellule uninucléée.

Les caractères propres à chacune de ces variétés de cellules méritent d'être étudiés.

Les cellules rouges (fig. 41). — Leur caractère fondamental est qu'elles contiennent de l'hémoglobine. Le normoblaste, de la forme et de la dimension d'un globule rouge, se différencie de cet élément par la présence d'un volumineux noyau à chromatine très dense; le gigantoblaste, deux ou trois fois plus gros, possède un noyau à chromatine moins serrée dessinant un treillage; quant au microblaste (2 à 3 μ), il ne présente, à part sa dimension, aucun caractère spécial.

Le myéloblaste. — C'est un élément rappelant en tous points l'aspect d'un lymphocyte.

Le myélocyte hyalin. — Le myélocyte hyalin est une cellule deux fois plus volumineuse environ que la précédente. Elle est caractérisée par un noyau dont la chromatine est représentée par un gros bloc plus ou moins arrondi, et par un cytoplasme ne contenant aucune granulation, le cytoplasme présente une certaine affinité pour les colorants basiques.

Le myélocyte granuleux (fig. 42). — C'est un élément qui rappelle de très près le globule blanc polynucléé du sang; il s'en distingue par son noyau qui, ici, est unique. Comme chez le leucocyte polynucléé, son cytoplasme est bourré de granulations à affinités colorantes variées (*granulations d'Erlich*), d'où la division des myélocytes granuleux en neutrophiles, acidophiles et basophiles.

Le mégacaryocyte (fig. 43). — Volumineuse cellule possédant un noyau polymorphe, bourgeonnant, se présentant souvent sous la forme d'une couronne bosselée, tel est le mégacaryocyte. Il faut ajouter que la zone cytoplasmique comprise dans la partie centrale de la couronne nucléaire (renfermant un microcentre), communique avec la partie externe par des canaux creusés dans le noyau, et que la zone extra-nucléaire contient quelques mitochondries et des grains de sécrétion.

Le polycaryocyte (fig. 44). — Il s'agit encore d'une volumineuse cellule représentée par un corps cellulaire renfermant de nombreux noyaux (de 50 en moyenne, le nombre des noyaux peut atteindre plusieurs centaines), épars dans toute l'étendue de la cellule. Le cytoplasme délicat, diffluent, spumeux, vacuolaire est peu colorable et contient autant de centrosomes que de noyaux (cf. Ossification pour le rôle du polycaryocyte).

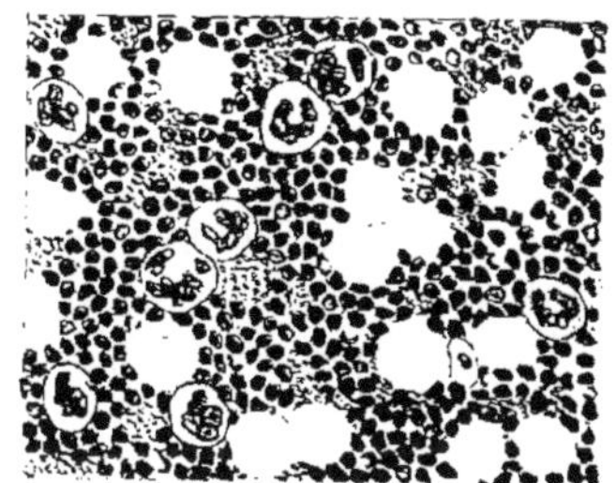

FIG. 40.

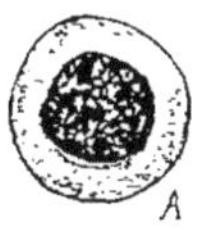

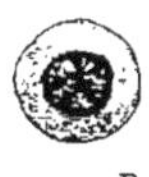

FIG. 41.

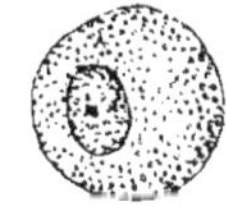

FIG. 42.

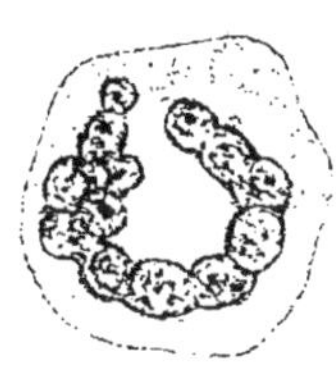

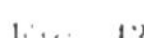

FIG. 43.

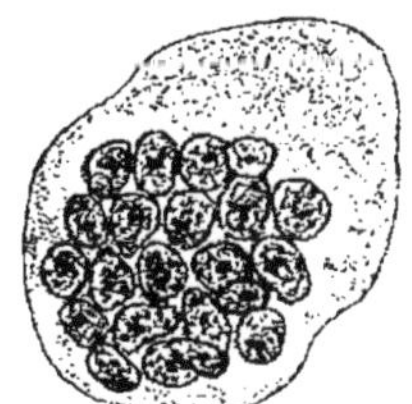

FIG. 44.

FIG. 40. — *Coupe de moelle rouge.*
FIG. 41. — *Cellules rouges : A, mégoloblaste; B, normoblaste.*
FIG. 42. — *Myélocyte granuleux.*
FIG. 43. — *Mégacaryocyte.*
FIG. 44. — *Polycaryocyte.*

La cellule conjonctive fixe. — La cellule conjonctive fixe est étoilée, à prolongements anastomosés, et comme dans le tissu conjonctif réticulé dessine un réseau dans les mailles duquel vivent les éléments précités.

La cellule adipeuse. — Ne se distinguant en rien de la cellule adipeuse du tissu conjonctif, cette cellule reconnaît probablement une double origine : tantôt elle provient de la cellule conjonctive fixe, tantôt, au contraire, de l'une des variétés des cellules propres à la moelle.

Les fibres du tissu de la moelle des os. — Ce sont des fibres collagènes extrêmement grêles et peu abondantes. Pour certains auteurs (Tourneux), elles formeraient une trame dans les cavités médullaires des os longs. On observe une certaine condensation des fibres collagènes au contact de l'os (*endosteum*), et aussi au voisinage des vaisseaux (1).

La matière amorphe. — Substance molle, transparente, de composition chimique peu connue, la matière amorphe du tissu de la moelle des os rappelle celle des tissus conjonctifs.

Classification des tissus de la moelle des os.
Il existe plusieurs variétés de moelle osseuse, et les caractères propres à chaque variété sont déterminés par la prédominance de l'un ou de l'autre des éléments qui entrent dans sa composition.

L'élément dominant est tantôt une variété de cellules, tantôt la matière amorphe, d'où la division simple des tissus de la moelle des os en : A) tissus à prédominance de cellules; B) tissu à prédominance de matière amorphe. Le tableau suivant indique la nomenclature des tissus de la moelle osseuse en même temps que leur élément dominant.

A. — TISSUS A PRÉDOMINANCE DE CELLULES

1. Moelle primaire de Hammar.	Ostéoblastes et myéloplaxes.
2. Moelle rouge...............	Cellules rouges.
3. Moelle grise................	Myélocytes.
4. Moelle jaune...............	Cellules adipeuses.

(1) On a décrit aussi dans la moelle des *fibres grillagées*, identiques à celles du foie et décelables par le même procédé technique.

B. — TISSU A PRÉDOMINANCE DE MATIÈRE AMORPHE

5. Moelle gélatineuse.

1. *Moelle primaire.* — C'est un tissu jeune, à réticulum cellulaire bien développé, destiné à évoluer vers l'une ou l'autre des variétés suivantes. On le trouve dans les cavités médullaires des os jeunes, et aussi dans les cavités cartilagineuses situées au voisinage de la ligne d'ossification.

2. *Moelle rouge* (fig. 40). — Encore appelée *moelle sanguine* ou *moelle fœtale*, cette variété comprend une abondante quantité de cellules rouges auxquelles se trouvent mêlés des ostéoblastes, des myéloplaxes et des mégacaryocytes. Moelle jeune, faisant suite à la variété précédente, on l'observe dans les os du fœtus; cependant, elle persiste dans le sternum, les os plats du crâne, les côtes et le sacrum.

3. *Moelle grise.* — Caractérisée par la présence de nombreux myélocytes, elle renferme aussi des cellules conjonctives fixes et des fibres collagènes en quantité. C'est la moelle des vieillards.

4. *Moelle jaune.* — Tissu très friable, par suite de la disparition des éléments conjonctifs, il est formé à peu près exclusivement de cellules ayant été envahies par la graisse. La moelle jaune encore connue sous les noms de *moelle grasse* ou *moelle adipeuse* se rencontre dans les os adultes.

5. *Moelle gélatineuse.* — Caractérisée par l'abondance de sa matière amorphe qui la fait ressembler à du tissu muqueux, cette variété de moelle ne s'observe qu'exceptionnellement chez l'Homme dans les cas de régénération de la moelle (1).

Physiologie des tissus de la moelle des os. — La moelle primaire est *ossifiante,* la moelle rouge est *sanguifiante* ou *hématopoiétique,* la moelle jaune peut être considérée comme une *réserve de substances nutritives.* On voit par là que la moelle osseuse joue un rôle variant avec sa structure. A toutes ces fonctions, on peut ajouter le rôle secondaire, seul connu des anciens anatomistes, qui consiste à alléger le poids des os.

(1) La moelle gélatineuse doit être considérée comme une variété de moelle jaune dont la graisse aurait été résorbée.

LE TISSU MUSCULAIRE

Le tissu musculaire est un tissu formé de *fibres musculaires.*

Les fibres musculaires sont des *cellules* dans le cytoplasme desquelles sont des fibrilles biréfringentes et contractiles; *les myofibrilles.* Les éléments du tissu musculaire derivent du mésoderme.

Le cytoplasme de presque toutes les cellules est plus ou moins contractile; ce qui différencie la cellule musculaire d'une cellule quelconque c'est que la contraction, grâce aux myofibrilles, est polarisée dans un seul sens déterminé. Chez les individus pluricellulaires, la *contractilité* des cellules spécialisées, adaptées à ce rôle devient une « fonction sociale » (Prenant) qui s'exerce au bénéfice de la société que représente l'ensemble des cellules de l'organisme.

Une conséquence de cette fonction sociale, la *muscularité,* est l'allongement de la cellule qui voit une de ses dimensions l'emporter de beaucoup sur les autres, autrement dit la transformation en une fibre.

Classification des tissus musculaires. — Il existe deux variétés de fibres musculaires : 1° la *fibre musculaire de la vie organique,* non striée (*lisse*), courte, uninucléée, non soumise à l'action de la volonté, formant les muscles blancs; 2° la *fibre musculaire de la vie animale, striée,* longue, multinucléée, soumise à l'action de la volonté, formant les muscles rouges (1).

(1) Il existe de nombreuses exceptions à cette loi générale : il est impossible de les citer toutes ; on retiendra particulièrement qu'un muscle lisse n'est pas toujours blanc (utérus gravide, gésier des Oiseaux), qu'un muscle strié n'est pas toujours rouge (jumeau et droit interne du Lapin), qu'un muscle lisse n'échappe pas toujours à l'action de la volonté (l'étudiant de Maxwell qui provoquait la chair de poule et la mydriase à volonté, tous les muscles des Céphalopo

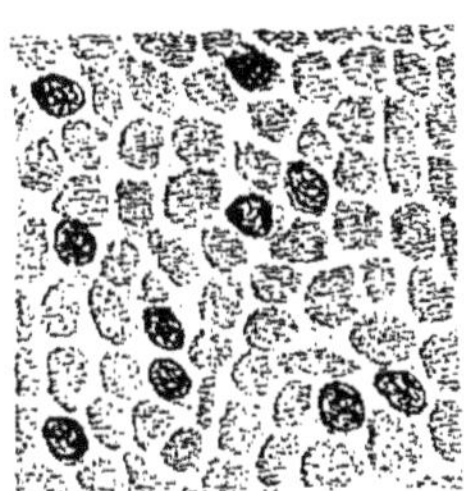

FIG. 45.

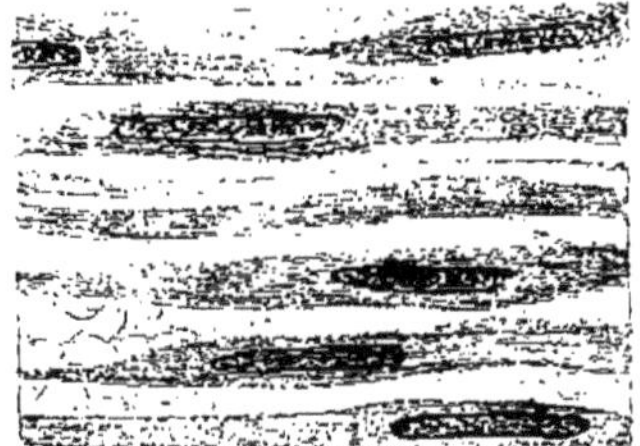

FIG. 46.

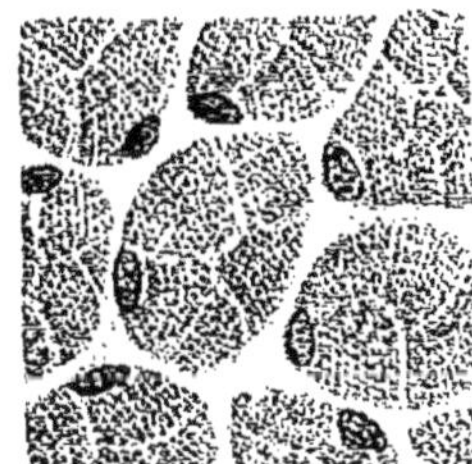

FIG. 47.

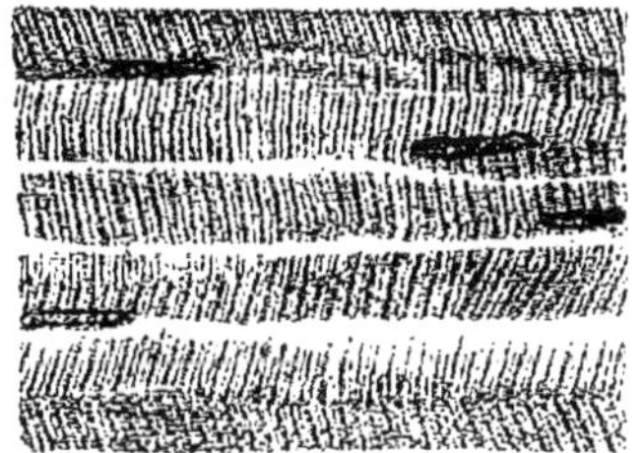

FIG. 48.

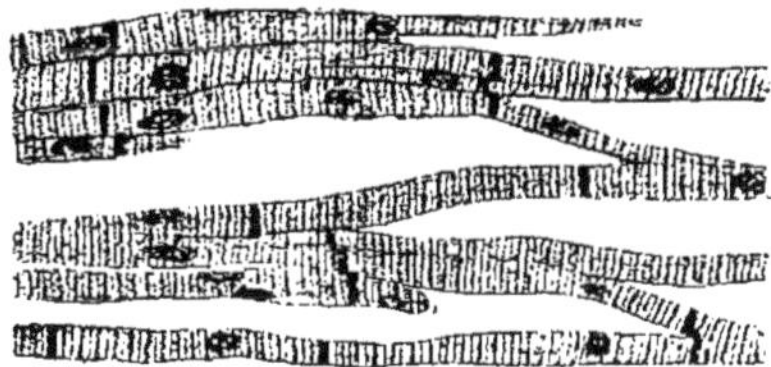

FIG. 49.

FIG. 45. — *Coupe transversale de fibres musculaires lisses.*
FIG. 46. — *Coupe longitudinale de fibres musculaires lisses.*
FIG. 47. — *Coupe transversale d'un muscle strié.*
FIG. 48. — *Coupe longitudinale d'un muscle strié.*
FIG. 49. — *Coupe longitudinale de fibres musculaires cardiaques.*

A ces deux variétés de fibres musculaires correspondent deux variétés de tissu musculaire : 1° le *tissu musculaire lisse*; 2° le *tissu musculaire strié*. Il convient de faire une place à part au *tissu musculaire du cœur*.

Le tissu musculaire lisse. — L'élément fondamental du tissu musculaire lisse est la *fibre musculaire lisse* ou *fibre cellule*. C'est un élément qui affecte la forme d'un long prisme effilé en pointe à ses deux extrémités (1), se colorant en jaune-paille par la méthode de Van Gieson; sa constitution chimique est la même que celle du muscle strié. Un caractère remarquable et qui permet de la reconnaître à première vue dans une coupe, c'est la forme de son noyau, allongé en bâtonnet (*noyau en bâtonnet*), quelquefois contourné en S ou en vrille quand la fibre a été fixée en contraction; le noyau contient plusieurs nucléoles et un délicat réseau chromatique.

Le cytoplasme présente à considérer un protoplasme fonctionnel ou *myoplasme* représenté par les myofibrilles, noyées dans un protoplasme non différencié ou *sarcoplasme,* ce dernier jouant un rôle nutritif. Les myofibrilles sont d'observation difficile, l'action de l'alcool au 1/3 est nécessaire pour les mettre en évidence, elles se présentent sous forme de fascicules groupés autour d'une colonne sarcoplasmique centrale contenant le noyau. Le sarcoplasme est bien visible sous forme de petits cônes situés aux deux extrémités du noyau et coiffant, en quelque sorte, celui-ci par leurs bases. Le chondriome de la cellule musculaire lisse est représenté par des chondriocontes flexueux perdus entre les myofibril-

des sont lisses), qu'un muscle strié n'est pas toujours volontaire (cœur), qu'une cellule musculaire striée n'est pas toujours multinucléée (muscles adducteurs des valves des Lamellibranches). D'autre part, le même muscle peut être lisse ou strié suivant les conditions biologiques où il se trouve (chez la Mouche les muscles de l'aile sont lisses avant le vol et deviennent striés quand la Mouche a volé).

(1) La forme de la cellule musculaire lisse est quelquefois différente de la forme typique : elle peut être rubanée (utérus) ou déchiquetée, dentelée, portant des restes d'empreintes d'éléments élastiques (vaisseaux).

les et aussi par de fines mitochondries éparses dans le sarcoplasme.

Outre l'élément dominant, on trouve encore dans le tissu musculaire lisse des éléments accessoires représentés par des éléments conjonctifs qui, dans certains cas, disposés en réseau, séparent les cellules musculaires lisses les unes des autres (fig. 45 et 46).

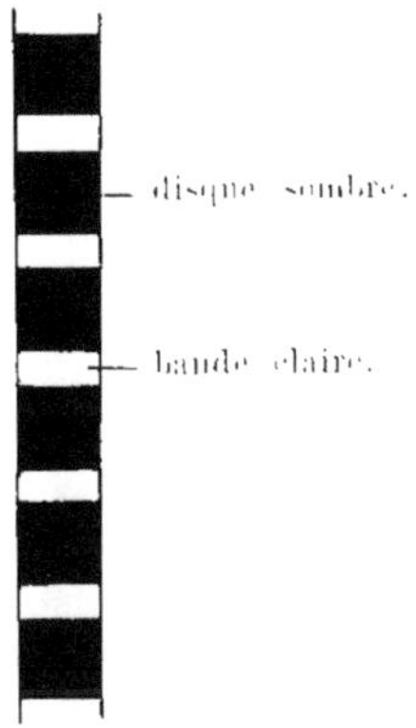

SCHÉMA 1. — Une myofibrille striée vue à faible grossissement.

Le tissu musculaire strié. L'élément dominant du tissu musculaire strié est la *fibre musculaire striée*. Broyées et comprimées, les fibres musculaires striées donnent un liquide *(suc musculaire, plasma musculaire, myoplasma)* qui abandonné à lui-même, coagule comme le sang (1). La fibre musculaire striée est une cellule affectant la forme d'un long cylindre. Comme dans toute cellule, il y a lieu de parler de l'appareil nucléaire, du corps cellulaire, de la membrane. L'appareil nucléaire est représenté par de multiples noyaux rejetés à la périphérie de la cellule (2); la membrane d'enveloppe a reçu le nom de *sarcolemme*, elle n'est guère visible qu'après l'emploi d'artifices permettant de la séparer du corps cellulaire (action de l'eau, brisure sur des dissociations). Le corps cellulaire ou cytoplasme de la cellule musculaire striée est complexe : il se compose de cytoplasme fonctionnel, le *myoplasme* et de cytoplasme non différencié, le *sarcoplasme* ren-

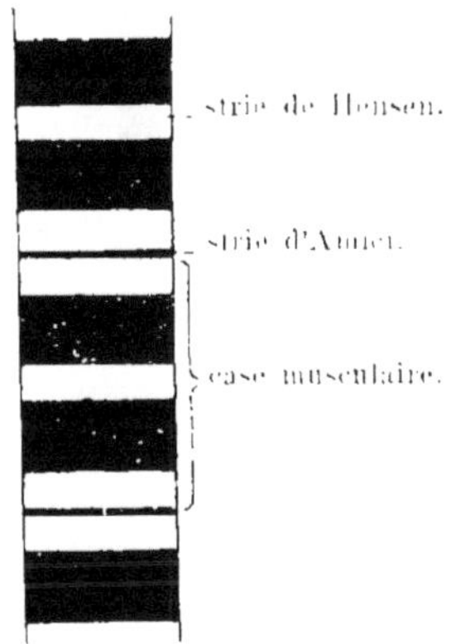

SCHÉMA 2. — Une myofibrille striée vue au fort grossissement.

(1) Phénomène qui rend compte de la rigidité cadavérique.

(2) Le fait n'est exact que chez les Mammifères et l'Homme, car chez les Insectes, les noyaux sont axiaux, chez les Batraciens et les Reptiles, ils sont épars dans la fibre.

fermant des mitochondries. Les rapports du myoplasme et du sarcoplasme sont faciles à saisir si on examine une coupe transversale (fig. 47) de cellule musculaire striée : on y voit une mosaïque due à la présence de petites figures polygonales connues sous le nom de *champs d'O. Cohnheim*; chaque petite figure polygonale représente la section transversale d'une colonnette (*colonnette musculaire, colonnette de Leydig*) de myoplasme, chaque colonnette, en effet, représentant un faisceau de myofibrilles. Ainsi, qu'entre les pierres d'une mosaïque est coulé un ciment, de même entre les colonnettes musculaires est coulé du sarcoplasme (*sarcoplasme intercolumnaire*). En résumé et sous une autre forme, des myofibrilles se groupent en faisceaux pour former les colonnettes musculaires; qui à leur tour, tout en restant séparées les unes des autres par du protoplasme nutritif, se groupent pour former la fibre ou cellule musculaire (1). Les quantités respectives de myoplasme et de sarcoplasme observées dans une même fibre sont variables d'un muscle à l'autre : certains muscles ont beaucoup de sarcoplasme (*viandes rouges*), d'autres, au contraire, ont beaucoup plus de myoplasme (*viandes blanches*).

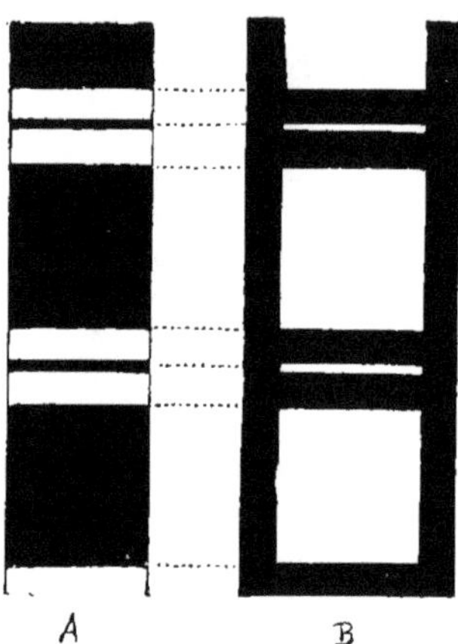

SCHÉMA 3. — Une myofibrille vue en lumière ordinaire (en A) et en lumière polarisée (en B).

La myofibrille striée. — La description de la cellule musculaire prendrait fin ici si la myofibrille était homogène, mais elle est striée en tra-

(1) Chez les Mammifères, c'est la disposition en champs de Cohnheim qui prédomine; chez les animaux inférieurs on peut observer différents autres types dus à la plus ou moins grande abondance de sarcoplasme, le myoplasme dessinant d'élégantes arabesques sur une coupe transversale.

vers (1). Les striations sont extrêmement fines et très rapprochées les unes des autres, elles donnent lieu aux phénomènes physiques des réseaux (2).

A un faible grossissement, la fibrille musculaire se montre formée de *disques sombres, épais*, séparés par des *bandes claires* (schéma 1). A un plus fort grossissement, la bande claire se montre divisée en deux parties égales par un petit *disque sombre mince* (*strie d'Amici*), et le disque sombre épais est partagé en deux parties égales par une petite bande claire (*strie de Hensen*, schéma 2 et fig. 48). Enfin, chez les Insectes les faits sont encore beaucoup plus complexes et leur exposé sortirait du cadre de cet ouvrage. Un fait important à noter est que l'espace compris entre deux stries d'Amici consécutives a reçu le nom de *case musculaire*. Seule la substance des disques sombres est biréfringente, ce qui donne en lumière polarisée, un renversement de l'aspect présenté par la myofibrille en lumière ordinaire (schéma 3).

Comme dans le muscle lisse, il existe dans le tissu musculaire strié des éléments accessoires figurés par des éléments du tissu conjonctif agencés sous forme de cloisons.

Physiologie du tissu musculaire. — Quand une cellule musculaire se contracte, elle se raccourcit : sa longueur diminue, son épaisseur augmente, son volume reste constant. Il semble que l'élément indispensable de la fonction musculaire soit la myofibrille, cependant, chez certaines cellules indiscutablement contractiles (Protozoaires), l'observation la plus attentive ne peut déceler la moindre différenciation fibrillaire; néanmoins, l'examen en lumière polarisée montre quelques éléments biréfringents (ébauche de différenciation); de même encore le cœur de l'embryon du Poulet est animé de battements bien avant que soit apparue la moindre différenciation morphologique dans le sens de la muscularité. On doit donc admettre que, s'il faut reconnaître

(1) Les striations de toutes les myofibrilles d'une même colonnette se correspondent (c'est-à-dire sont striées au même niveau); de même, les striations de toutes les colonnettes d'une même cellule se correspondent également.

(2) Irisation des tranches de jambon.

à la myofibrille un rôle prépondérant dans la contraction musculaire, on peut concevoir une contraction musculaire sans intervention de la myofibrille. Il convient, toutefois, de tenir ce fait pour l'exception et de considérer que lorsqu'un muscle se contracte c'est le myoplasme qui intervient. On pourrait en déduire que, plus un muscle est riche en myoplasme, plus il est perfectionné, il n'en est pourtant rien, tout ce qu'il est possible d'affirmer au point de vue des rapports qui existent entre la morphologie de la cellule musculaire et son fonctionnement c'est que la fibre musculaire lisse est l'agent de la contraction lente, tandis que la fibre striée est l'agent de la contraction brusque et rapide. Puisque parmi les muscles striés, il est impossible de considérer le mieux pourvu en myoplasme comme plus parfait, comme plus différencié, comme d'une essence supérieure (1), ne peut-on pas se demander si parmi les cellules musculaires striées, il n'existe pas deux modalités dans chacune desquelles il est possible d'atteindre à la même perfection physiologique ?

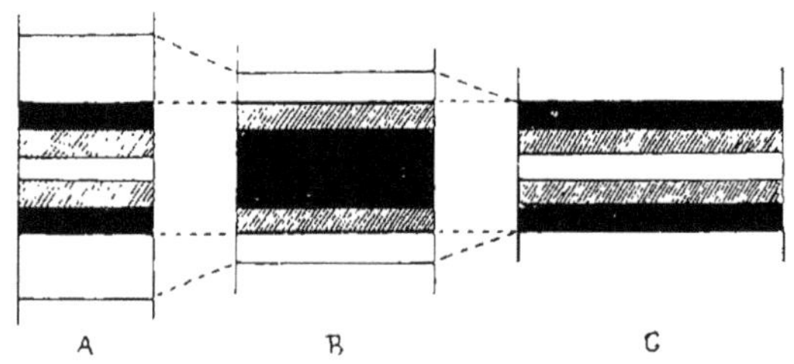

SCHÉMA 4. — La contraction de la case musculaire : A, stade de repos ; B, stade intermédiaire montrant la strie de Van Gehuchten ; C, stade de contraction montrant l'inversion des substances.

Quoi qu'il en soit, il faut connaître quelles sont les modifications dont la myofibrille striée est le siège pendant la contraction (schéma 4).

Dans un premier stade *(stade intermédiaire)* toute la substance chromophile de la case musculaire se porte sur la partie médiane de la strie de Hensen (*strie de Van Gehuchten, caractéristique du stade intermédiaire*), puis au stade suivant (*stade de contraction*), la strie de Van Gehuchten perd de son opacité, la substance chro-

(1) Le cœur, le muscle strié qui travaille le plus n'est-il pas un des plus riches en sarcoplasme ?

matique se porte aux deux extrémités de la case musculaire, si bien que ce qui était opaque au stade de repos est maintenant clair au stade de contraction et inversement (*inversion des substances*).

Il convient d'ajouter que ce phénomène peut se produire en bloc sur tous les éléments d'un muscle, ou, au contraire, se produire sur une faible étendue de certains éléments (*ondes de contraction*).

Le tissu musculaire du cœur. — Le tissu musculaire du cœur ou *myocarde* est un tissu qui se rapproche du tissu musculaire strié par sa morphologie et du tissu musculaire lisse par sa fonction. Il est constitué par un vaste réseau (fig. 49) de fibres musculaires striées, dont le noyau est axial; le caractère fondamental qui permet de reconnaître une coupe de myocarde est donc le fait que l'on a sous les yeux des fibres musculaires striées anastomosées (1), à noyau central (2); un caractère complémentaire est fourni par l'existence des formations connues sous le nom de *traits scalariformes d'Eberth*. Ces traits sont visibles seulement au fort grossissement et apparaissent sous la forme de petites lignes noires (sur les préparations colorées par l'hématoxyline au fer) qui coupent transversalement la fibre musculaire; le plus souvent, les traits ne s'étendent pas d'un bord à l'autre de la fibre, ils n'intéressent que le tiers, la moitié, les deux tiers de sa largeur; souvent encore, ils sont disposes comme les marches d'un escalier (d'où leur nom). Le nombre de noyaux compris entre deux traits scalariformes consécutifs est variable, il peut y en avoir un seul, deux, trois..., ou même pas du tout (3).

La signification des traits scalariformes nous échappe

(1) Il peut y avoir des anastomoses entre fibres musculaires striées dans la langue.

(2) Ce caractère devra être recherché sur des coupes transversales car sur une coupe longitudinale un noyau marginal peut se projeter au centre de la fibre.

(3) Les traits scalariformes ne peuvent donc pas être considérés comme des limites intercellulaires ainsi que le voulaient les anciens observateurs. (*segments de Weissmann*).

encore, ils répondent manifestement à des modifications de structure de la fibre à leur niveau (1).

Enfin, la fibre cardiaque, vue sur une coupe transversale, montre un abondant sarcoplasme riche en mitochondries et en enclaves (glycogène, graisse).

Il convient d'ajouter qu'on trouve dans le cœur, et immédiatement sous l'endocarde des cordons anastomosés, constitués par des cellules spéciales (*cellules de Purkinje*) qui sont formées d'un corps cellulaire polyédrique renfermant un ou plusieurs noyaux dans sa partie centrale et des myofibrilles à sa périphérie. On peut les considérer comme des cellules musculaires cardiaques encore à l'état embryonnaire. Elles sont en rapport avec le faisceau de His et, par son intermédiaire, avec le *nœud de Tawara* et elles jouent un rôle physiologique de premier ordre dans le mécanisme du fonctionnement du cœur en assurant la conduction de l'excitation.

(1) Foyers de régénération des cases musculaires, bandes de contraction, pénétration du sarcolemme à l'intérieur de la fibre, telles sont les principales interprétations dont aucune ne paraît satisfaisante.

LE TISSU NERVEUX

Le tissu nerveux est un tissu formé de *cellules nerveuses* émettant des prolongements qui concourent à la formation des *fibres nerveuses* et d'éléments de soutien, de nutrition constituant la *névroglie*.

La *cellule nerveuse* est un élément caractérisé par la présence au sein de son cytoplasme de fibrilles conductrices, les *neurofibrilles*.

Tous les éléments du tissu nerveux procèdent du feuillet externe du blastoderme, c'est-à-dire de l'ectoderme cutané.

La cellule nerveuse. — C'est un élément, en général, volumineux renfermant un gros noyau sphérique, à nucléole très accentué; le corps cellulaire contient, outre les neurofibrilles (1), des granulations qui se colorent avec intensité par le bleu de méthylène, par l'hématoxyline ferrique, les *corps de Nissl* (2), des grains de pigment, un chondriome représenté par d'abondants chondriocontes et d'autres formations (*appareil réticulaire, trophospongе*) d'importance secondaire.

La cellule nerveuse émet par sa surface des prolongements qui la mettent en communication soit avec les épithéliums sensoriels (*cellule sensitive*), soit avec les prolongements d'autres cellules nerveuses, soit avec une cellule musculaire (*cellule motrice*). On conçoit aisément que ces prolongements qui sont parcourus par une force inconnue (*influx nerveux*) puissent être le siège de courants dirigés vers le corps cellulaire ou, au contraire, en sens inverse. Il est donc possible de diviser les prolonge-

(1) Il faut, pour voir les neurofibrilles, employer la méthode de Cajal, au nitrate d'argent.

(2) Les corps de Nissl représentent des matériaux de réserve de la cellule nerveuse; leur ensemble constitue la *substance chromophile* susceptible de s'altérer, de disparaître dans la fatigue et dans les altérations pathologiques (*phénomène de la chromatolyse*).

ments de la cellule nerveuse en *prolongements cellulipètes* et *prolongements cellulifuges*.

Les neurofibrilles, agents de conduction de l'influx nerveux se continuent à l'intérieur de tous les prolongements, plongées dans un protoplasme fluide, le *neuroplasme*.

Il n'existe jamais qu'un seul prolongement cellulifuge, le *cylindraxe;* ce prolongement est caractérisé morphologiquement par son calibre uniforme, son mode de ramification (il émet de fines collatérales), jamais dichotomique; il existe, au contraire, de nombreux prolongements cellulipètes, les *dendrites* ou *prolongements protoplasmiques* caractérisées par leur calibre irrégulier, s'amincissant rapidement à mesure qu'on s'éloigne de la cellule, par de petites épines qui les hérissent, et enfin, par leurs abondantes ramifications dichotomiques (1).

On connait de nombreuses variétés de cellules nerveuses, qu'on peut classer d'après les caractères des prolongements :

A. — CELLULES A CYLINDRAXE COURT (CELLULE TYPE GOLGI).
B. — CELLULES A CYLINDRAXE LONG (CELLULE TYPE DEITERS).
a. *Cellules multipolaires.*
b. — *Cellules bipolaires.*
c. — *Cellules unipolaires.*

Les cellules multipolaires (centres nerveux : écorce cérébrale, écorce cérébelleuse, moelle) possèdent de nombreuses dendrites (fig. 50); les cellules bipolaires (rétine, ganglion acoustique) possèdent deux prolongements : un cylindraxile et un dendritique; les cellules unipolaires (ganglions spinaux) ne possèdent qu'un seul prolongement, mais ce prolongement unique à une valeur physiologique double, il renferme, en effet, des neurofibrilles cellulifuges (cylindraxe) et des neurofibrilles cellulipè-

(1) La cellule nerveuse avec ses prolongements, s'appelle un *neurone*. Le mot *neurone* implique une théorie séduisante. La *théorie du neurone* qui peut s'exprimer ainsi : Un neurone est une unité au point de vue anatomique, embryologique, physiologique et pathologique. Malheureusement, certains faits viennent infirmer cette théorie. Néanmoins, il est commode d'accepter que les neurones sont absolument indépendants les uns des autres et n'ont, les uns avec les autres, que des rapports de contiguïté.

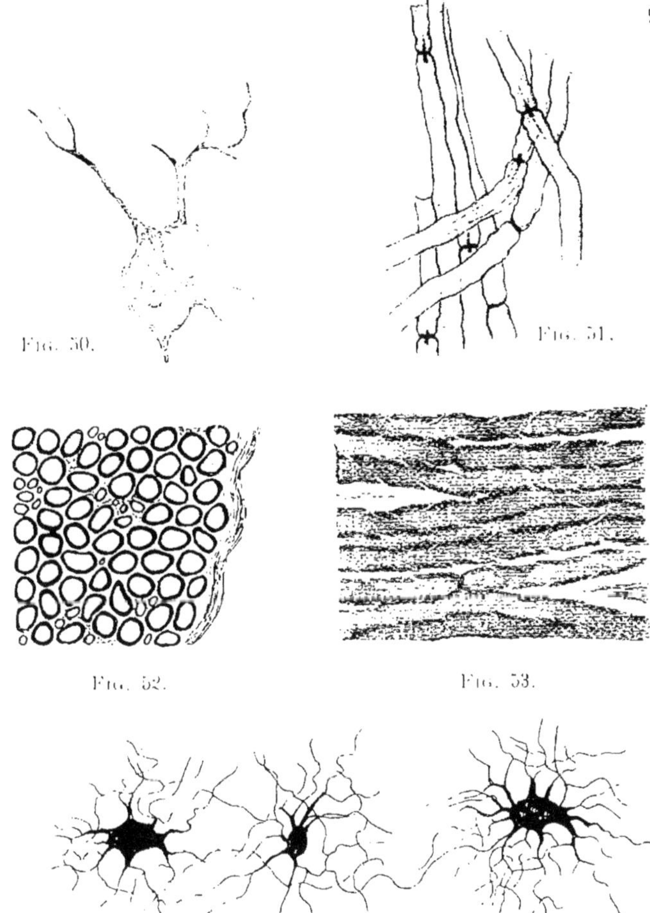

Fig. 50.

Fig. 51.

Fig. 52.

Fig. 53.

Fig. 54.

Fig. 50. — *Cellule nerveuse des cornes antérieures de la moelle du Bœuf (dissociation).*

Fig. 51. — *Fibres nerveuses blanches périphériques traitées par le nitrate d'argent pour montrer les croix de Ranvier (dissociation).*

Fig. 52. — *Coupe transversale de fibres nerveuses traitées par l'acide osmique pour montrer la gaine de myéline.*

Fig. 53. — *Coupe longitudinale des mêmes fibres que celles de la fig. 52.*

Fig. 54. — *Cellules de la névroglie : astrocytes (méthode de Golgi).*

tes (dendrite), les deux sortes de neurofibrilles après avoir cheminé parallèlement suivant une certaine longueur, se quittent et chaque groupe va de son côté, formant ainsi avec la branche initiale une figure qu'on a comparée à la lettre T (*cellule en T*).

Les fibres nerveuses. Les prolongements émanés de la cellule nerveuse sont entourés de gaines protectrices; il existe deux sortes de gaines : 1° la *gaine de myéline*; 2° la *gaine de Schwann*. Ce sont les prolongements qui forment les fibres nerveuses dont on décrit quatre variétés :

Pas de gaine		*Fibre nue.*
Une seule gaine	La gaine de Schwann.	*Fibre grise ou fibre de Remak.*
	La gaine de myéline.	*Fibre blanche centrale.*
Les deux gaines		*Fibre blanche périphérique.*

Fibre nue. — C'est uniquement un prolongement formé d'un faisceau de neurofibrilles plongées dans le neuroplasme; on la trouve dans les centres gris et aussi au niveau des terminaisons nerveuses périphériques.

Fibre de Remak. — Cette fibre est constituée par un prolongement entouré d'une gaine mince, entre le prolongement et la gaine (et appartenant à cette dernière) sont des noyaux. La fibre de Remak constitue les nerfs sympathiques, on la rencontre également au niveau des terminaisons nerveuses périphériques un peu avant qu'elle se présente sous sa forme nue.

Fibre blanche centrale. -- La fibre blanche centrale présente à considérer à son centre un prolongement cylindraxile entouré d'une gaine de myéline avec étranglements très rapprochés les uns des autres, à la surface de la myéline est une mince gaine cytoplasmique parsemée de noyaux (1). La fibre blanche centrale forme la substance blanche des organes nerveux (cerveau, cervelet, moelle).

(1) Pour Cajal, il y aurait une gaine de Schwann extrêmement mince et difficile à mettre en évidence.

Fibre blanche périphérique. — Pour comprendre sa signification, il faut connaître son développement : imaginons un cylindraxe nu, le long de ce cylindraxe viennent se placer des cellules (1) qui, peu à peu s'incurvent et s'étendent à la surface du cylindraxe prenant l'aspect d'affiches collées sur un poteau. Plus tard encore, les cellules s'étendent davantage de manière à entourer complètement le cylindraxe et à lui constituer un manchon. Il existe autant de manchons qu'il y a de cellules (*cellule de Vignal*). Entre deux cellules consécutives le cylindraxe est nu, mais pas définitivement, car les manchons cellulaires s'étendent vers le haut et vers le bas de manière à se toucher. La cellule engainante va alors élaborer une graisse complexe (2), la *myéline*. Arrivée à ce stade de complexité, la fibre blanche périphérique peut se comparer à un chapelet de perles, de ces longues perles qui servent à faire les couronnes mortuaires; le fil qui traverse les perles c'est le cylindraxe, et chaque perle est une cellule (*cellule segmentaire*) possédant son noyau, son corps cellulaire avec des enclaves (myéline) et un abondant chondriome; comme dans le chapelet de perles, la fibre, au niveau des points de contact des cellules segmentaires, présente une région rétrécie où le cylindraxe est à nu sur une longueur extrêmement faible (*étranglement annulaire*). Quant à la gaine de Schwann, elle est surajoutée par la suite et recouvre toutes les cellules segmentaires, s'enfonçant dans l'espace libre laissé entre deux cellules segmentaires consécutives.

Pour étudier la structure de la fibre blanche périphérique, on emploie plusieurs procédés : dissociée après action du nitrate d'argent, la fibre nerveuse montre au niveau des étranglements annulaires, des figures en forme de croix latine (*croix de Ranvier*), ces croix sont dues au fait suivant : le cytoplasme de la cellule nerveuse et de ses prolongements jouit de la propriété de

(1) Conjonctives pour les uns, névrogliques pour les autres.

(2) La myéline se compose de lécithines, de graisses ordinaires et de cholestérine : elle n'est point homogène, car, traitée par l'éther, elle laisse un « residu » figuré sous l'aspect d'un réseau (*neurokératine*).

réduire le nitrate d'argent (1), or, la myéline protégeant le cylindraxe contre l'action du réactif, celui-ci ne peut atteindre le cylindraxe que là où la myéline fait défaut, c'est-à-dire au niveau des étranglements, voilà pour la grande branche de la croix; la petite branche représente un disque (*disque de soutien, renflement biconique*) interposé entre la gaine de Schwann et le cylindraxe, et réduisant aussi le nitrate d'argent (fig. 51). Si à l'action du nitrate d'argent on ajoute une coloration permettant de voir les noyaux, on constate que ceux-ci sont alternes. Dissociée ou débitée en coupes après action de l'acide osmique (fig. 52 et 53), la fibre nerveuse montre d'autres détails : dans une même cellule segmentaire la myéline est incisée par des traits obliques (*incisures de Schmidt et Lantermann*) qui doivent la faire considérer comme étant formée de segments coniques emboîtés les uns dans les autres (2). La coupe transversale d'un nerf osmié (fig. 52) présente une série de figures circulaires noires dont l'aspect est variable, ce qui s'explique par ce fait que la structure de la gaine de myéline varie au niveau des incisures de Schmidt et Lantermann et au niveau des étranglements annulaires.

Physiologie des neurones. — Les neurones ne s'anastomosent jamais, ils sont « articulés », c'est-à-dire que leurs prolongements se mettent en contact : les arborisations terminales d'un cylindraxe s'articulent avec les arborisations initiales des dendrites, et d'élément en élément circule l'influx nerveux le long des neurofibrilles. La cellule nerveuse peut ne pas être indispensable à la conduction (expérience de Bethe), mais les prolongements ne peuvent vivre s'ils sont séparés de leur cellule : si on sectionne un nerf, il s'altère et dégénère en aval de la section (*dégénérescence Wallérienne*) (3), puis sortant du bout central, les cylindraxes

(1) Réduction qui se manifeste par l'apparition de stries transversales rappelant l'aspect des striations musculaires (*stries de Frommann*).

(2) L'incisure de Schmidt est occupée par un appareil de rôle énigmatique : *l'entonnoir spiral de Rezzonico*.

(3) On a observé aussi des altérations sur le bout central du nerf (*dégénérescence rétrograde*).

traversent l'espace de section, gagnent le bout distal dégénéré, et prolifèrent de manière à reconstituer le nerf sectionné.

Enfin, la cellule nerveuse subit des modifications en rapport avec son fonctionnement, modifications portant à la fois sur la substance chromophile des corps de Nissl et sur les neurofibrilles.

La névroglie. — La névroglie comporte deux sortes d'éléments : 1° *la cellule de l'épendyme*; 2° *la cellule de Deiters.* Ces éléments reconnaissent la même origine embryologique que les neurones; ils procèdent, comme eux, de l'épithélium ectodermique cutané, ainsi que le montre le tableau généalogique suivant :

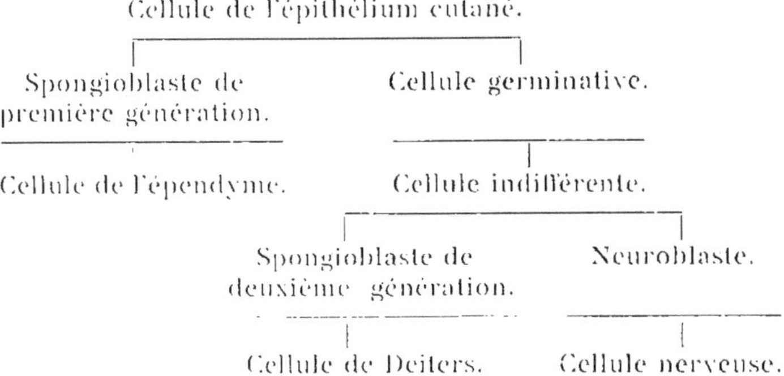

La *cellule de l'épendyme* borde la lumière des organes nerveux (canal de l'épendyme, ventricules cérébraux); elle se présente sous l'aspect d'une cellule épithéliale émettant par sa face interne des cils analogues aux cils vibratiles et par sa face externe un immense prolongement terminé par une touffe de poils se perdant dans la substance nerveuse. En certains points du cerveau (plexus et toiles choroïdes), la cellule de l'épendyme s'adapte à une fonction sécrétoire dont le but est d'amener le renouvellement du liquide céphalo-rachidien.

La *cellule de Deiters* ou *cellule en araignée* ou *astrocyte* est un élément caractérisé par la présence de fibrilles (*gliofibrilles*) au sein de leur corps cellulaire. Dans la plupart des cas (substance blanche), les gliofibrilles perdent leurs connexions avec la cellule où elles ont pris naissance et sont isolées.

Pour avoir une idée de l'importance des éléments névrogliques, il faut examiner une préparation traitée par la méthode de Golgi (1), qui montre des cellules (fig. 54) hérissées de prolongements multiples, grêles et rarement anastomosés. Les cellules de Deiters jouent surtout un rôle de nutrition et secondairement un rôle de soutien dans le tissu nerveux.

(1) La méthode de Golgi consiste à plonger les éléments à étudier dans une solution de bichromate de potassium, puis dans une solution de nitrate d'argent; il se forme un précipité noir de chromate d'argent au niveau des cellules et de leurs prolongements. Cette méthode ne donne que la silhouette des éléments, « leur ombre chinoise ». Elle peut s'appliquer aussi à l'étude des cellules nerveuses.

DOUZIÈME SÉANCE

LES VAISSEAUX SANGUINS

Les vaisseaux sanguins comprennent *les capillaires, les artères* et *les veines.*

Les capillaires. — Ce sont des tubes dont la paroi est exclusivement formée d'un *endothélium,* à cellules découpées en jeu de patience et allongées dans le sens du courant sanguin. L'endothélium est entouré d'un manchon conjonctif à cellules conjonctives fixes étoilées et anastomosées (*périthélium d'Eberth*).

Dans certains organes (foie, corpuscule de Malpighi du rein, capsule surrénale), les cellules endothéliales ne sont pas séparées les unes des autres, et le nitrate d'argent est incapable de déceler des limites (*capillaires de type embryonnaire*).

Les capillaires forment des réseaux qui parcourent tous les organes et tous les tissus (1); dans certains cas, les capillaires ont un calibre très irrégulier et présentent sur leur parcours de vastes dilatations (*capillaires sinusoïdes*); les sinusoïdes sont, en général, de type embryonnaire.

C'est au niveau des capillaires que se font les échanges nutritifs, leurs parois sont traversées par les leucocytes (*diapédèse*).

Les artères. — Les artères représentent des capillaires de gros calibre entourés de gaines protectrices surajoutées.

Le tableau suivant indique qu'il existe plusieurs variétés d'artères et quelle est la structure de chacune de ces variétés.

(1) Réseaux bien visibles sur les organes « *injectés* », c'est-à-dire où on a poussé une « *masse* » de gélatine colorée.

	ARTÉRIOLES (30 à 150 μ) (Péritoine.)	ARTÈRES DU TYPE MUSCULAIRE Artère humérale.	ARTÈRES DU TYPE ÉLASTIQUE Aorte (fig. 55).
INTIMA	Endothélium.	Endothélium. Couche striée { Fibres collagènes. Fibres élastiques. Cellules conjonctives. Rares muscles longitudinaux (1).	Endothélium. Couche sous-endothéliale. (Cellules conjonctives). Couche muqueuse. (Cellules étoilées + Fib. collag.) Couche striée. { Fibres collagènes. Fibres élastiques. Cellules conjonctives.
MEDIA	Lame élastique interne. Quelques muscles circulaires.	Lame élastique interne. Muscles circulaires, séparés par du tissu conjonctif à rares éléments élastiques. Lame élastique externe.	Lame élastique interne. Lames élastiques fenêtrées au nombre de 60-70, anastomosées et englobant : { Quelques cellules conjonctives. Quelques fibres conjonctives. Quelques muscles. Un réseau élastique fin. Lame élastique externe.
EXTERNA	Fibres collagènes. Quelques fibres élastiques.	Faisceaux conjonctifs longitudinaux. Faisceaux élastiques disposés en deux plans. Circulaires et longitudinaux) Muscles longitudinaux (2).	

(1) Artères ovariennes seulement. — (2) L'externa des artères du type élastique renferme, en outre, des vaisseaux (*vasa vasorum*).

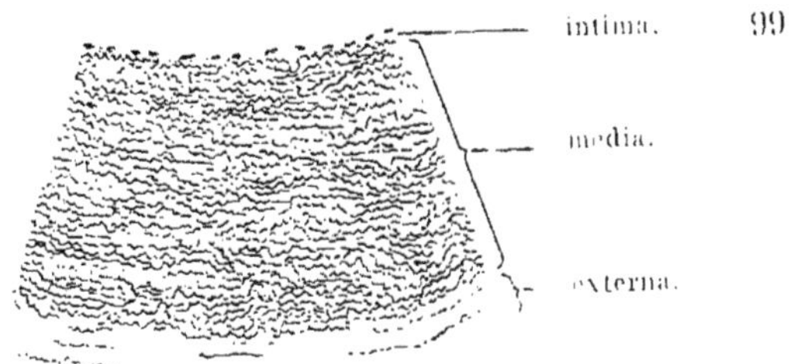

Fig. 55.

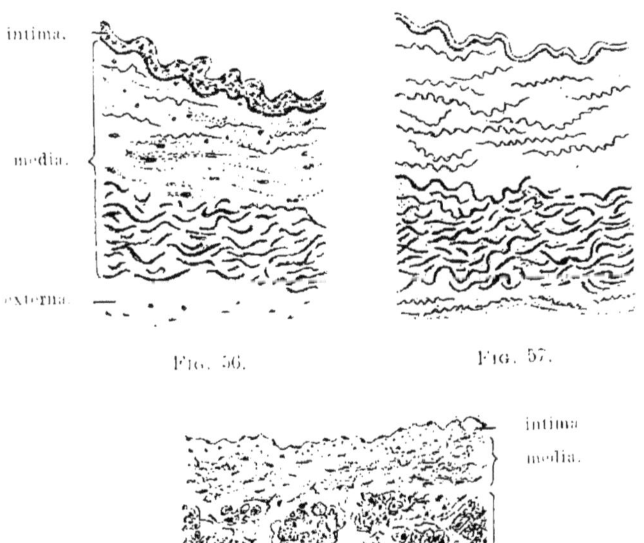

Fig. 56. Fig. 57.

intima
media.
externa.

Fig. 58.

Fig. 55. — *Coupe transversale de l'aorte.*
Fig. 56. — *Coupe transversale d'une artère de type hybride (la couche interne de la media est musculaire, et sa couche externe élastique).*
Fig. 57. — *Coupe transversale du même vaisseau que celui de la figure précédente, colorée à l'orcéine pour montrer le réseau élastique.*
Fig. 58. — *Coupe transversale de la veine cave.*

Remarques. — Les muscles qui entrent dans la constitution de la paroi des artères sont formés de fibres lisses.

C'est la tunique moyenne ou média qui, par sa structure, caractérise les divers types d'artères.

Il existe entre les artères de type musculaire et les artères de type élastique, des formes de transition : tantôt le passage se fait graduellement, auquel cas la média renferme une proportion à peu près égale d'éléments musculaires lisses et d'éléments élastiques (*artères de type mixte*); tantôt, au contraire, la transition est brusque, et dans ce cas (fig. 56 et 57), la média peut se décomposer en deux tuniques : une musculaire interne et une élastique externe (*artères de type hybride*).

Les artères ont une physiologie variable suivant leur structure : élastiques, elles contribuent à la régulation de la circulation en économisant le travail du cœur; musculaires, elles sont contractiles et modifient la circulation locale (*hyperhémie, anémie*).

En cas de blessure, les artères élastiques doivent être liées car l'hémorragie ne saurait s'arrêter, tandis que les artères musculaires sont accessibles aux hémostatiques (application de compresses chaudes, adrénaline, etc...).

Les veines. — Comme les artères, les veines sont constituées par un tube endothélial, habillé de tuniques surajoutées. Tandis que pour les artères, il existe une assez grande fixité de structure pour un vaisseau déterminé, pour les veines, au contraire, il y a une très grande variabilité; la structure change d'un sujet à l'autre, sur le même sujet entre un vaisseau du côté droit et son homologue du côté gauche il y a des différences, aussi la nomenclature des veines est-elle beaucoup plus difficile à établir que celle des artères. On doit se contenter ici de faire la distinction entre veinules et veines. Le tableau suivant rend compte de la structure de la paroi des veines.

	VEINULES	VEINES (fig. 58).
INTIMA	Endothélium. Couche rameuse. (Quelques cellules conjonctives).	Endothélium. Couche striée. Fibres collagènes. Fibres élastiques. Quelques muscles longitudinaux et obliques.
MEDIA	Muscles circulaires courts, rares, isolés, entourés d'un minceau fourreau conjonctif.	Réseaux élastiques. Muscles circulaires disposés en réseaux, séparés par un abondant tissu conjonctif à fibres élastiques. Vaisseaux (*vasa vasorum*).
EXTERNA		Faisceaux collagènes et élastiques longitudinaux. Muscles longitudinaux. Vaisseaux (*vasa vasorum*).

Remarques. — Les muscles qui entrent dans la constitution des veines sont formés de muscles lisses, cependant pour les gros troncs (veines caves), les muscles sont formés de fibres striées qui doivent être considérées comme le prolongement de la structure du cœur.

Les veines, surtout celles des membres inférieurs, possèdent des valvules représentant un repli de la tunique interne ou intima; les valvules possèdent un squelette fibro-élastique tapissé sur ses deux faces par l'intima, celle-ci présente une structure différente sur la face pariétale et sur la face axiale de la valvule : sur la face axiale la couche striée, très élastique est abondante, l'endothélium est allongé dans le sens du courant sanguin; sur la face pariétale, la couche striée est réduite, les cellules endothéliales sont à peu près isodiamétrales.

Au point de vue de leur rôle, les veines peuvent être

divisées en veines riches en muscles (*veines à type propulsif*) luttant activement contre l'action de la pesanteur et en veines pauvres en muscles, veines réservoirs (*veines à type récepteur*).

Le tableau suivant (d'après Jordan et Fergusson, modifié) donne les caractères qui permettent d'opposer les artères aux veines.

	LUMIÈRE	PAROI	COUCHE la plus épaisse.	MEMBRANE elastique interne	VALVULES
ARTÈRES	Petite, vide.	Epaisse et rigide, jaunâtre.	Media.	+ Même sur les artérioles.	O
VEINES	Grande, gorgée de globules du sang.	Mince et flasque, rougeâtre.	Externa.	O Sauf sur les gros troncs.	+

LES MUQUEUSES ET LES SÉREUSES EN GÉNÉRAL

Les muqueuses sont des membranes qui tapissent les cavités ouvertes du corps.

Les séreuses sont des membranes qui tapissent les cavités closes du corps (1).

Les muqueuses et les séreuses sont formées de deux feuillets : un feuillet épithélial superficiel et un feuillet conjonctif profond.

Les muqueuses. — Dans les muqueuses, c'est le feuillet superficiel qui joue un rôle prépondérant au point de vue physiologique; aussi varie-t-il dans des proportions énormes d'une muqueuse à l'autre; ainsi, par exemple, l'épithélium de la muqueuse de l'estomac, qui doit assurer les fonctions chimiques de la digestion, ne saurait ressembler à l'épithélium de la muqueuse vésicale dont la fonction est de s'opposer à la résorption des produits toxiques de l'urine. C'est pourquoi, on dit que le feuillet épithélial est le feuillet différencié, spécialisé, autrefois, on disait, le feuillet noble de la muqueuse. Le feuillet conjonctif (*derme* ou *chorion*), au contraire, est le feuillet trophique, c'est lui qui contient les vaisseaux qui apportent l'oxygène et les substances nutritives, c'est lui qui contient les nerfs, apportant les ordres de sécrétion ou emmenant vers le cerveau les impressions reçues par l'épithélium. Le derme ou chorion est donc peu différencié (2) et présente d'une muqueuse à l'autre de nombreux caractères communs. Quand l'épithélium est stratifié, le derme est hérissé de papilles conjonctives

(1) Il y a lieu de noter ici l'exception du péritoine, qui, chez la Femme, communique avec l'extérieur par l'intermédiaire des voies génitales.

(2) Le chorion des muqueuses peut aussi manifester une certaine adaptation à un rôle physiologique déterminé : abondance des éléments musculaires (estomac), des éléments élastiques (trachée), etc.

(*muqueuses dermo-papillaires*) qui peuvent être considérées comme ayant pour but de multiplier la surface d'échange entre l'épithélium et le tissu conjonctif, de même que dans un radiateur les ailettes augmentent la surface de contact entre l'air et l'eau. Quand l'épithélium est simple, la surface de séparation entre l'épithélium et le chorion est le plus souvent plane.

La surface des muqueuses est habituellement recouverte d'un mucus sécrété par l'épithélium (d'où le nom de muqueuse, cf. p. 49).

Les séreuses. — Au niveau des séreuses, le feuillet épithélial est représenté par un endothélium (fig. 11) et le feuillet conjonctif (*chorion*) par un tissu conjonctif où ne prédomine aucun élément : cellules conjonctives fixes anastomosées, faisceaux collagènes, fibres élastiques et matière amorphe s'y rencontrent en quantités sensiblement égales.

Dans les points où les séreuses s'accolent à elles-mêmes (mésentère), on observe de minces membranes conjonctives (*tissu membraneux*) tapissées sur leurs deux faces par un endothélium. Ces membranes sont extrêmement commodes pour l'étude des éléments du tissu conjonctif (1); elles constituent le matériel de choix pour étudier les cellules migratrices, les cellules conjonctives fixes, les faisceaux collagènes, etc.

Les séreuses ont un rôle physiologique important : elles permettent le glissement, le jeu des différents organes qu'elles tapissent; d'autre part, elles sont le siège de phénomènes d'absorption, d'exhalation et de phagocytose qui s'exagèrent dans les cas pathologiques; ce sont donc des organes de défense de l'organisme contre les agents infectieux.

(1) C'est la raison pour laquelle la plupart des auteurs étudient le tissu membraneux avec les tissus conjonctifs.

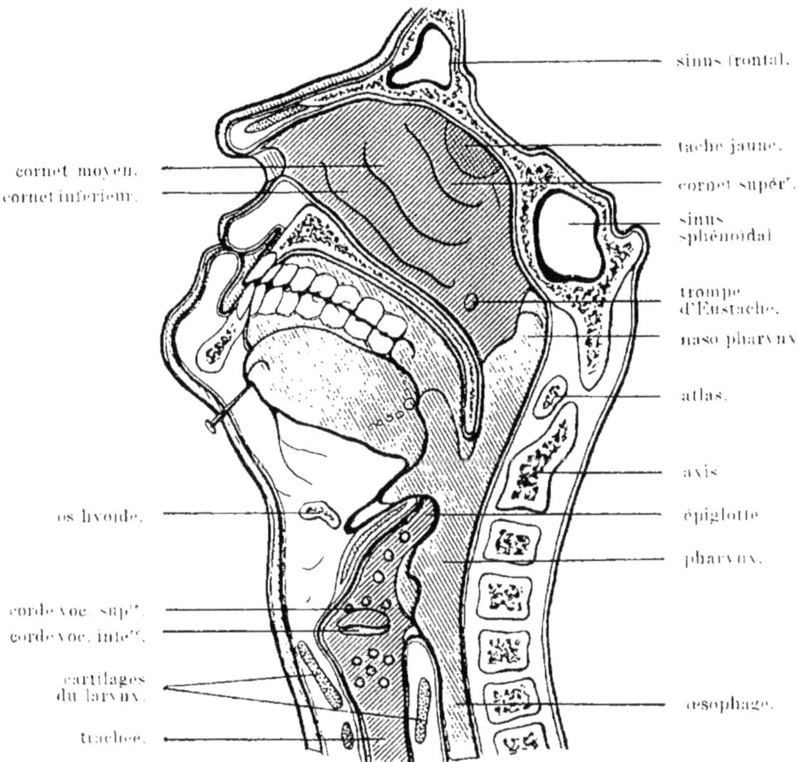

Fig. 59.

Fig. 59. — *Coupe sagittale et médiane de la tête et du cou pour montrer les épithéliums et leurs transitions, au niveau du tube digestif et de l'appareil respiratoire. La langue n'a pas été intéressée par la coupe et a été érignée en avant du plan de la figure.*

En hachures rouges : épithélium pavimenteux stratifié; en hachures bleues : épithélium cylindrique stratifié cilié à cils vibratiles (type respiratoire); en hachures rouges et bleues (violet) : épithélium olfactif de la tache jaune.

L'APPAREIL DIGESTIF

L'appareil digestif, tout entier d'origine endodermique, comprend la *bouche*, le *tube digestif* et des ***glandes annexes***; ces dernières feront l'objet d'une séance spéciale.

La bouche. — La bouche est tapissée par une muqueuse dermo-papillaire, à épithélium pavimenteux stratifié sans couche cornée. L'épithélium buccal se continue avec l'épithélium cutané au niveau des lèvres, et avec l'épithélium du pharynx. La figure 59 montre (en rouge), les régions de l'appareil digestif qui possèdent un épithélium pavimenteux stratifié.

Dans la bouche se trouve la langue dont la muqueuse doit être étudiée en détail.

La muqueuse linguale. — Cette muqueuse, dermo-papillaire, comme celle de toute la cavité buccale, présente à considérer des papilles (1) et des glandes.

Les papilles de la langue sont :

a) Les *papilles filiformes* (fig. 60);

b) Les *papilles fongiformes*;

c) Les *papilles caliciformes*;

d) Les *papilles ou organes foliés* (fig. 61).

Les *papilles filiformes* (fig. 60) sont des saillies à extrémité effilée (2), situées sur la face dorsale de la langue.

(1) Le mot papille peut prêter à confusion : il a déjà été parlé des papilles du derme, saillies que fait le derme à la face profonde de l'épithélium stratifié des muqueuses dermo-papillaires ou de la peau; ces *papilles dermiques* ne sont pas visibles à la surface libre de l'épithélium, les espaces interpapillaires étant comblés par des cellules épithéliales (fig. 12). Dans la langue, il s'agit de papilles intéressant à la fois le derme et l'épithélium, ce sont des *papilles dermo-épithéliales*.

(2) Chez le Chat, le sommet des papilles filiformes est entouré d'un étui corné.

Les *papilles fongiformes* sont des saillies, en forme de champignon, situées également sur la face dorsale.

Les *papilles caliciformes*, au nombre de 9 ou 11, forment le V lingual; elles sont situées au fond d'une petite cavité (*calice*); leurs faces latérales sont séparées de la paroi du calice par un espace circulaire (*sillon de circonvallation*).

La paroi du calice ainsi que les faces latérales de la papille sont occupées par les *olives* ou *bourgeons du goût*. Dans le fond du sillon de circonvallation viennent s'ouvrir les canaux excréteurs des *glandes du goût* (*glandes de von Ebner*).

Les *papilles foliées* (fig. 61) n'existent chez l'Homme qu'à l'état rudimentaire; elles se trouvent, bien visibles, sur les faces latérales de la langue du Lapin (1); elles représentent des papilles caliciformes composées, d'un type spécial : à chaque papille épithéliale répondent trois crêtes papillaires dermiques : une centrale vasculaire, et deux latérales nerveuses. Dans les espaces interpapillaires (homologues des sillons de circonvallation), où débouchent les canaux excréteurs des glandes de von Ebner, viennent s'ouvrir les *olives* ou *bourgeons du goût*.

Les bourgeons du goût (fig. 61). -- Ils sont formés de cellules épithéliales différenciées et adaptées a la réception des impressions gustatives. On y trouve deux sortes de cellules : 1° les *cellules sensorielles*, centrales, à noyau allongé, et terminées à leur extrémité libre par un bâtonnet; ces éléments sont entourés de toutes parts par des fibres nerveuses, origine du glosso-pharyngien; 2° les *cellules de soutien*, à noyau ovoïde, centrales ou périphériques et affectant dans ce dernier cas la forme de « côtes d'orange » ou de « tranches de melon ».

Le pôle superficiel du bourgeon du goût n'affleure pas la surface de l'épithélium : il est légèrement en retrait et occupe en quelque sorte le fond d'un puits (*canal gustatif*) qui s'ouvre à la surface de l'épithélium par un petit orifice arrondi (*pore gustatif*). Le pôle profond du

(1) Elles forment une dizaine de replis disposés perpendiculairement a la surface de la muqueuse et parallèlement les uns aux autres comme les feuillets d'un livre, d'où le nom de papille foliée.

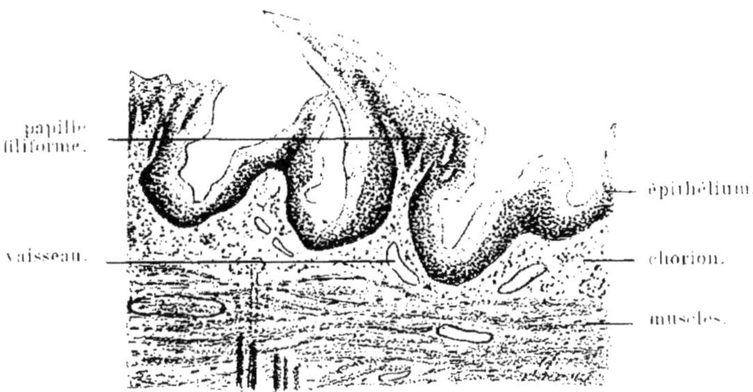

Fig. 60.

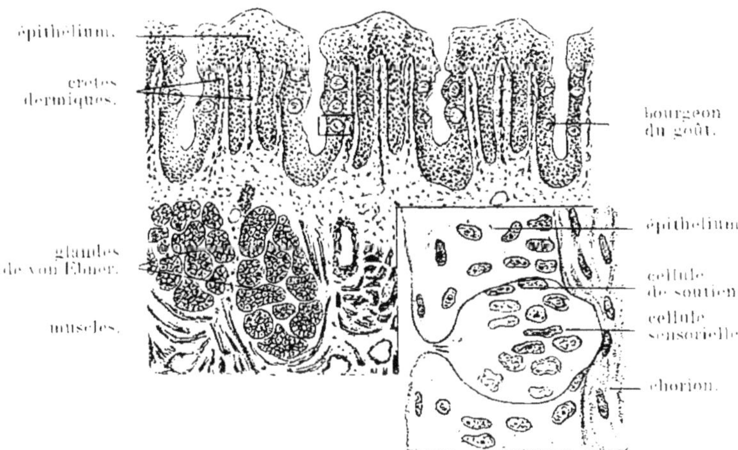

Fig. 61.

Fig. 60. — *Coupe de la face dorsale de la langue du Chat; papilles filiformes.*

Fig. 61. — *Coupe de la face latérale de la langue du Lapin; organe folié; en bas et à droite, détail d'un bourgeon du goût.*

bourgeon est à nu et se trouve au contact du chorion, dans lequel il fait une légère saillie.

Les *glandes de la langue* sont, outre les glandes de von Ebner déjà citées, les glandes de Weber sur les faces latérales, et les glandes de Blandin et Nühn à la face inférieure; ce sont des glandes salivaires.

Le tube digestif. — Le tube digestif comporte quatre tuniques qui sont de dedans en dehors :

1° Une muqueuse.	Épithélium.	
	Chorion et glandes.	
	Muscularis mucosæ à fibres lisses...	circul. internes (2).
		longitud. externes.
2° Une cellulaire sous-muqueuse (conjonctive).		
3° Une musculeuse à fibres lisses (1).	circulaires internes (2).	
	longitudinales externes.	
4° Une séreuse (3).	chorion.	
	endothélium.	

Entre ces diverses tuniques, ou dans leur épaisseur, cheminent les vaisseaux et les nerfs; on se rend compte de l'importance des réseaux capillaires en examinant des préparations d'organes injectés; quant aux éléments nerveux, on les voit nettement sur les coupes, surtout au niveau des ganglions des plexus (fig. 63); on reconnaît qu'il s'agit d'organes nerveux aux cellules pourvues d'un gros noyau rond à volumineux nucléole (*plexus sous-séreux, plexus myentérique d'Auerbach, plexus sous-muqueux de Meissner*).

Les caractères propres à chacune des parties du tube digestif sont indiqués dans le tableau suivant, auquel la

(1) Sauf dans la partie supérieure de l'œsophage dont la musculature représente le prolongement des constricteurs du pharynx.

(2) Les coupes sont habituellement orientées de façon telle que le tube digestif est coupé perpendiculairement à son axe (*coupes transversales*) : dans ce cas, la couche musculaire interne montre des fibres coupées longitudinalement et la couche externe des fibres coupées transversalement (cas des figures). Mais il faut penser que dans le cas contraire (*coupes longitudinales*), cette disposition est inversée.

(3) La séreuse fait défaut au-dessus du diaphragme.

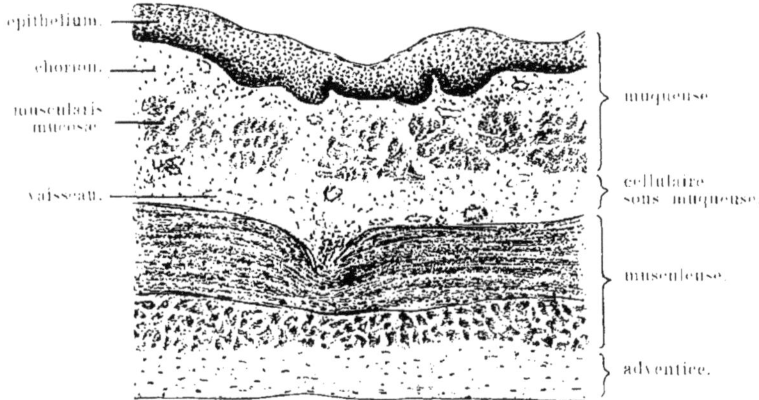

FIG. 62.

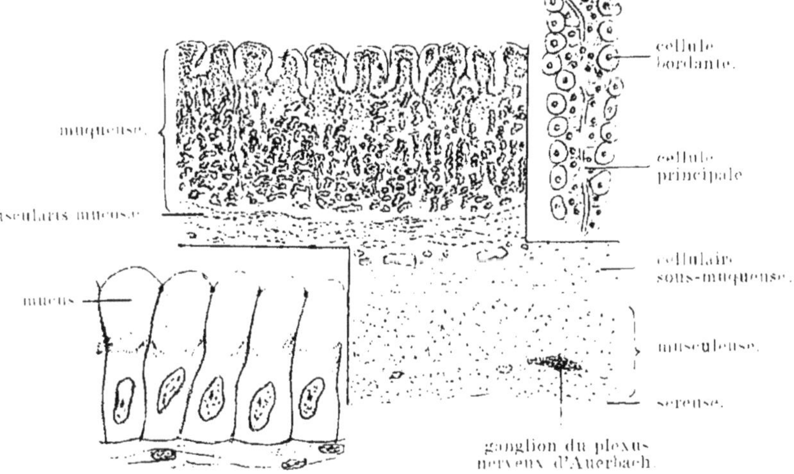

FIG. 63.

FIG. 62. — *Coupe transversale d'œsophage de Chat; vue d'ensemble.*

FIG. 63. *Coupe transversale d'estomac du Chat, vue d'ensemble; en bas et à gauche, détail de l'épithélium de revêtement; en haut et à droite, détail d'une glande fundique.*

forme dichotomique a été donnée pour permettre de guider dans la diagnose d'une préparation du tube digestif.

- Un épithélium pavimenteux stratifié .... ŒSOPHAGE.
- Pas d'épithélium pavimenteux stratifié.
  - Un épithélium cylindrique simple à surface déprimée en cupules pleines de mucus; glandes tubuleuses à deux sortes de cellules. .... ESTOMAC.
  - Un épithélium cylindrique simple à plateau strié : INTESTIN.
    - Des villosités — INTESTIN GRÊLE
      - Glandes conglobées (Brünner) situées de part et d'autre de la *muscularis mucosæ*. DUODENUM.
      - Pas de glandes de Brünner. JEJUNO-ILÉON.
    - Pas de villosités — GROS INTESTIN
      - Follicules clos très abondants..................... APPENDICE.
      - Follicules clos peu abondants ou absents :
        - Épithélium superficiel dont la majeure partie des éléments n'est pas représentée par des cellules caliciformes.................. COLON.
        - Épithélium superficiel dont la majeure partie des éléments est représentée par des cellules caliciformes.. RECTUM.

L'œsophage. — L'épithélium est pavimenteux stratifié, sans couche cornée (fig. 59 et 62) et a pour but unique de résister aux frottements au moment du passage du bol alimentaire. On trouve quelques glandes muqueuses dans le chorion de la muqueuse et la sous-muqueuse; le canal excréteur de ces glandes, entouré d'éléments lymphoïdes présente une dilatation (*citerne de Schæffer*). La *muscularis mucosæ*, très épaisse, est réduite à sa tunique longitudinale.

L'estomac. — La surface présente des dépressions (fig. 63) ou *cryptes*, au fond desquels viennent s'ouvrir les glandes; surface et cryptes sont tapissés par un épithélium cylindrique simple à cellules déprimées en cupules où s'accumule du mucus, et donnant à l'ensemble un aspect festonné caractéristique; on note la présence de cadres de fermeture. Le rôle de ces cellules à mucus est de protéger la muqueuse gastrique contre l'action du suc gastrique (auto-digestion). Les glandes se rapportent à trois types : *a*) les *glandes cardiaques*, formant la transition entre les glandes muqueuses de l'œsophage et les glandes fundiques; *b*) les *glandes pyloriques*, de structure voisine de celles du duodénum (cf. glandes de Brünner); *c*) les *glandes fundiques* de beaucoup les plus importantes, ce sont des glandes tubuleuses renfermant deux sortes de cellules : 1° les *cellules principales*, à contour mal défini (*cellules adélomorphes*) et auxquelles on a attribué quelquefois le rôle de sécrétion de la pepsine (*cellules pepsinogènes*); 2° les *cellules bordantes*, moins nombreuses que les précédentes, à contour bien défini (*cellules délomorphes*) et auxquelles on attribuait hypothétiquement autrefois le rôle de sécrétion de l'acide chlorhydrique (*cellules oxynthiques*); les cellules principales ont un noyau qui occupe la région basale de la cellule, un cytoplasme réticulé et un chondriome filamenteux; les cellules bordantes, au contraire, possèdent un noyau central, un cytoplasme bourré de granulations présentant une affinité marquée pour le rouge Congo. Le rôle de ces divers éléments est, à l'heure actuelle, fort mal connu, ce sont eux qui, dans leur ensemble, sécrètent le suc gastrique, mais il n'est pas possible de fixer la part qui revient à chacun d'eux. Chez certains animaux (Carnassiers), la partie profonde du chorion est occupée par une lame conjonctive dense connue sous le nom de *stratum compactum de Zeissl* (fig. 63). La tunique musculeuse compte trois tuniques, une couche de fibres obliques venant se surajouter en dedans des tuniques longitudinale et circulaire.

L'intestin grêle. — La surface de tout l'intestin grêle est hérissée de *villosités*; la villosité intestinale, organe d'absorption, est une saillie de la muqueuse, de forme variable (lamelleuse dans le duodénum, fig. 64; digitiforme ou conique dans le jéjuno-iléon, fig. 65), constituée essentiellement par un axe conjonctif tapissé par un épithélium cylindrique simple à plateau strié. L'axe conjonctif de la villosité est occupé par des capillaires sanguins et par un volumineux vaisseau lymphatique (*chylifère*). L'absorption se fait au niveau de la cellule à plateau strié, elle est en tous points comparable à un processus de sécrétion comme en fait foi la présence d'un abondant chondriome filamenteux situé aux deux pôles de la cellule (fig. 65, B). On trouve encore dans l'intestin grêle des *valvules conniventes*, replis de la muqueuse beaucoup plus grands que la villosité (visibles à l'œil nu) et qui eux-mêmes sont susceptibles de supporter des villosités. Deux sortes de glandes viennent déboucher dans l'intestin grêle : *a*) les *glandes de Lieberkühn*, en doigt de gant, qui s'ouvrent dans le fond des espaces compris entre les villosités, elles sont tapissées par un épithélium cylindrique à plateau strié à cellules caliciformes; ces glandes qui renferment quelquefois des éléments bourrés de grains de ferment (*cellules de Paneth*) ont à assumer plusieurs rôles, elles sécrètent le mucus qui lubrifie la surface de la muqueuse, elles élaborent les ferments intestinaux, elles servent enfin de foyers de régénération à l'épithélium (figures de mitose); *b*) les *glandes de Brünner* ou *glandes duodénales* qui ne se rencontrent que dans la portion comprise entre le pylore et l'abouchement des voies biliaires; ce sont des glandes conglobées qui se distinguent des précédentes d'abord par leur structure : elles sont formées d'acini tapissés par de volumineuses cellules polyédriques de type muqueux (cf. glandes muqueuses, 15e séance), ensuite par leur situation : tandis que les glandes de Lieberkühn sont toujours situées dans le chorion de la muqueuse, les glandes de Brünner sont situées mi-partie dans la muqueuse, mi-partie dans la cellulaire sous-muqueuse, autrement dit, elles sont à cheval sur la *muscularis mucosæ* et on voit des acini glandulaires de part et d'autre de cette couche musculaire (fig. 64); le rôle des glandes de Brünner est de sécréter un mucus qui s'ajoute à celui qu'élaborent les cellules caliciformes, et qui se déverse dans la lumière de l'intestin au niveau du fond des espaces intervilleux.

Enfin, on trouve encore dans la muqueuse de l'intestin grêle des éléments lymphoïdes formés de tissu

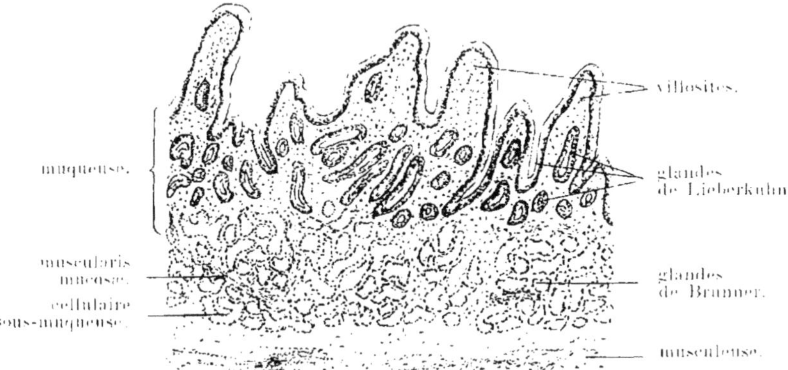

FIG. 64.

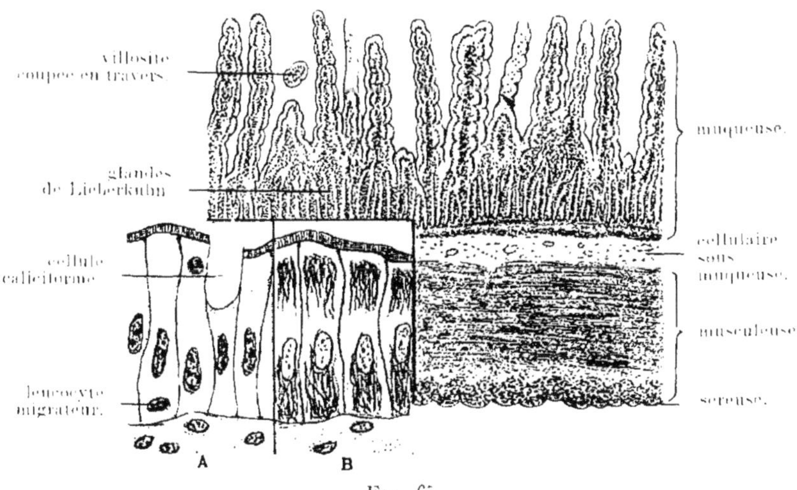

FIG. 65.

FIG. 64. *Coupe transversale de duodénum de Chien.*

FIG. 65. *Coupe transversale d'intestin grêle de Chat; en bas et à gauche, détail de l'épithélium de revêtement : A, par les méthodes ordinaires; B, par la méthode mitochondriale.*

conjonctif réticulé (*follicules clos, plaques de Peyer*), dont l'étude détaillée doit être renvoyée à la séance où il est traité des organes lymphoïdes (cf. p. 227).

Le gros intestin. — La surface du gros intestin est revêtue dans toute son étendue par un épithélium cylindrique simple à plateau strié avec cellules caliciformes, comme dans l'intestin grêle. Le gros intestin n'absorbe pas, ou du moins n'absorbe que fort peu, il ne possède donc pas de villosités, ni de valvules conniventes; par contre, il contient de longues glandes de Lieberkühn riches en cellules caliciformes. Au niveau du rectum, qui n'absorbe pour ainsi dire plus de tout et dont la muqueuse doit être lubrifiée pour faciliter l'issue du bol fécal, on observe des cellules caliciformes en telle quantité qu'elles forment un revêtement continu. Comme dans l'intestin grêle, il existe des follicules clos (*amygdale colique*).

Une région du gros intestin mérite une description spéciale : l'*appendice iléo-cæcal*; vu en coupe transversale (fig. 66 et 67), l'appendice se caractérise par l'abondance extrême des follicules clos que contient le chorion de la muqueuse, c'est une véritable amygdale (*amygdale abdominale, amygdale appendiculaire*); on y trouve quelques rares glandes de Lieberkühn; la *muscularis mucosæ*, à éléments très dissociés, est difficile à observer.

Les lèvres et l'anus. — Les lèvres et l'anus méritent d'être rapprochés et étudiés dans un paragraphe commun, car ils constituent des régions de transition entre la peau et le tube digestif. Entre la peau et la muqueuse buccale, d'une part, entre la peau et la muqueuse anale, d'autre part, existe une *zone cutanée lisse*, à structure de la peau, caractérisée par l'absence de poils et de glandes.

La muqueuse anale est plissée (*colonnes et sinus de Morgagni*), les colonnes sont tapissées par un épithélium pavimenteux stratifié (résistance aux frottements du bol fécal) et les sinus par un épithélium du type intestinal à cellules muqueuses très abondantes (lubrification du bol fécal).

Les dents. — Les dents sont constituées par deux

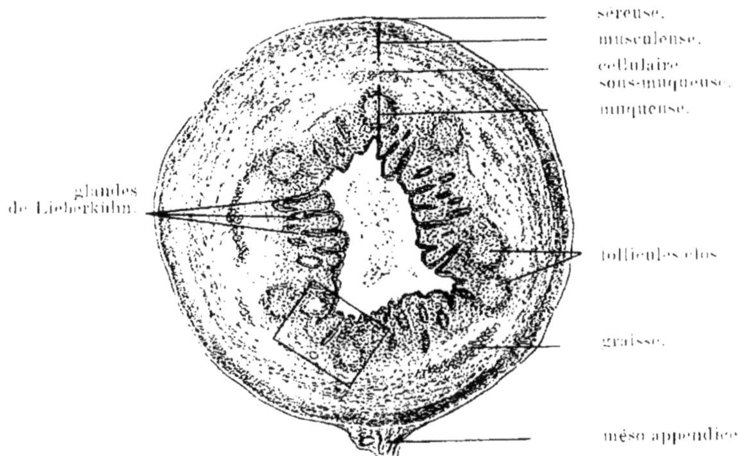

Fig. 66.

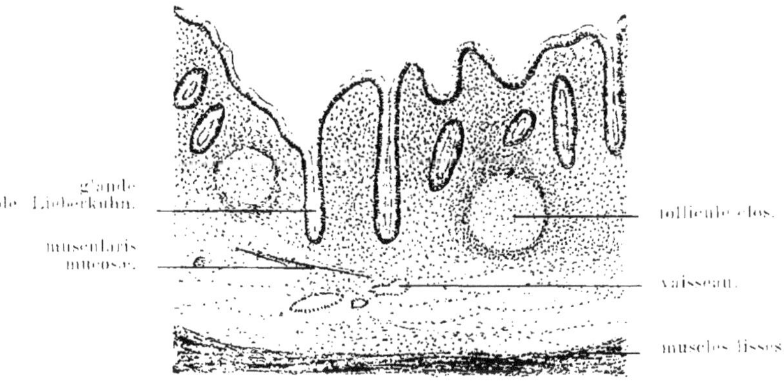

Fig. 67.

Fig. 66. — *Coupe transversale de l'appendice iléo-cæcal de l'Homme, vue d'ensemble.*

Fig. 67. — *Coupe transversale de l'appendice iléo-cæcal de l'Homme, détail d'un point de la figure 66.*

sortes de tissus calcifiés bien distincts : 1° *l'émail*, d'origine épithéliale (1); 2° *l'ivoire* (ou *dentine*) et le *cément* (ou *cortical osseux*), de la substance conjonctive. Au centre de la dent est une cavité (*chambre pulpaire*) occupée par un tissu conjonctif (*pulpe*) où se rencontrent des cellules étoilées, anastomosées, des cellules adipeuses et quelques fibres musculaires lisses; à la périphérie de la pulpe sont des cellules disposées sur une seule rangée, les *odontoblastes*, ce sont eux qui ont élaboré la coque dure et résistante qui entoure la pulpe : l'*ivoire* (ou *dentine*), par un processus d'ossification, mais les cellules odonto-formatrices ne se sont pas laissé englober au cours de l'ossification; pour reprendre la comparaison des équipes de maçons (cf. p. 61), les ouvriers, se reculent à mesure qu'ils édifient le mur, et une fois le travail terminé, on les trouve tous alignés le long de ce mur. L'ivoire (ou dentine) est creusé d'une série de canaux disposés perpendiculairement à la surface de la dent (*canalicules de l'ivoire*), habités chacun par un prolongement émané d'un odontoblaste et entouré d'une gaine mince (*gaine de Neumann*). L'ivoire, sur une coupe de dent sèche, montre une série de stries parallèles entre elles, et parallèles à la surface de la dent (*lignes incrémentales* ou *lignes des contours d'Owen*) correspondant aux couches successives d'ivoire déposées au cours de sa formation; il est creusé de cavités (*espaces interglobulaires de Czermak*) comprises entre des masses d'ivoire mal calcifié (*globes de dentine*). Au niveau de la racine (fig. 69), l'ivoire (ou dentine) est entouré par un tissu osseux véritable, le *cément*, renfermant des cellules osseuses et des fibres de Sharpey. Au niveau de la couronne (fig. 68), l'ivoire est entouré par une coque extrêmement résistante, qui, au cours du développement de la dent, a été déposée à sa surface par un épithélium émané de la surface de la gencive, l'émail, qui a la valeur d'une bordure en brosse ou d'un plateau strié de cellule épithéliale; il est formé de tiges prismatiques (*prismes de l'émail*) accolées les unes aux autres et disposées perpendiculairement à la surface de

(1) Pour Retterer, l'émail ne serait autre chose que la couche superficielle de l'ivoire.

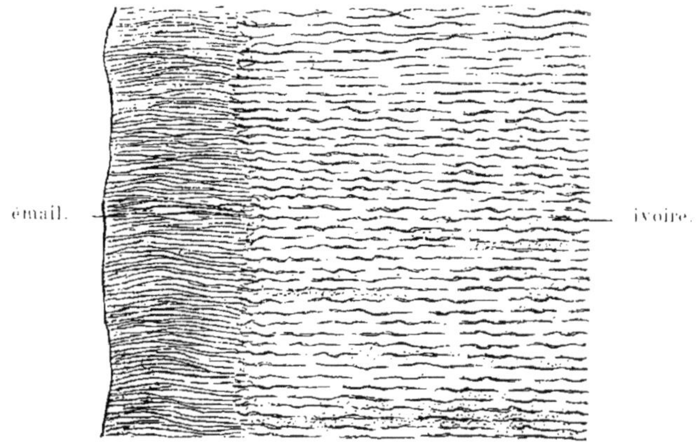

Fig. 68.

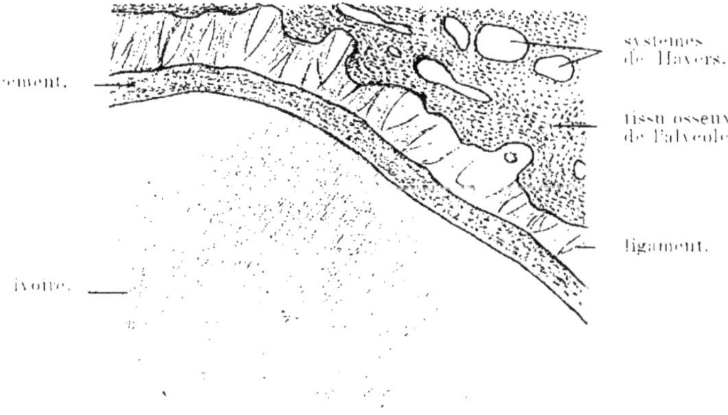

Fig. 69.

Fig. 68. — *Coupe transversale de la couronne d'une dent sèche de l'Homme.*

Fig. 69. — *Coupe transversale de la racine d'une dent décalcifiée de l'Homme.*

la dent. Sur une coupe de dent sèche l'émail montre des stries parallèles à la surface de la dent (*stries de Retzius*) correspondant aux couches successives d'émail déposées au cours de sa formation et de petites stries perpendiculaires (*stries de Schreger*) correspondant à l'inflexion des prismes.

La dent est unie à l'alvéole (*articulation alvéolo-dentaire*) par un *ligament* (improprement appelé périoste par les anciens dentistes); ce ligament (fig. 69) est formé de faisceaux de fibres collagènes entre lesquels courent des nerfs et des vaisseaux.

LES GLANDES EN GÉNÉRAL

Les glandes sont des organes, en général, de nature épithéliale (1); elles sont constituées par des cellules épithéliales adaptées à la fonction sécrétoire. Toutes les cellules de l'organisme sécrètent — au sens étymologique du mot (*secretio*, du verbe *secernere*, séparer) — c'est-à-dire qu'elles choisissent dans le milieu intérieur (sang, lymphe) les éléments qui leur sont utiles, et qu'elles sont capables de transformer pour leur usage. Mais dès lors qu'une cellule (ou un groupe de cellules) cesse de « sécréter » en « égoïste », dès lors qu'elle sécrète de manière à faire profiter l'organisme entier de son travail, elle devient *cellule glandulaire* et il est alors possible de parler de *fonction glandulaire*.

La fonction glandulaire est caractérisée par le *cycle sécrétoire* qu'on peut schématiser ainsi :

1° La cellule glandulaire choisit (*sécrète*) dans le milieu ambiant les matériaux nécessaires; ces matériaux sont invisibles, mais peuvent être décelés par l'analyse chimique;

2° La cellule glandulaire assimile les matériaux qu'elle a choisis: à ce moment, il est impossible de mettre en évidence les produits sécrétés;

3° La cellule glandulaire transforme les matériaux assimilés qui deviennent visibles au microscope sous forme de grains (*grains de sécrétion*);

4° La cellule glandulaire expulse au dehors (*excrétion*) le produit de sécrétion, qui, avant de quitter la cellule, a été dissous.

On voit par là, que seul, le troisième stade est accessible à l'histologiste, le stade des grains de sécrétion.

(1) La fonction glandulaire n'est pas l'apanage exclusif du tissu épithélial : les éléments conjonctifs sont susceptibles de secréter (*secretion rhagiocrine*) et de se grouper pour former de véritables glandes (*glande interstitielle du testicule*).

Les cellules glandulaires peuvent rester isolées dans un épithélium de revêtement (*glande unicellulaire*), ou au contraire, se grouper en organes (*glande multicellulaire*) qui s'enfoncent dans le chorion sous-jacent à l'épithélium.

Classification des glandes. — Les glandes peuvent se classer de plusieurs manières : si on envisage seulement leur *aspect morphologique*, on les divise en :

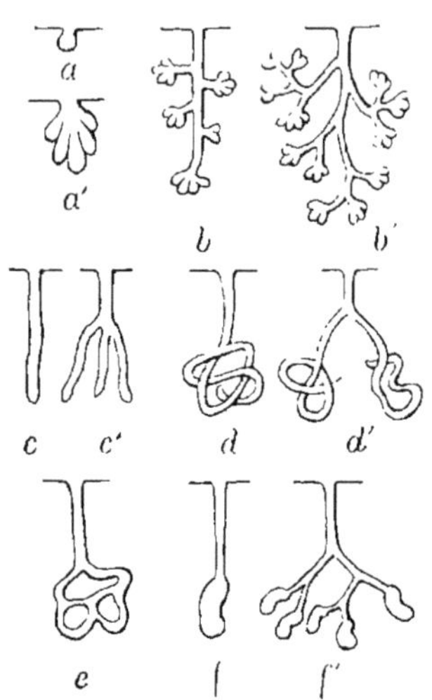

SCHÉMA 5. — Classification morphologique des glandes; pour la légende, voir le texte.

1° *Glandes alvéolaires* (1), simples (sch. 5, a) et composées (sch. 5, a');

2° *Glandes en grappe*, simples (sch. 5, b) et composées (sch. 5, b');

3° *Glandes tubuleuses*, simples (sch. 5, c) et composées (sch. 5, c');

4° *Glandes glomérulées*, simples (sch. 5, d) et composées (sch. 5, d');

5° *Glandes réticulées* (sch. 5, e).

6° *Glandes sacculiformes*, simples (sch. 5, f) et composées (sch. 5, f').

Si on envisage le fait que certaines glandes déversent leur produit de sécrétion à la surface des muqueuses par l'intermédiaire d'un canal excrétreur et que d'autres, au contraire, sont dépourvues de canal excréteur et déversent leurs produits de sécrétion *(hormones)* directement dans le sang, on a à considérer :

1° Les *glandes ouvertes* ou *exocrines*;

2° Les *glandes closes* ou *endocrines*.

Un certain nombre de glandes (glandes sébacées, glande du noir des Céphalopodes) ont un mode de fonc-

(1) Les glandes alvéolaires composées sont encore connues sous le nom de *glandes acineuses*.

tionnement très spécial; le cytoplasme des cellules se charge des produits de sécrétion, les cellules dégénèrent, puis meurent, et la substance excrétée représente les « cadavres » des cellules glandulaires. De telles glandes sont dites *holocrines*, par opposition aux autres qu'on appelle *mérocrines*. Il existe des glandes intermédiaires (glande mammaire) qu'on peut appeler *holomérocrines*.

Enfin, si on envisage seulement la structure fine des glandes, on peut considérer que les unes sont constituées de *cellules séreuses*, excrétant un liquide aqueux, riche en ferment, et les autres *des cellules muqueuses*, excrétant du mucus, d'où la division en :

1° *Glandes séreuses;*
2° *Glandes muqueuses,*
auxquelles il faut ajouter : les
3° *Glandes mixtes,*
dans lesquelles on trouve à la fois des cellules séreuses et des cellules muqueuses; dans ce dernier cas, les cellules séreuses sont le plus souvent disposées en croissants (*croissants* ou *lunules de Gianuzzi*) à la périphérie d'acini muqueux (fig. 72).

Structure des glandes. — Pour connaître la structure d'une glande, il suffit d'étudier les cellules qui entrent dans sa composition.

La cellule glandulaire séreuse. — C'est un élément qui affecte la forme d'une cellule cylindrique, séparée du tissu conjonctif par une membrane basale; elle possède un volumineux noyau sphérique situé à l'union du tiers basal et des deux tiers apicaux; le cytoplasme renferme dans son tiers basal un puissant chondriome filamenteux qui est le siège de l'élaboration des grains de sécrétion situés dans la région apicale de la cellule. Par les méthodes ordinaires, les chondriocontes ne sont pas nettement visibles, néanmoins, ils forment dans la base de la cellule une masse chromophile contribuant à donner à cette région une teinte beaucoup plus foncée (fig. 71). Les grains de sécrétion nettement visibles après l'action de l'hématoxyline au fer peuvent faire défaut (puisqu'ils n'existent qu'à un seul des stades du cycle sécrétoire). Il convient d'ajouter que le cytoplasme des cellules séreuses est parfois parcouru par des canaux (*capillaires intracellulaires*) sans parois, creusés au sein même du cytoplasme et qui disparaissent après l'excrétion.

L'aspect que présente la cellule glandulaire séreuse varie suivant le stade du cycle sécrétoire surpris par la fixation; on observe, en effet, des modifications portant sur le noyau qui se gonfle et devient turgescent pendant la période d'activité (le noyau prend une part active au travail de sécrétion), sur le corps cellulaire (les cellules énormes avant l'excrétion, sont basses et petites après l'expulsion des produits de sécrétion), sur le chondriome (représenté à l'état de repos par des chondriocontes d'un calibre uniforme, lesquels au moment de l'activité cellulaire se renflent pour donner des grains, *plastes*, qui eux-mêmes deviendront les grains de sécrétion).

Dans un acinus, deux cellules séreuses voisines sont séparées par un espace (*capillaire de sécrétion*) qui vient s'ouvrir dans la cavité de sécrétion.

La cellule glandulaire muqueuse. - La forme extérieure de la cellule glandulaire muqueuse varie un peu suivant qu'on considère une cellule caliciforme (*glande unicellulaire*), ou une cellule appartenant à une glande muqueuse. Dans une glande muqueuse, la cellule muqueuse se présente sous l'aspect d'un élément cylindrique, dont le noyau, en général aplati, occupe la région basale de la cellule, presque au contact de la basale; le cytoplasme, dans lequel est un chondriome très peu abondant, est d'apparence claire (fig. 72); il renferme un réseau de fines travées dans les mailles duquel sont des grains (*mucigène*); les grains de mucigène se mélangent à l'eau contenue dans des vacuoles et donnent ainsi du *mucus*; le mucus, qu'on peut colorer électivement par des méthodes spéciales (*trichrome de Prenant* : éosine, hématoxyline au fer, vert-lumière; *muci-carmin*) jouit de la propriété de se gonfler dans l'eau en donnant une substance filante et visqueuse; il renferme une substance connue sous le nom de *mucine*.

La cellule myo-épithéliale. Un certain nombre des cellules de la glande subissent, dans certains cas, une évolution spéciale; on voit à la périphérie de l'acinus des cellules épithéliales aplaties dans lesquelles se sont développées des myofibrilles, ce sont donc des éléments contractiles, leur rôle est de favoriser l'excrétion en diminuant les dimensions de l'acinus (1).

Les canaux excréteurs des glandes. — Les canaux excréteurs des glandes en grappe méritent une description spéciale : ils sont tapissés par un épithélium cylindrique simple nu dont la hauteur augmente progressivement de l'acinus au point d'abouchement à la muqueuse (2). L'acinus glandulaire communique avec son canal excréteur par l'intermédiaire d'un conduit rétréci (*passage de Boll*) où l'épithélium est cubique simple. Canal excréteur et passage de Boll ont une structure qui permet de considérer que les cellules qui les constituent jouent un rôle actif (chondriome filamenteux comme dans les cellules séreuses), ils sécrètent eux aussi et ne se bornent pas à jouer le rôle passif d'un tuyau où circule un liquide.

(1) On rapproche des cellules myo-épithéliales les *cellules en panier de Boll* qu'on trouve dans les glandes salivaires.

(2) Certains canaux excréteurs qui viennent s'ouvrir à la surface d'une muqueuse dermo-papillaire, possèdent un épithélium pavimenteux stratifié sur une certaine partie de leur trajet (canal de Sténon).

LES GLANDES ANNEXES DE L'APPAREIL DIGESTIF

Les glandes annexes de l'appareil digestif sont nombreuses, un certain nombre (*glandes de Lieberkühn, glandes de Brünner*) ont déjà été étudiées avec les muqueuses dont elles dépendent et dont il est impossible de les détacher.

Les autres, au contraire, forment des organes bien délimités qu'on peut étudier à part.

Les glandes salivaires. — Les glandes salivaires se rattachent toutes aux glandes séreuses, muqueuses ou mixtes, le tableau suivant en indique la structure :

Glandes séreuses....	Parotides, glandes de von Ebner.
Glandes muqueuses .	Glandes palatines.
Glandes mixtes......	Sous-maxillaires, sublinguales.

Les considérations sur les glandes en général, exposées dans les pages précédentes, suffisent à faire connaître les glandes salivaires; il convient toutefois d'ajouter, qu'aux acini sécréteurs et à leurs canaux excréteurs se trouvent mêlés du tissu conjonctif où se rencontrent des vaisseaux et des nerfs, et parfois des îlots adipeux assez développés. De larges travées conjonctives partagent les glandes en lobes et en lobules.

Les glandes séreuses et les acini séreux des glandes mixtes élaborent de l'eau (*salive de mastication*) et des ferments (*ptyaline*), tandis que les glandes muqueuses et les acini muqueux des glandes mixtes sécrètent un mucus épais et filant (*salive de déglutition*).

Le pancréas. — Le pancréas (fig. 70) est constitué comme la parotide, c'est une glande sacculiforme composée, à acini séreux qui sécrètent de nombreuses diastases (lipase, amylase, trypsine, maltase), et que le tissu conjonctif décompose en lobes et en lobules.

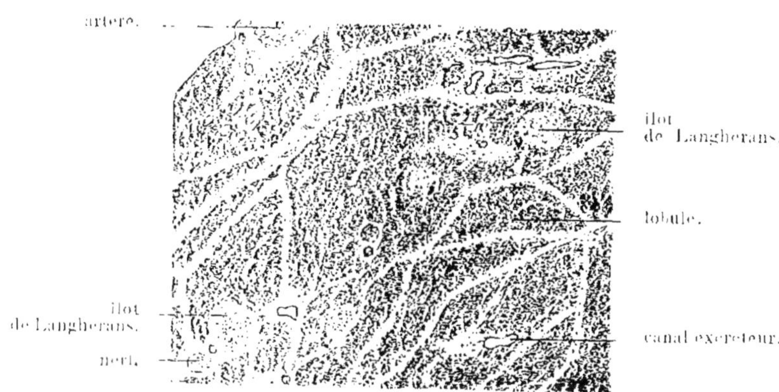

Fig. 70.

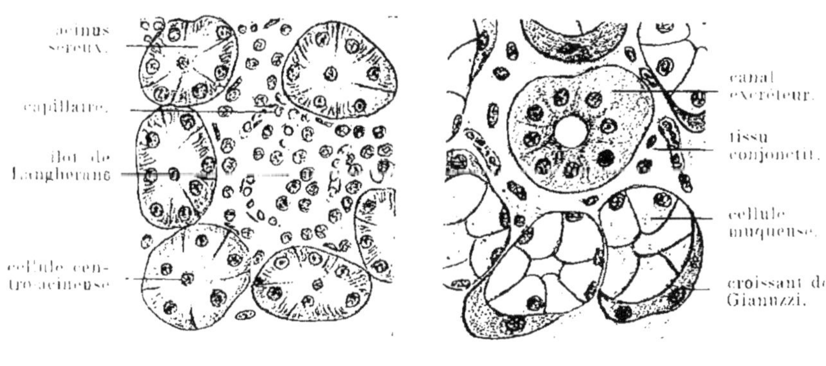

Fig. 71. Fig. 72.

Fig. 70. — *Coupe de pancréas de Chien, vue d'ensemble.*

Fig. 71. — *Coupe de pancréas de Chien, détail de quelques acini séreux et d'un ilot de Langherans.*

Fig. 72. — *Coupe de sous-maxillaire de supplicié, détail de quelques acini mixtes et d'un canal excréteur.*

Cependant le pancréas se différencie de la parotide par deux caractères : 1° la présence au centre des acini de petites cellules (fig. 71) connues sous le nom de *cellules centro-acineuses* (1), cellules qui doivent être considérées comme le prolongement dans l'acinus des cellules du passage de Boll; 2° la présence au sein du parenchyme (2) pancréatique de formations connues sous le nom *d'îlots de Langherans.*

Les îlots de Langherans se détachent sur le fond de la préparation sous la forme de taches plus claires (3); vus au fort grossissement, ils présentent une série de cordons épithéliaux séparés les uns des autres par d'abondants capillaires. Les cellules qui composent ces cordons sont plus petites que les cellules acineuses, on distingue malaisément leurs limites, elles possèdent un gros noyau sphérique à chromatine abondante et un corps cellulaire homogène. Laguesse a montré que les îlots de Langherans ne sont pas des formations permanentes, ils sont susceptibles de se transformer en acini et les acini à leur tour, se transforment en îlots de Langherans (*balancement des îlots de Langherans*). L'îlot de Langherans, à sa période d'état, a perdu toute connexion avec les canaux excréteurs, il fonctionne comme une glande close et c'est lui l'agent de la fonction endocrine du pancréas; il déverse dans le sang des hormones tenant sous leur dépendance le métabolisme du glucose (l'ablation du pancréas entraîne le diabète).

Le foie. — Le foie est une glande qui a été profondément « *remaniée* » par les vaisseaux sanguins, de sorte qu'il diffère en tous points des autres glandes décrites jusqu'ici.

(1) Il existe aussi des cellules centro-acineuses dans les glandes salivaires, mais elles y sont beaucoup moins nombreuses et plus difficilement visibles parce qu'elles n'occupent pas toujours le centre de l'acinus.

(2) Le mot *parenchyme* s'emploie toutes les fois qu'il s'agit d'un organe où il y a pénétration réciproque du tissu conjonctif et du tissu épithélial (glandes salivaires, pancréas, foie, poumon, rein, etc.).

(3) Par les méthodes habituelles : hémalun, hématoxyline au fer-éosine ; après l'emploi d'autres procédés techniques (safranine), les îlots apparaissent sous forme de taches sombres.

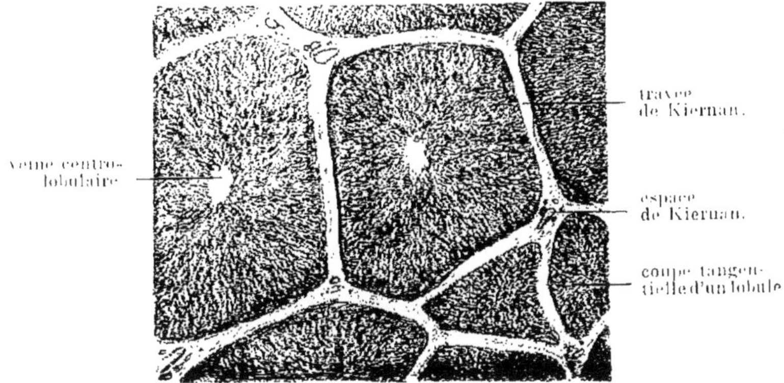

FIG. 73.

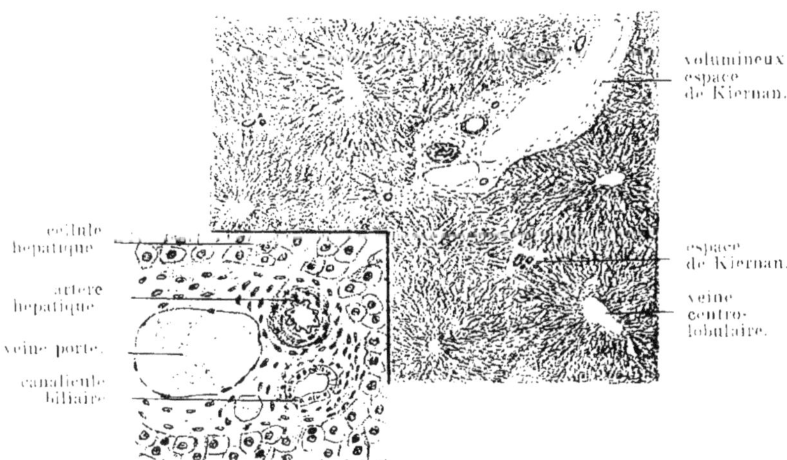

FIG. 74.

FIG. 73. *Coupe de foie de Porc, vue d'ensemble.*

FIG. 74 *Coupe de foie de supplicié, vue d'ensemble; en bas et à gauche, détail d'un espace de Kiernan.*

Le foie du Porc. — L'étude du foie du Porc facilite singulièrement la compréhension de la structure du foie de l'Homme. Si on examine une coupe de foie de Porc, on est frappé par ce fait que l'organe est découpé en champs polygonaux à quatre ou cinq pans (fig. 73) par des tractus conjonctifs (*travées de Kiernan*) émanés de la capsule de Glisson; chaque polygone représente la coupe d'un lobule (*lobule hépatique*); au centre du lobule est une veine (*veine centro-lobulaire, veine sus-hépatique*) qui reçoit les vaisseaux ayant parcouru le lobule (*étoile de Hering*); à la périphérie du lobule sont des espaces triangulaires ou quadrangulaires compris entre plusieurs lobules (*espaces de Kiernan, espaces-porte*); dans chaque espace de Kiernan se trouvent, en général trois vaisseaux (1) : une artère (*artère hépatique*), une veine (*veine porte*) et un canal excréteur (*canalicule biliaire*); de ces trois vaisseaux, la veine porte est celui dont le calibre est le plus grand; la structure de l'artère est connue, ainsi que celle de la veine, le canalicule biliaire se reconnaît à son épithélium cubique simple. A l'intérieur du lobule sont disposés radiairement du centre à la périphérie des cordons (*travées de Remak*) de cellules épithéliales (*cellules hépatiques*) entre lesquels cheminent des capillaires sanguins ou biliaires. Le lobule hépatique reçoit du sang : 1° de la veine porte (circulation fonctionnelle du foie); 2° de l'artère hépatique (circulation nourricière du foie); le sang amené par ces deux vaisseaux fait retour au cœur par la veine sus-hépatique; la circulation sanguine intralobulaire est donc centripète. La bile excrétée par les cellules hépatiques tombe dans les capillaires biliaires intralobulaires et va se jeter dans les canalicules extralobulaires, la circulation biliaire intralobulaire est donc centrifuge (en sens inverse de la circulation sanguine). Les capillaires biliaires intralobulaires n'ont pas de paroi (2), les cellules hépatiques

(1) Il peut y avoir plus de trois vaisseaux : il est fréquent d'observer deux canalicules biliaires, deux artères et, même au voisinage du hile, on observe de grands espaces-porte renfermant de très nombreux vaisseaux sanguins et biliaires.

(2) De même que la cavité de sécrétion d'un acinus n'a pas de paroi.

portent sur une de leurs faces une gouttière, et deux cellules hépatiques voisines s'adossant, les deux gouttières forment un canal, le canalicule ou capillaire biliaire intralobulaire.

Arrivé au voisinage de la périphérie du lobule, le capillaire biliaire s'ouvre dans un canalicule extralobulaire par l'intermédiaire d'un canal étroit, le *passage de Hering* (1), à épithélium pavimenteux simple.

Les capillaires sanguins possèdent une paroi représentée par un endothélium de type embryonnaire (où le nitrate d'argent ne peut tracer de limites), et dont certains éléments pourvus d'un corps cellulaire faisant saillie dans la cavité vasculaire jouent le rôle de phagocytes (*cellules de Küpffer*).

A l'intérieur du lobule hépatique on trouve encore quelques éléments de soutien : les *fibres radiées* et les *fibres grillagées*, ces fibres se mettent en évidence par la méthode de Golgi (2) et sont probablement de nature collagène.

La cellule hépatique. — La cellule hépatique est une cellule épithéliale polyédrique renfermant un ou deux noyaux dont la chromatine est assez discrètement représentée par quelques grains; le corps cellulaire contient un chondriome granuleux, quelques grains de sécrétion (qu'il est peut-être permis de considérer comme devant se transformer en bile) et de nombreuses enclaves : graisse, pigment, glycogène.

Le foie de l'Homme. - Le foie de l'Homme (fig. 74) se différencie du foie du Porc par l'absence des travées conjonctives de Kiernan; il n'est pas lobulé, néanmoins, si on réunit par la pensée les espaces de Kiernan consécutifs, on isole des territoires glandulaires comparables en tous points au lobule du foie de Porc.

Fonctions du foie. — Le foie est une glande à double fonction : 1° fonction exocrine par l'élaboration de bile qui vient se déverser dans l'intestin comme le fait le suc pancréatique; 2° fonction endocrine par l'élabora-

(1) Analogue au passage de Boll d'une glande acineuse.

(2) La même méthode au chromate d'argent qui sert à étudier les cellules nerveuses.

tion du glycogène (*fonction glycogénique*). C'est cette double fonction qui entraîne la structure complexe de la glande hépatique; ses cellules sont à double polarisation : par un de ses pôles la cellule hépatique déverse de la bile dans le capillaire biliaire, et par son pôle opposé elle déverse des produits de sécrétion interne dans le capillaire sanguin.

Les voies biliaires extra-hépatiques. — Ce sont les canaux excréteurs du foie qui présentent sur leur trajet un diverticule : la vésicule biliaire et le canal cystique.

Le canal hépatique, la vésicule, le canal cystique et le canal cholédoque comprennent deux tuniques :

1° Une muqueuse..... { épithélium. chorion.

2° Une fibro-musculeuse à fibres musculaires plexiformes.

Dans la vésicule, l'épithélium est du type intestinal, c'est-à-dire cylindrique simple à plateau strié, mais sans cellules caliciformes ; on y trouve quelques glandes muqueuses; les voies biliaires ont un rôle actif, leur épithélium sécrète des substances qui s'ajoutent au produit de sécrétion du foie.

L'APPAREIL RESPIRATOIRE

L'appareil respiratoire, expansion de tube digestif, tout entier d'origine endodermique, présente à considérer les poumons auxquels l'air accède par l'intermédiaire des voies respiratoires supérieures et des bronches.

Les voies respiratoires supérieures. — La figure 59 montre (en bleu) la topographie des voies respiratoires supérieures qui comprennent la majeure partie (*muqueuse de Schneider*) de la muqueuse pituitaire, le larynx et la trachée. Toutes ces parties sont tapissées par un épithélium cylindrique stratifié à cils vibratiles avec intercalation de cellules caliciformes (fig. 13 et 75), reposant sur un chorion riche en éléments élastiques et renfermant des acini glandulaires muqueux et mixtes (avec croissants de Gianuzzi), ainsi que des formations lymphoïdes. Le rôle de cette muqueuse est de s'opposer à la pénétration des poussières dans les poumons; pour assurer ce rôle on voit les cellules caliciformes et les glandes muqueuses sécréter un mucus destiné à « engluer » les corps étrangers, ceux-ci ne pouvant rester à la surface de la muqueuse qu'ils finiraient par « encrasser », sont entraînés vers le pharynx (d'avant en arrière pour la muqueuse de Schneider, de bas en haut pour le larynx et la trachée) par le mouvement des cils vibratiles. Malgré ce dispositif un certain nombre de poussières pénètrent dans les poumons où on verra le sort qui les attend.

Le passage à travers les voies respiratoires supérieures de l'air qui va porter l'oxygène dans les poumons entraîne cette conséquence que les voies respiratoires sont le siège de formations spéciales destinées à jouer un rôle fort différent de celui qui vient d'être exposé; c'est ainsi que dans la partie supérieure de la pituitaire (en violet sur la fig. 59) est une région adaptée à l'olfaction (*tache jaune olfactive, muqueuse de Schultze*); c'est ainsi que dans le larynx est une région adaptée à la phonation (*cordes vocales inférieures*). Ces fonctions spéciales se manifestent morphologiquement par des modifications de l'épithélium.

La tache jaune olfactive. — La tache jaune olfactive est tapissée par un épithélium stratifié, comprenant des cellules basales, au-dessus desquelles sont des cellules cylindriques de deux sortes : 1° des *cellules sensorielles* (*cellules olfactives*) longs bâtonnets renflés en leur centre et portant sur leur surface libre une petite vésicule (*vésicule olfactive*), laquelle à son tour supporte quelques cils vibratiles (1) chargés de recueillir les sensations olfactives; à leur extrémité profonde, les cellules olfactives sont en relation de continuité avec les fibres du nerf olfactif (2); 2° des *cellules de soutien*, interposées entre les précédentes, pigmentées; les sommets de toutes les cellules de soutien s'unissent pour former une membrane perforée au niveau des cellules olfactives (*limitante externe*).

A la muqueuse de Schultze, sont annexées des glandes tubuleuses simples pigmentées.

L'organe de la phonation. — L'organe de la phonation est représenté par les cordes vocales inférieures; l'air produit à leur niveau un frottement considérable auquel est opposé un épithélium pavimenteux stratifié (fig. 59).

La trachée. — La trachée (fig. 75) présente à considérer plusieurs tuniques qui sont de dedans en dehors (3) :

1° Une muqueuse.. { épithélium. chorion.

2° Une gaine fibro-élastique.

3° Un squelette.

(1) Il est utile de remarquer que la cellule sensorielle gustative (cf. p. 106) supporte un bâtonnet assimilable à un gros cil vibratile ou à plusieurs cils soudés. C'est la seconde fois qu'on voit un organe des sens qui montre des formations ciliaires en rapport avec la fonction qui consiste à recueillir des sensations venant du monde extérieur. Ce point sera rappelé dans la séance où il sera question des organes des sens.

(2) Les cellules olfactives sont de véritables neurones bipolaires dont les cils vibratiles peuvent être assimilés à des prolongements protoplasmiques et le prolongement basal à un cylindraxe (cf. p. 190).

(3) Le larynx, qui représente le couronnement de la trachée, comprend les mêmes tuniques; le squelette y est formé de fibro cartilage élastique (épiglotte, cartilages de Wrisberg, aryténoïdes).

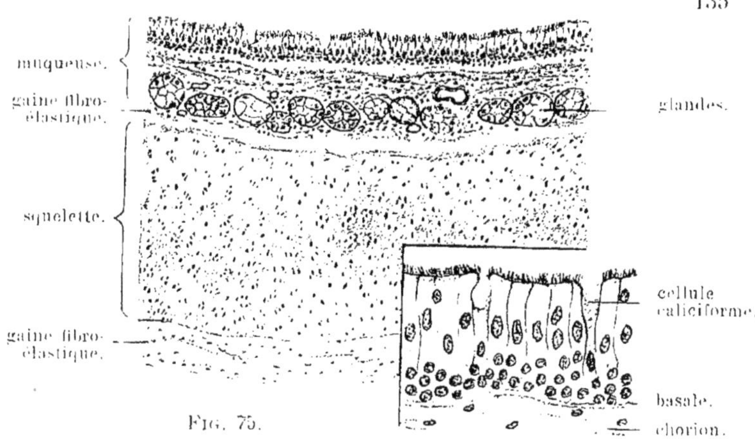

FIG. 75.

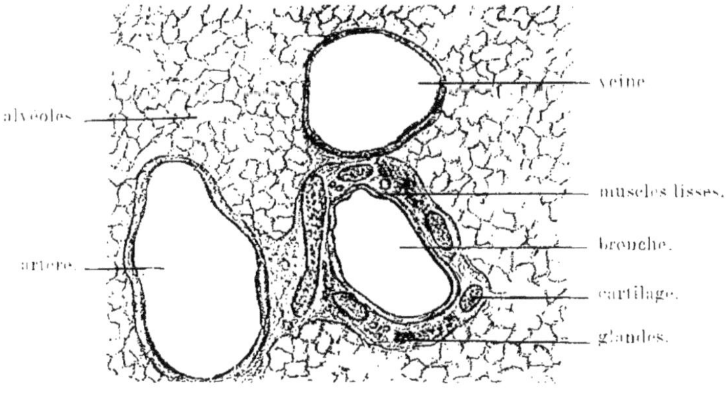

FIG. 76.

FIG. 75 — *Coupe de trachée de Chat, vue d'ensemble; en bas et à droite, détail de l'épithélium (cet épithélium est le même que celui de la muqueuse de Schneider).*

FIG. 76 — *Coupe de poumon de supplicié; la coupe passe au niveau d'une bronche sublobulaire, ce qu'on reconnaît à ce fait qu'elle est accompagnée d'une artère et d'une veine (le sang contenu dans les vaisseaux n'a pas été représenté pour ne pas surcharger le dessin; le grossissement est extrêmement faible, objectif 1).*

Il n'y a rien à ajouter à ce qui a été dit sur la muqueuse.

La gaine fibro-élastique est un tissu conjonctif où se trouve un réseau élastique très développé, elle entoure de toutes parts le squelette. Ce dernier est représenté par un anneau cartilagineux hyalin, incomplet, en fer à cheval, ouvert en arrière. A la partie postérieure, les deux extrémités de l'anneau sont réunies par un muscle lisse.

Les bronches. — Les bronches reçoivent l'air de la trachée et le transmettent aux poumons; elles se divisent à l'intérieur du poumon, et à mesure qu'elles s'enfoncent dans le parenchyme pulmonaire leur calibre diminue. En même temps leur structure se simplifie. Au voisinage de la trachée, les grosses bronches ont une structure identique à celle de ce gros conduit, au voisinage de l'alvéole pulmonaire, elles ne sont plus représentées que par un canal à épithélium cubique simple, sans glandes et sans squelette.

Dans leur parcours extrapulmonaire ces grosses bronches ne se distinguent absolument pas de la trachée : leur squelette est figuré par des anneaux cartilagineux incomplets, fermés en arrière par un muscle lisse. Dans leur parcours intrapulmonaire, au contraire, il y a un fait anatomique nouveau : le squelette est représenté par un anneau cartilagineux discontinu formé de plaques de cartilage hyalin (fig. 76) qui vont en diminuant de nombre et d'épaisseur. Dans leur parcours intrapulmonaire, les bronches sont pourvues en dedans du squelette d'une couche musculaire, à fibres lisses disposées circulairement (*muscle de Reissessen*). On notera que la lumière des petites bronches est extrêmement plissée (fig. 77).

La structure des bronches a pour effet de rendre facile l'accès de l'air : elles sont, grâce à leur squelette cartilagineux maintenues béantes; mais en même temps, leur rôle est d'arrêter les poussières inspirées, et c'est à cela que servent les cellules caliciformes, les glandes muqueuses et le revêtement cilié, enfin, elles ont encore une autre fonction : celle de réchauffer l'air qui doit arriver aux alvéoles pulmonaires et la disposition des plis en ailettes (fig. 77), multiplie singulièrement la surface de contact entre l'air et la muqueuse.

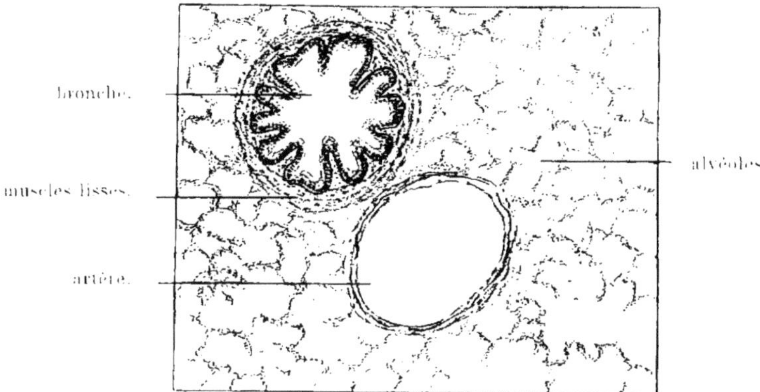

Fig. 77.

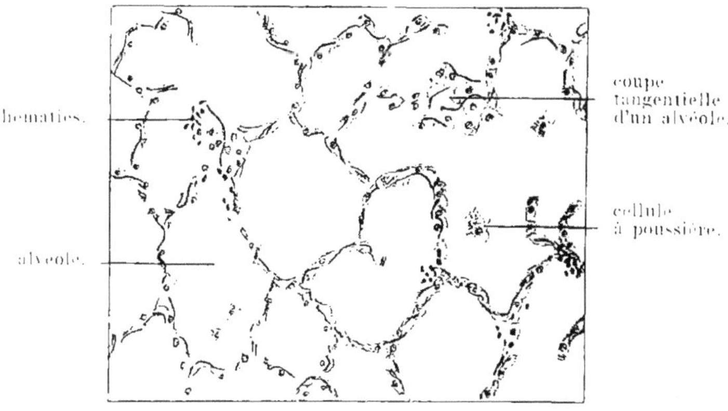

Fig. 78.

Fig. 77. — *Coupe de poumon de Hérisson; la coupe passe au niveau d'une bronche intralobulaire, ce qu'on reconnait à ce fait qu'elle est dépourvue de squelette cartilagineux et qu'elle n'est accompagnée que d'une artère (faible grossissement, objectif 3).*

Fig. 78. — *Coupe de poumon de supplicié, colorée à l'orcéine pour montrer le réseau élastique de la paroi des alvéoles (fort grossissement, objectif 7).*

Le poumon. — Le poumon se compose de petits éléments tous semblables, placés les uns à côté des autres, les *lobules pulmonaires*, il suffit de connaître la structure d'un lobule pour connaître du même coup la structure de tout le poumon.

Le schéma 6 indique quelles sont les diverses parties

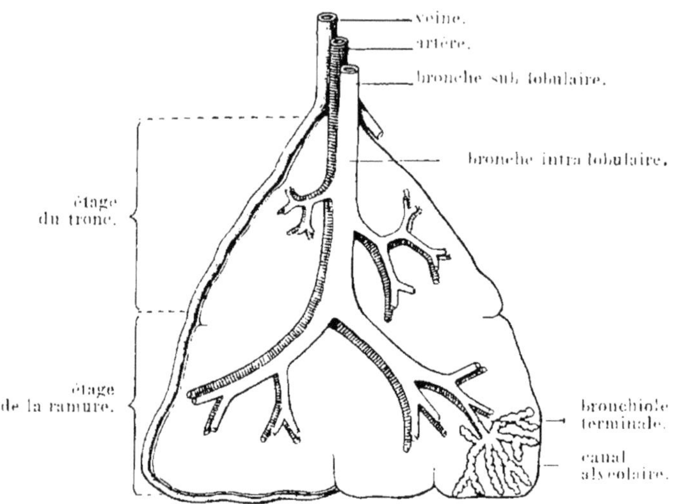

SCHÉMA 6. — Le lobule pulmonaire, d'après le schéma de Laguesse et d'Hardivillier, modifié.

du lobule pulmonaire (1) : une bronche (*sub-lobulaire*) aborde le lobule, elle y pénètre (*bronche intralobulaire*) accompagnée d'une artère et d'une gaine conjonctive qui vont la suivre dans toutes ses divisions, la veine restant à l'extérieur du lobule; la bronche intralobulaire émet d'abord quelques collatérales (*étage du tronc*), puis se divise dichotomiquement (*étage de la ramure*), après un certain nombre de ramifications dichotomiques on aboutit à un bouquet (*panache terminal*) de bronchioles

(1) Les données qui suivent sont devenues classiques depuis les travaux de Laguesse et d'Hardivillier.

(*bronchioles terminales* ou *bronchioles acineuses*); à chaque bronchiole terminale est appendu un *acinus*, l'acinus se compose de six à huit canaux (*canaux alvéolaires*) bosselés, chaque bosselure constituant un *alvéole pulmonaire*. A la périphérie du lobule est une cloison conjonctive le séparant des lobules voisins et dans l'épaisseur de laquelle chemine la veine.

Les bronches intralobulaires sont pourvues d'une muqueuse à épithélium cubique simple non cilié reposant sur une tunique conjonctivo-musculaire où les glandes et le squelette font complètement défaut.

Les bronchioles terminales portent à leur surface quelques alvéoles et concourent à l'hématose.

Les canaux alvéolaires, dans l'intervalle des bosselures alvéolaires ont la même structure que les bronchioles terminales (épithélium cubique simple reposant sur une tunique conjonctivo-musculaire, riche en éléments élastiques).

Les alvéoles (fig. 78) sont les éléments essentiels du poumon; c'est à leur niveau que se fait l'hématose, ils sont donc entourés d'un réseau capillaire extrêmement riche (le plus riche de l'organisme), courant dans un tissu conjonctif où les fibres élastiques prédominent; ces fibres élastiques donnent au poumon son élasticité qui lui permet de revenir sur lui-même au moment de l'expiration. L'épithélium qui tapisse la paroi interne des alvéoles présente des caractères d'adaptation des plus intéressants : il est constitué, par deux sortes de cellules : 1° les unes (*petites cellules*) sont situées au niveau des travées du réseau capillaire, elles possèdent un noyau et un cytoplasme renfermant quelques mitochondries, elles ne jouent aucun rôle dans l'hématose puisqu'au-dessous d'elles, il n'y a point de sang; 2° les autres (*grandes plaques anucléées*) recouvrent le réseau capillaire; c'est à travers leur cytoplasme que se font les échanges gazeux entre le contenu de l'alvéole et le sang des capillaires, la présence d'un noyau formant écran serait un obstacle opposé à l'hématose; on voit donc là des cellules qui se sacrifient à la communauté, qui meurent (puisqu'elles perdent leur noyau) pour que leur corps cellulaire offre une plus large surface d'échange. Ces grandes plaques anucléées, mortes, sont incapables de se reproduire et par conséquent de régénérer celles d'entre elles qui s'exfolient. Ce rôle de régénération est dévolu aux petites cellules. Le nitrate d'argent imprégne la limite des cellules de l'alvéole et leur communique l'aspect d'un endothélium (1).

Les cellules de l'épithélium alvéolaire ont encore un rôle important à jouer; dans les inflammations, et même à l'état normal, quand un corps étranger a pu pénétrer dans la lumière de l'alvéole, elles deviennent des phagocytes actifs; c'est ainsi qu'on trouve dans les alvéoles pulmonaires des éléments chargés de substances étrangères (*cellules à poussière*) qui ne sont autres que des cellules desquamées (2) qui seront expulsées au dehors et qu'on pourra retrouver dans les crachats.

(1) C'est à tort qu'on a qualifié d'endothéliales les grandes plaques anucléées du poumon ; au point de vue purement morphologique, elles rentrent bien dans le cadre des endothéliums, mais elles n'en ont ni le rôle ni l'origine embryologique.

(2) Et des leucocytes.

L'APPAREIL URINAIRE

L'appareil urinaire, dérivé du feuillet moyen ou mésoderme, comprend les reins et une série de conduits formant les voies urinaires.

Le rein. Le rein, entouré d'une capsule conjonc-

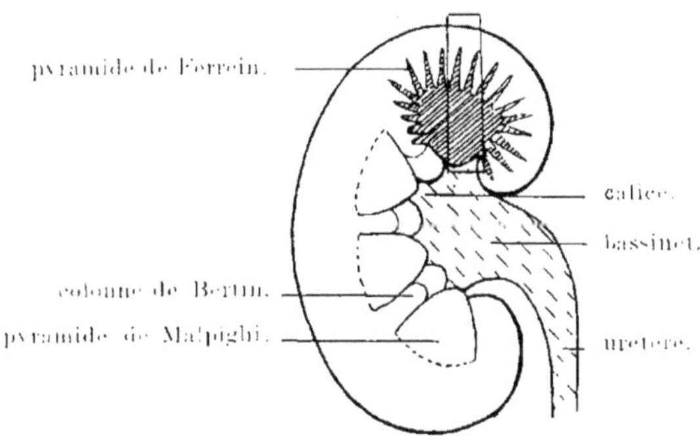

SCHÉMA 7. Topographie du rein

tive, se compose d'une *substance corticale* et d'une *substance médullaire* (fig. 79). La corticale envoie dans la médullaire des prolongements (*colonnes de Bertin*) qui la partagent en grosses masses pyramidales (*pyramides de Malpighi*). D'autre part, de la base et des faces latérales de chaque pyramide de Malpighi partent des prolongements de substance médullaire (*pyramides de Ferrein*) qui sillonnent la corticale (1). Ces faits, un peu complexes, sont exprimés par le schéma 7.

(1) Il existe un *lobe renal* formé par une pyramide de Malpighi et la substance corticale qui l'entoure immédiatement ; la notion de lobe rénal répond à ce fait que le rein de l'Homme est un rein com-

Substance corticale et substance médullaire sont formées de *tubes urinifères*. Un tube urinifère comprend un *corpuscule de Malpighi* auquel font suite successivement (schéma 8) un *tube contourné*, un *tube de Schachowa*,

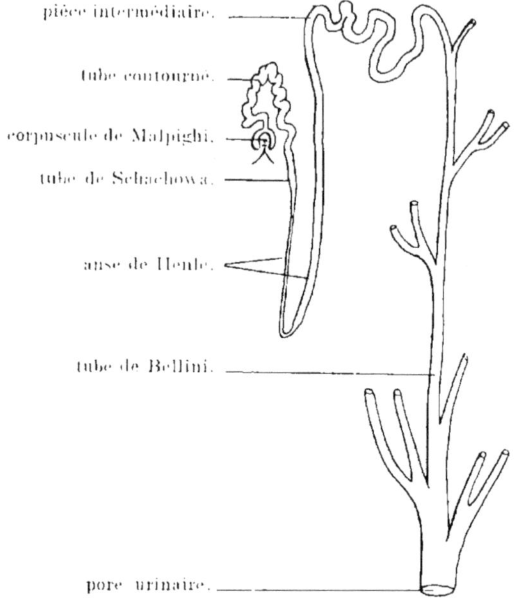

SCHÉMA 8. Le tube urinifère.

chowa, une *anse de Henle* à branche descendante grêle, à branche ascendante grosse, une *pièce intermédiaire*; les pièces intermédiaires de plusieurs tubes urinifères viennent se jeter dans un canal collecteur commun ou *tube de Bellini*, lequel débouche dans un calice par l'intermédiaire d'un orifice : *le pore urinaire*.

posé (formé de plusieurs lobes), tandis que le rein de certains animaux (Lapin) ne comporte qu'un seul lobe et, partant, qu'une seule pyramide de Malpighi.

Il existe aussi un *lobule rénal* formé par une pyramide de Ferrein et la substance corticale qui l'entoure immédiatement.

Le schéma 8 montre qu'un certain nombre de ces parties sont tortueuses (tube contourné, pièce intermédiaire), alors que les autres sont rectilignes. La substance corticale du rein renferme les corpuscules de Malpighi et les pièces contournées (tubes contournés, pièces

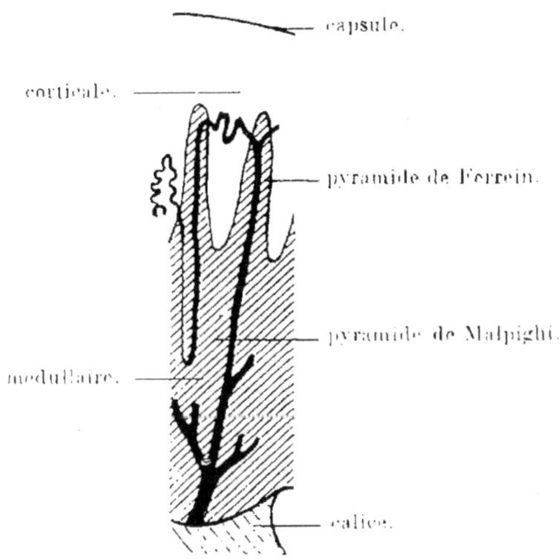

SCHÉMA 9 — Topographie du tube urinifère; ce schéma est une partie du schéma 7 examinée à un plus fort grossissement : en hachures continues la substance médullaire.

intermédiaires); la substance médullaire contient les pièces droites (tube de Schachowa, anses de Henle, tubes de Bellini) comme l'indique le schéma 9.

Le tube urinifère est constitué par un épithélium qui varie suivant le point considéré. Si on laisse de côté le corpuscule de Malpighi facile à reconnaître par le glomérule vasculaire (*glomérule de Malpighi*) qui en occupe le centre, on peut, pour savoir quelle partie du tube représente une section déterminée qu'on observe dans une coupe, se reporter au tableau suivant :

Cellules plates			Branche descendante.
Cellules cylindriques ou cubiques.	avec bordure en brosse		Tube contourné. Tube de Schachowa.
	sans bordure en brosse.	avec bâtonnets	Branche ascendante. Pièce intermédiaire.
		sans bâtonnets	Tube de Bellini.

Le corpuscule de Malpighi. — Le corpuscule de Malpighi comprend à son centre un peloton vasculaire (*glomérule de Malpighi*), entouré d'une capsule à deux feuillets (*capsule de Bowman*) dont la disposition rappelle celle d'une séreuse en miniature: le feuillet pariétal est formé d'un épithélium à cellules aplaties (simulant un endothélium) et reposant sur une membrane propre; le feuillet réfléchi formé d'une nappe protoplasmique indivise, où sont épars des noyaux, épouse toutes les sinuosités des vaisseaux glomérulaires. Il est intéressant de noter : 1° qu'il existe, en général, sur les coupes une cavité en forme de couronne ou de croissant entre le feuillet pariétal de la capsule et le glomérule, cette cavité est artificielle; sur le vivant quand les glomérules sont gorgés de sang cette cavité est virtuelle et réduite à une fente; 2° que les noyaux qu'on voit sur une coupe de glomérule appartiennent : les uns à l'épithélium du feuillet réfléchi de la capsule, d'autres à des cellules conjonctives qui accompagnent les capillaires, d'autres encore à l'endothélium des vaisseaux, et d'autres, enfin, à des leucocytes contenus avec le sang dans la lumière des capillaires (fig. 80).

Les vaisseaux des glomérules sont des capillaires, le sang leur arrive (*pôle vasculaire*) par une *artériole afférente* et les quitte par une *artériole efférente*, il s'agit donc d'un réseau capillaire interposé entre deux artères (*système porte rénal, système porte artériel, réseau admirable*).

Les artères pénètrent dans le corpuscule au point de réflexion des deux feuillets de la capsule. Le feuillet pariétal présente un orifice (*pôle urinaire*) mettant en communication la cavité comprise entre les deux feuillets de la capsule avec le tube urinifère. Le corpuscule

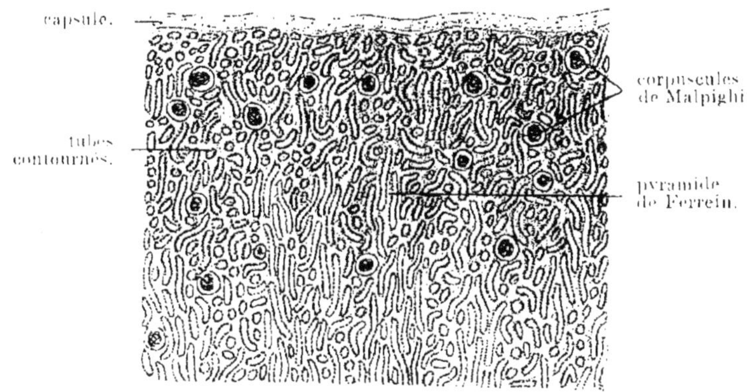

Fig. 79.

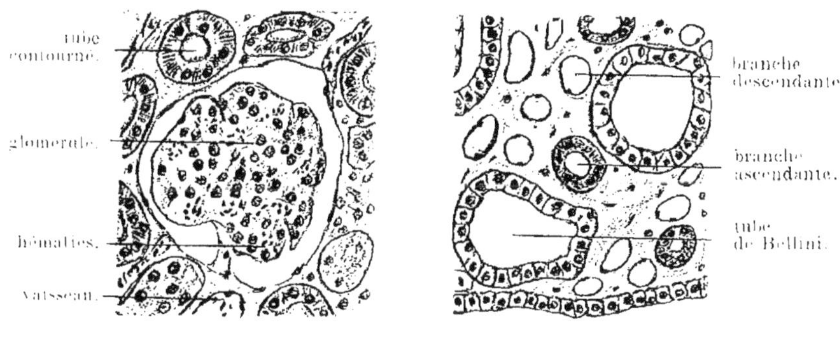

Fig. 80. Fig. 81.

Fig. 79. — *Coupe de rein de supplicié, vue d'ensemble.*

Fig. 80 — *Coupe de rein de supplicié, détail de la substance corticale.*

Fig. 81. — *Coupe de rein de supplicié, détail de la substance médullaire; au bas de la figure on a représenté l'épithélium d'un calice.*

de Malpighi est un filtre qui fournit la partie liquide de l'urine, elle retient les albumines du sang et laisse passer l'eau et les sels minéraux.

Le tube contourné et le tube de Schachowa. — Ces tubes sont tapissés par un épithélium cylindrique simple à bordure en brosse (fig. 80). Les cellules épithéliales, qui reposent sur une paroi propre conjonctive, possèdent un noyau sphérique situé à peu près au milieu du corps cellulaire, un cytoplasme légèrement granuleux chargé d'enclaves (graisses, pigment), et un chondriome filamenteux occupant la région basale (*bâtonnets de Heidenhain*). Les limites intercellulaires ne sont pas visibles. La lumière du tube est variable suivant le stade de fonctionnement, mais, en général, elle est étroite (1).

Le segment à bordure en brosse du tube urinifère est le siège de l'élimination de l'acide urique, des urates et des substances colorantes (bleu, indigo) injectées expérimentalement dans le sang. On a voulu voir dans la bordure en brosse des traces du passage des substances éliminées par la cellule. L'élimination de ces substances est comparable à un phénomène de sécrétion; elle en diffère toutefois par ce fait fondamental que les substances excrétées existent préformées dans le sang.

La branche descendante de l'anse de Henle. — Conduit à rôle très effacé, cette partie du tube urinifère est pourvue d'un épithélium à cellules plates, à lumière relativement grande; les noyaux des cellules font saillie dans la lumière du tube (fig. 81).

La branche ascendante de l'anse de Henle et la pièce intermédiaire (2). — La structure de ces parties rappelle de très près celle du tube contourné et du tube de Schachowa, mais s'en distingue toutefois par l'absence de brosse à la surface des cellules, et par l'absence de bâtonnets dans le cytoplasme (fig. 81). Elles concourent à l'excrétion au même titre que les segments à bordure en brosse.

Le tube de Bellini. — C'est un tube dont le diamètre

(1) On a décrit dans ces tubes des cellules qui portent sur leur sommet un cil en rapport avec un diplocentre.

(2) On réunit souvent ces deux parties du tube urinifère sous le nom de *segment de Schweigger-Seidel*.

varie suivant le point considéré, il va en s'accroissant de la pièce intermédiaire au pore urinaire. Il est tapissé par un épithélium à cellules cubiques ou cylindriques remarquablement claires. Leur cytoplasme renferme un gros noyau sphérique central et de fins chondriocontes (fig. 81). Le tube de Bellini ne semble pas avoir d'autre rôle que de conduire l'urine dans les calices.

L'épithélium du tube de Bellini est en continuité avec celui des calices.

Les vaisseaux du rein. — L'examen d'une coupe de rein injecté montre l'intensité de la circulation rénale.

Des artères, branches de l'artère rénale, montent dans le rein en suivant le trajet des colonnes de Bertin (*artères péri-pyramidales*), arrivées au niveau de la base de la pyramide de Malpighi, elles s'épanouissent en un réseau (1) d'où partent des artérioles qui cheminent entre les pyramides de Ferrein (*artères interlobulaires*), aux artères interlobulaires sont appendus comme des fruits à une tige les glomérules de Malpighi; les artères efférentes se capillarisent pour vasculariser les tubes contournés ainsi que les pyramides de Malpighi (*artères droites*); les veines naissent au niveau d'étoiles situées sous la capsule (*étoiles de Verheyen*) et suivent un trajet parallèle à celui des artères (*veines interlobulaires, voûte veineuse du rein, veines péri-pyramidales*); les veines qui ont pris naissance dans la pyramide de Malpighi (*veines droites*) se joignent aux veines interlobulaires pour former la voûte veineuse.

Les voies urinaires. — Les voies urinaires comprennent trois tuniques :

1° Une muqueuse.. { épithélium. / chorion.

2° Une musculeuse { longitudinale interne. / circulaire externe.

3° Une séreuse (2) . { chorion. / épithélium.

(1) Les artères du rein sont terminales et ne s'anastomosent pas, comme le croyaient les anciens, pour former la *voûte artérielle* du rein.

(2) La séreuse n'existe que dans certaines parties de la vessie : elle est remplacée par un adventice au niveau de l'uretère.

La muqueuse a pour but de s'opposer au passage et à la résorption des substances toxiques retirées du sang par le rein; c'est la raison qui explique la structure spéciale de l'épithélium; il s'agit d'un épithélium pavimenteux stratifié, mais qui n'a rien de commun avec celui de l'épiderme et des organes où se produisent des frottements; on l'appelle stratifié parce qu'il contient quatre ou cinq assises de cellules et pavimenteux parce que la plus superficielle de ces assises (fig. 82) est constituée par de larges plaques multinucléées (*cellules épithéliales géantes*) ayant élaboré à leur surface libre une cuticule hyaline.

Dans son ensemble, cet épithélium comprend une couche basilaire, génératrice, sur laquelle reposent trois ou quatre assises de cellules polyédriques ou cylindriques dont les plus superficielles sont en forme de raquette (*cellules en raquette*) importantes à connaître, car leur présence dans l'urine décèle une inflammation de la vessie ayant entraîné une desquamation intense; le tout est recouvert par les cellules épithéliales géantes dont la partie profonde à cytoplasme grenu est creusée d'encoches où se logent les parties renflées des cellules en raquette.

L'épaisseur de l'épithélium va en augmentant depuis les calices où il est cubique simple (fig. 81) jusqu'à la vessie où il atteint son maximum de puissance.

Les calices, le bassinet et l'uretère. — L'épithélium de la muqueuse a été étudié, le chorion est assez riche en éléments élastiques disposés longitudinalement au niveau de l'uretère; la musculeuse comprend deux couches : longitudinale interne, circulaire externe (disposition inverse de celle du tube digestif), une troisième couche longitudinale externe vient se surajouter à l'uretère, au voisinage de la vessie; l'adventice est représentée par un tissu conjonctivo-élastique où abondent les cellules adipeuses.

La vessie. — L'épithélium a été décrit (cf. ci-dessus), le chorion présente quelques rares saillies papillaires, il renferme dans sa partie profonde une couche conjonctive lâche surmontée d'une couche conjonctive où les éléments élastiques abondent, dispositif qui permet à la

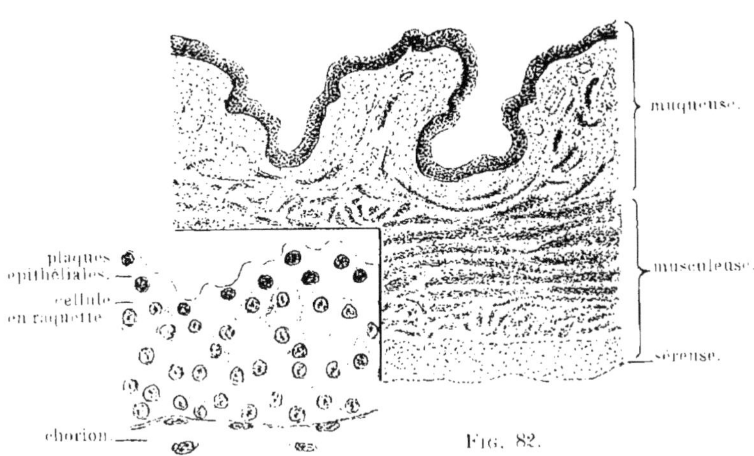

FIG. 82.

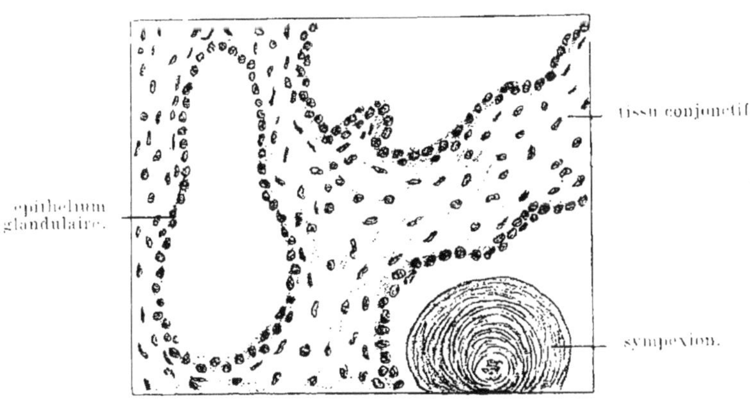

FIG. 83.

FIG. 82. — *Coupe de vessie de Chien, vue d'ensemble ; en bas et à gauche, détail de l'épithélium.*

FIG. 83. — *Coupe de prostate de supplicié (fort grossissement).*

vessie de subir une dilatation considérable; la musculeuse comprend trois couches : une circulaire interposée entre deux longitudinales, ces trois couches sont reliées les unes aux autres par des faisceaux musculaires anastomotiques, leur contraction entre en jeu dans la miction; la séreuse péritonéale est séparée des muscles par une couche de tissu cellulo-adipeux.

Au niveau du trigone de la vessie, on note quelques modifications : l'épithélium passe progressivement du type pavimenteux stratifié au type prismatique stratifié qui existe dans l'urètre, d'autre part, le chorion renferme quelques bourgeons épithéliaux pleins ou creux représentant des glandes analogues à celles de la prostate.

La vessie est très richement vascularisée et innervée.

L'urètre. — L'épithélium de l'urètre est prismatique stratifié sauf à ses deux extrémités où il est pavimenteux stratifié, se continuant par une transition ménagée avec celui de la vessie d'une part, et celui de la muqueuse balanique d'autre part; le chorion renferme une riche vascularisation veineuse, en rapport avec le corps spongieux et prenant part à l'érection; à la muqueuse sont annexées des glandes dont le rôle est en rapport avec les fonctions génitales (prostate, glandes de Cowper, glandes de Littre, lacunes de Morgagni).

L'urètre de la Femme ne diffère pas par sa constitution histologique de l'urètre de l'Homme.

L'APPAREIL GÉNITAL MALE

L'appareil génital mâle, dérivé du mésoderme, comprend le testicule et une série de conduits formant les voies excrétrices du sperme; sur le trajet de ces dernières sont des glandes dont le produit de sécrétion concourt à la formation du liquide séminal; d'autre part, la partie terminale des voies excrétrices du sperme est entourée d'une gaine vasculaire érectile permettant leur intromission dans les voies génitales de la Femme.

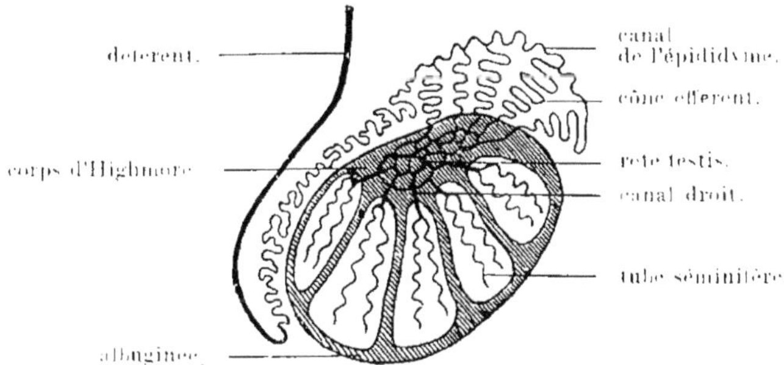

SCHÉMA 10. — Topographie du testicule et de l'épididyme (la partie antérieure regarde à la droite du lecteur).

Le testicule. — Le testicule (fig. 84), entouré d'une épaisse membrane conjonctive (*albuginée*), recouverte elle-même par le feuillet viscéral de la séreuse vaginale, se compose d'une série de tubes (*tubes séminifères*) plus ou moins contournés, et répartis dans des compartiments (*lobules testiculaires*) séparés les uns des autres par des cloisons conjonctives émanées de l'albuginée. L'albuginée s'épaissit considérablement au niveau du bord postéro-supérieur de l'organe pour former une masse conjonctive (*corps d'Highmore*) où sont situées les premières voies excrétrices du sperme (schéma 10).

Le tube séminifère. — Le tube séminifère est constitué par une paroi propre conjonctive, formée de plusieurs lamelles séparées les unes des autres par des cellules endothéliformes (tissu engainant, cf. tissu conjonctif) sur laquelle repose un épithélium stratifié, qu'il n'est pas possible de faire entrer dans le cadre général des épithéliums ; c'est, en effet, un épithélium d'un type tout à fait spécial (*épithélium germinatif*). Les cellules qui le composent sont de deux sortes : 1° la *cellule de Sertoli* ou *cellule en chandelier*, caractérisée par l'aspect de son noyau clair avec un gros nucléole rond, c'est sur la portion apicale de la cellule de Sertoli que s'implantent les spermatozoïdes avant d'être mis en liberté dans la lumière du tube ; 2° la *cellule de la lignée séminale* qui est polymorphe et se présente sous quatre aspects différents.

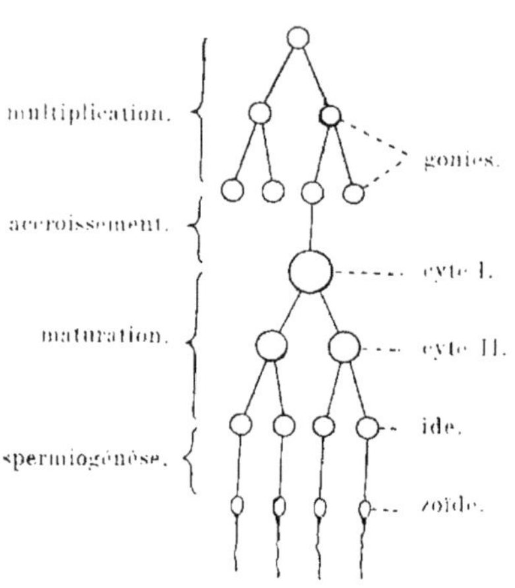

SCHÉMA 11. — Tableau généalogique des éléments de la lignée séminale (imité de Boveri).

a) La *spermatogonie;*
b) Le *spermatocyte;*
c) La *spermatide;*
d) Le *spermatozoïde.*

Ces quatre aspects représentent les stades évolutifs d'un seul élément souche, dont le schéma 11 montre la généalogie; les transformations de ces divers éléments les uns dans les autres, aboutissant à la formation de la

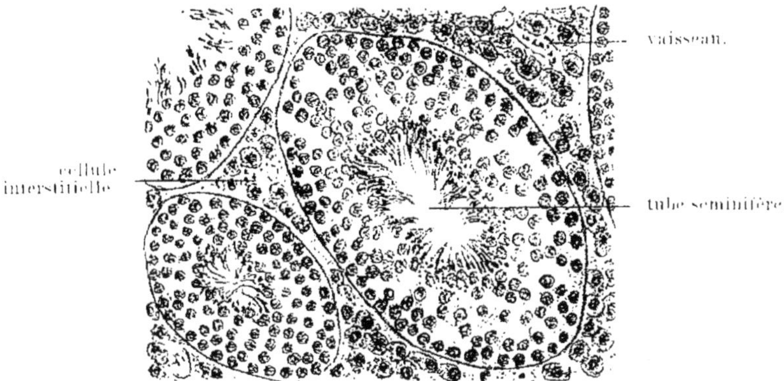

Fig. 84.

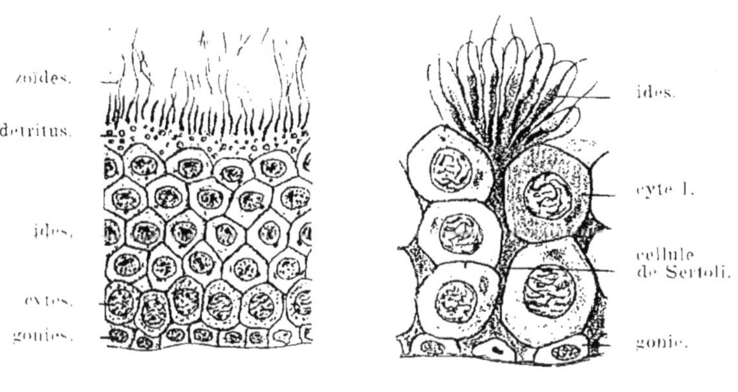

Fig. 85. Fig. 86.

Fig. 84. — *Coupe de testicule de Porc, vue d'ensemble; noter le développement énorme des cellules interstitielles (comparer avec la figure 16).*

Fig. 85. — *Détail d'un point de la surface d'un tube séminifère de Cobaye, correspondant au point 2 du schéma 12.*

Fig. 86. — *Détail d'un autre point de la surface d'un tube séminifère de Cobaye, correspondant au point 4 du schéma 12.*

cellule sexuelle mâle (le spermatozoïde), sont connues sous le nom de *spermatogénèse*.

La spermatogénèse. — A. MULTIPLICATION. — La cellule initiale donne par mitose des *spermatogonies* (noyau globuleux, nucléole volumineux, chromatine pulvérulente, cytoplasme contenant un idiosome avec un centrosome double, fig. 85 et 86) qui, à leur tour, se divisent par voie de mitose un certain nombre de fois (schéma 11).

Toutes les spermatogonies résultant de ces mitoses n'ont pas la même valeur : les unes restent en réserve pour assurer l'avenir des générations futures (1), les autres, au contraire, vont subir la transformation en *spermatocytes*.

B. ACCROISSEMENT. — La spermatogonie se transforme en spermatocyte par un phénomène de croissance (schéma 11), le spermatocyte est d'abord petit (*spermatocyte jeune*), à peine plus volumineux que la spermatogonie qui lui a donné naissance (noyau contenant d'abord un réseau, puis un spirème (2), cytoplasme renfermant un idiosome avec diplocentre), puis il s'accroît et devient une énorme cellule (*spermatocyte de premier ordre*) ayant doublé, presque triplé de volume (noyau en voie de mitose).

C. MATURATION. — Deux mitoses successives vont intervenir donnant (schéma 11) : la première, ou *grosse mitose*, deux cellules-filles (*spermatocytes de second ordre* ou *cellule de von Ebner*) deux fois plus petites que le spermatocyte de premier ordre, et la seconde, ou *petite mitose*, quatre cellules petites-filles (*spermatides*) plus petites que les cellules de von Ebner (noyau globuleux, cytoplasme réduit, diplocentre et idiosome séparés, un flagellum en rapport avec un des corpuscules du diplocentre); les spermatides possèdent une particularité remarquable à savoir que la grosse mitose

(1) Chez l'Homme, la spermatogénèse dure pendant toute la vie sexuelle, c'est-à-dire depuis la puberté jusqu'à la vieillesse.

(2) C'est la prophase de la première mitose de maturation, prophase qui dure extrêmement longtemps.

et la petite mitose (*mitoses de maturation* ou *meioses*) ont entraîné une réduction de la chromatine; le nombre des chromosomes contenus dans chaque spermatide n'est plus que $\frac{n}{2}$ du nombre des chromosomes du spermatocyte de premier ordre, si *n* représente ce nombre (*mitoses réductionnelles*).

D. Spermiogénèse. — Pour terminer cette évolution, la spermatide se transforme en spermatozoïde par formation d'un appareil locomoteur (schéma 11) approprié aux mouvements pour la « conquête de l'ovule ». Les phénomènes essentiels de la spermatogénèse peuvent se traduire ainsi : le spermatozoïde (constitué par une *tête* que recouvre la *coiffe céphalique*, par une partie rétrécie ou *collet* contenant des *centrosomes* avec un *appareil spiral* et par une *queue* ou *flagellum* entourée dans sa partie initiale d'une mince gaine de cytoplasme) est une cellule à chromatine réduite quantitativement et condensée dont les éléments dérivent de ceux de la spermatide : le noyau donne la tête, le flagellum donne la queue, l'idiosome fournit la coiffe céphalique, le diplocentre forme les centrosomes, le chondriome se transforme en filament spiral, quant au cytoplasme il disparaît à peu près complètement et se résout en détritus (1).

Les notions qui précèdent, indispensables pour lire une coupe du testicule, ne suffisent cependant pas pour interpréter les images données par une préparation; il faut encore savoir où et comment s'effectue la spermatogénèse. La spermatogénèse se déroule dans le tube séminifère et ses transformations se font à l'intérieur du tube suivant une hélice (en tire-bouchon).

1. Avant la puberté, les processus de spermatogénèse se déroulent d'une façon incomplète, c'est-à-dire que le cycle spermatogénétique est incomplet, par suite de la dégénérescence des éléments avant l'achèvement de leur évolution, c'est ce que Prenant a désigné sous le nom de *préspermatogénèse;* chez le vieillard, il se produit un phénomène analogue, aboutissant à des éléments monstrueux, puis à l'extinction totale des cellules de la lignée séminale, c'est la *métaspermatogenèse*.

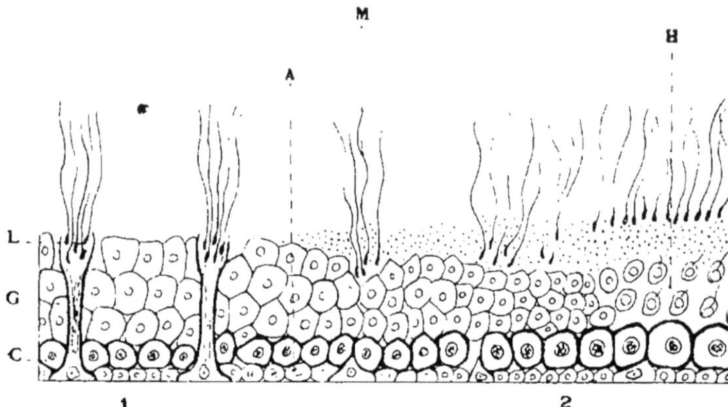

SCHÉMA 12. — Coupe longitudinale d'un tube séminif[ère] de testicule de Cobaye (les chiffres 1 à 5 corresponden[t au] texte.

Le schéma 12 (1) représente une coupe longitudinale de tube séminifère et montre la succession des stades : si, se déplaçant de la gauche vers la droite, on part du point A, on voit d'abord des spermatogonies en voie de mitose donnant naissance à une série de spermatogonies étalées en une seule rangée le long de la paroi propre, rangée interrompue de place en place par les pieds des cellules de Sertoli, reconnaissables à leur noyau. Au point B, on voit une bifurcation : les cellules les plus inférieures sont des spermatogonies de réserve (celles qui assureront l'évolution des générations futures); les cellules qui les surmontent (dont le contour est

(1) La simple inspection du schéma montre qu'il est semblable à ses deux extrémités : on peut imaginer que la figure se prolonge indéfiniment vers la droite en reproduisant toujours la même série de stades : il faut donc suivre les explications en lisant le schéma de gauche à droite, puis, arrivé à l'extrémité, revenir à gauche au point correspondant désigné par la même lettre. Branca a montré que dans le testicule de l'Homme la disposition est moins régulière. Il ne faudrait pas croire qu'au cours de leur développement les cellules de la lignée séminale se déplacent dans le tube, elles évoluent sur place, ce qu'une comparaison permettra de mieux comprendre : on suppo-

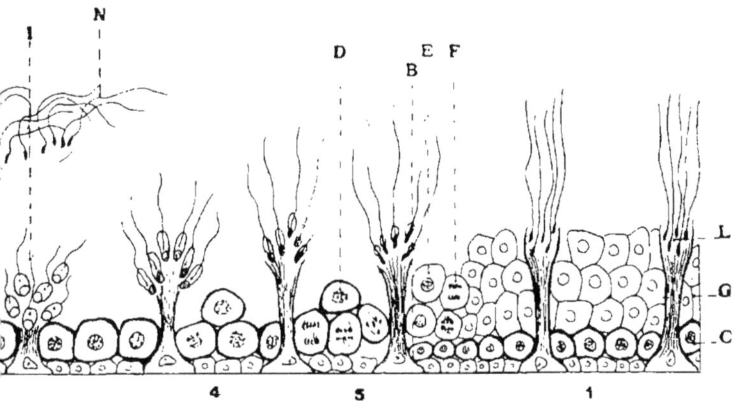

…t une onde spermatogénétique; établie d'après une coupe … classiques de Lenhossek); pour la légende, se reporter au

plus accentué) sont des spermatocytes jeunes qui conduisent jusqu'au point C, on les voit augmenter peu à peu de volume (période d'accroissement), l'augmentation de volume s'accentue encore à partir du point C pour conduire jusqu'au point D où les spermatocytes de premier ordre sont en mitose (grosse mitose); au point E sont deux cellules de von Ebner, très peu nombreuses, car la dernière partie de la période de maturation est fugace et d'observation difficile; au point F sont figurées deux cellules de von Ebner en voie de mitose (petite mitose), fait fugace, lui aussi, et peu facile à voir; à partir du point F sont des spermatides tassées

sera que dans chacune des maisons d'une rue il y a un enfant : dans la première maison un enfant nouveau-né : dans la seconde un enfant d'une semaine ; dans la troisième un enfant de quinze jours ; dans la quatrième un enfant de trois semaines et ainsi de suite ; il est aisé de comprendre que l'observateur qui voudra avoir une idée des premiers développements de l'enfant devra revenir chaque semaine dans la même maison, ou bien, ce qui est plus rapide et plus commode, passer successivement, le même jour, dans toutes les maisons. Mais la comparaison peut être poussée plus loin : on supposera encore que dans chacune des maisons de la rue, il naît

sur trois ou quatre rangées qui, en H, commencent à se transformer; elles abandonnent leurs connexions avec les spermatocytes sous-jacents pour venir se disposer au sommet des cellules de Sertoli (en I); un peu plus loin, les spermatides fixées à la cellule de Sertoli forment des groupes qui ont valu à cette dernière le nom de *spermatophore*; c'est ainsi fixées aux cellules de Sertoli, qui leur apportent les éléments nutritifs, que les spermatides achèvent de se transformer en spermatozoïdes; à partir du point M, les spermatozoïdes achevés quittent les cellules de Sertoli et tombent dans la lumière du canal, abandonnant le cytoplasme de la spermatide sous forme d'une couche de détritus visible de M en N.

Il ne faut pas perdre de vue que si, pour suivre le développement des cellules sexuelles, il est commode de considérer des niveaux différents (1), chaque cellule évolue sur le même niveau (2). On comprend aussi que, sur un niveau déterminé (3), on peut observer des stades différents superposés, mais séparés par des lacunes (4), c'est là l'explication des cinq stades classiques de Lenhossek, c'est ce qui fait comprendre que la structure du canal séminifère diffère suivant le point où a porté la coupe : tantôt (schéma 12, 1), on observe une rangée

un enfant périodiquement chaque année : à la naissance du deuxième enfant son aîné est relégué au premier étage : à la naissance du troisième chacun de ses aînés est relégué à un étage supérieur et ainsi de suite, le rez-de-chaussée étant toujours exclusivement réservé au dernier né; l'observateur qui voudra avoir une idée complète du développement de l'enfant, devra, pour étudier la première année, passer au rez-de-chaussée de toutes les maisons de la rue : pour étudier la seconde année, passer au premier étage de toutes les maisons et ainsi de suite : c'est ainsi qu'il a été procédé en suivant l'évolution des cellules sexuelles sur le schéma 12. Dans la réalité, les choses sont encore plus complexes puisque les spermatocytes de premier et de second ordre se divisent et que les spermatides représentent la descendance des spermatocytes).

(1) Maisons différentes.

(2) De même que chaque enfant croît dans sa propre maison.

(3) Dans la même maison.

(4) De même que dans la première maison, on trouvera un enfant nouveau né et des enfants de un an, de deux ans, de trois ans, etc., alors que vingt-cinq maisons plus loin on aurait des enfants de six mois, dix-huit mois, trente mois, etc.

de spermatogonies surmontées d'une rangée de spermatocytes en voie de croissance, surmontés eux-mêmes de trois ou quatre assises de spermatides, avec des spermatophores intercalés; plus loin (schéma 12, 2 et fig. 83), on voit une rangée de spermatogonies, surmontées d'une rangée de spermatocytes qui continuent à croître tout en se préparant à la mitose (prophase), et au-dessus une couche de spermatides que recouvre une couche de détritus où plongent des têtes de spermatozoïdes ayant abandonné les spermatophores; en un autre point (schéma 12, 3) les spermatides, qui reposent toujours sur une rangée de spermatocytes en voie de croissance, se groupent vers les sommets des cellules de Sertoli, les spermatozoïdes sont tombés dans la lumière où leurs queues dessinent d'élégantes volutes; plus loin encore (schéma 12, 4 et fig. 84) les spermatides sont groupées sur les spermatophores, entre lesquels on voit une rangée de spermatogonies surmontée d'énormes spermatocytes; enfin, sur un point plus éloigné encore (schéma 12, 5), on a le même aspect avec cette différence toutefois que les spermatocytes sont en pleine maturation, caractérisée par les meioses.

Enfin, il convient d'ajouter qu'il est possible de décomposer un tube séminifère en tronçons de structure identique (le schéma 12 représente un de ces tronçons), à chacun desquels on a donné le nom *d'onde spermatogénétique* (1), et dont la longueur (*longueur d'onde*) est constante pour une espèce animale donnée; on l'évalue à trente-deux millimètres chez le Rat.

La durée des phénomènes de spermatogénèse est relativement courte puisque les périodes d'accroissement, de maturation et de spermiogénèse ne durent que quelques semaines.

La cellule interstitielle du testicule. — Les tubes séminifères sont séparés les uns des autres par un tissu conjonctif. Au niveau des espaces triangulaires ou quadrangulaires (fig. 16 et 82) limités par plusieurs cana-

(1) On voit sur le schéma 12 que les diverses périodes de la spermatogénèse se continuent sur plusieurs ondes, ce qui permet d'établir la distinction en *onde spermatogénétique* (évolution dans l'espace) et en *cycle spermatogénétique* (évolution dans le temps).

licules sont des amas de cellules conjonctives différenciées (cf. tissu interstitiel), polyédriques, avec un gros noyau sphérique, un cytoplasme granuleux au centre, alvéolaire à la périphérie et chargé d'enclaves (graisse, pigments, cristalloïdes); ces cellules connues sous le nom de cellules interstitielles fonctionnent comme une véritable glande close (*glande diastématique*, *glande interstitielle*); elles déversent dans l'organisme des hormones qui impriment à l'individu les caractères secondaires de la sexualité. Les rayons X détruisent les cellules de la lignée séminale et respectent la cellule interstitielle; ce qui permet d'étudier le rôle de cette dernière expérimentalement.

L'ablation du testicule (et par conséquent de la glande interstitielle) entraîne des modifications dans le trophisme et donnent au mâle l'aspect eunuchoïde, modifications qui n'apparaissent pas chez des individus dont la lignée séminale seule a été détruite par les rayons X.

Les voies excrétrices du sperme. — Le schéma 10 montre clairement quelles sont les diverses parties des voies excrétrices du sperme ainsi que leur topographie.

Les canaux droits. — Ils sont constitués par un tube épithélial à cellules cubiques disposées sur une seule assise.

Le rete testis. — C'est un système de lacunes creusé dans l'épaisseur du corps d'Highmore, il reçoit en bas les canaux droits et s'ouvre en haut dans les cônes efférents. Les lacunes du rete testis sont anastomosées, elles sont tapissées par un épithélium bas, pavimenteux simple ou cubique simple suivant les points, reposant sur le tissu conjonctif du corps d'Highmore.

Les cônes efférents. — Ils forment la tête de l'épididyme, ils sont constitués par deux tuniques (fig. 87) : 1° un épithélium polymorphe dessinant des festons séparés par des fossettes, les festons sont tapissés par un épithélium haut, stratifié et cilié, et les fossettes par un épithélium bas, simple et non cilié; 2° un tissu conjonctif contenant des éléments musculaires lisses à direction circulaire.

Le canal de l'épididyme. — Il forme le corps et la queue de l'épididyme, il est constitué par deux tuniques

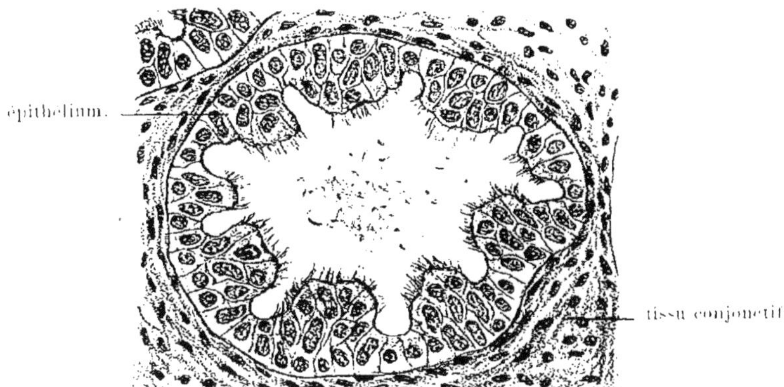

Fig. 87.

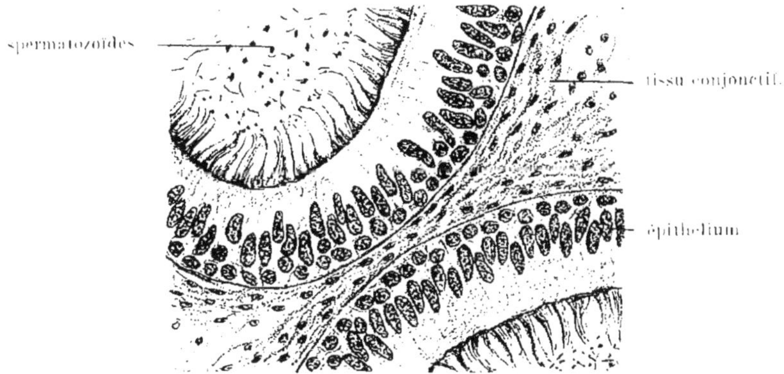

Fig. 88.

Fig. 87. *Coupe de la tête de l'épididyme d'un supplicié; cônes efférents.*

Fig. 88 *Coupe de la queue de l'épididyme d'un supplicié; canal de l'épididyme.*

(fig. 88) : 1° un épithélium prismatique stratifié à longs cils vibratiles agglutinés en flamme de bougie ; la couche profonde de l'épithélium est discontinue, en sorte que, par endroits, l'épithélium paraît simple (fig. 9) ; 2° une couche conjonctive, différenciée en paroi propre au contact de l'épithélium, et contenant des fibres musculaires lisses à direction circulaire.

Le canal déférent. — Faisant suite au canal de l'épididyme, le canal déférent continue sa structure, il s'en distingue toutefois par l'adjonction d'une épaisse couche musculaire et par la disparition des cils vibratiles après les premiers millimètres de son trajet ; de plus, le tissu conjonctif qui entoure l'épithélium s'individualise en un chorion et il est alors possible de parler d'une muqueuse ; le tableau suivant exprime la structure du déférent :

1° Une muqueuse... { épithélium prismatique stratifié. chorion.

2° Une musculeuse. { longitudinale interne. circulaire moyenne. longitudinale externe.

3° Une couche conjonctive.

La vésicule séminale. — C'est un diverticule du déférent et sa structure est très voisine de celle de ce conduit, elle en diffère cependant par l'absence de l'une des trois couches musculaires (la longitudinale interne), et par la pigmentation du chorion de la muqueuse.

Le canal éjaculateur. — Portion terminale du canal déférent, il en possède la structure, cependant, l'épithélium devient pavimenteux stratifié, par une transition ménagée, au voisinage de l'urètre ; le chorion de la muqueuse est très pigmenté ; le muscle, pendant la traversée de la prostate, est dissocié et réduit à quelques éléments longitudinaux.

Fonctions des voies excrétrices du sperme. — Le rôle de ces divers conduits est : 1° de conduire jusqu'à l'urètre les spermatozoïdes nés dans le testicule ; 2° de servir de réservoir au sperme (ampoule du déférent, vésicule séminale), mais ils ne se bornent pas à ce rôle passif et effacé, ils possèdent (excepté les canaux droits et le rete testis) un épithélium sécréteur qui exerce une action active, qui élabore une substance qui s'ajoute au sperme et faute de laquelle la fécondation serait impossible (1). Les cellules renferment des grains de sécrétion.

L'organe copulateur. -- La portion terminale des voies excrétrices du sperme est constituée par l'urètre, canal servant aussi à l'expulsion de l'urine et dont l'étude a été faite avec celle des voies urinaires; dans sa dernière portion (urètre pénien), l'urètre est entouré du corps spongieux et accompagné par les corps caverneux, organes formés de *tissu érectile*.

Le tissu érectile est un tissu doué d'une propriété spéciale : *l'érectilité*, ou faculté d'entrer en *érection*, qui « est l'état d'une partie, ou plutôt le phénomène par « lequel une partie, de molle qu'elle était devient raide, « dure et gonflée par l'afflux de sang dans les vais- « seaux » (Littré et Robin) capillaires dilatés en aréoles (2).

Pour qu'il y ait érection, il faut autre chose que ne dit pas la définition classique : à la *puissance* de l'afflux sanguin, il faut opposer une résistance (3) destinée à étreindre les aréoles gonflés; cette résistance soit passive (tissu fibreux), soit active (tissu élastique, tissu musculaire) est apportée par une albuginée puissante, se prolongeant dans l'épaisseur de l'organe sous forme de *travées* et *trabécules conjonctives* (4).

(1) Chez les Rongeurs, le liquide des vésicules séminales est coagulé par un ferment sécrété par la prostate *(la vésiculase)*: les voies excrétrices du sperme de l'Homme jouent peut-être un rôle analogue.

(2) Cette définition permet de distinguer l'érection de la *pseudo-érection* due à des contractions musculaires (mamelon de la femme), et de la *turgescence* (la rate gonflée de sang n'est pas en érection, elle est *turgescente*).

(3) On peut comparer un organe érectile à un « pneu » : la chambre à air est un organe de puissance, l'enveloppe est un organe de résistance; sans enveloppe la chambre à air éclaterait et ne donnerait pas l'organe résistant qu'est le pneu gonflé.

(4) On notera que les corps caverneux et le corps spongieux n'ont pas la même structure, les aréoles de ce dernier devant être considérés comme des veines dilatées et non comme des capillaires.

Les glandes annexes de l'appareil génital mâle. Outre les épithéliums des voies excrétrices du sperme, qui fonctionnent comme de vraies glandes en nappe, on trouve annexées à ces voies des glandes conglobées qui concourent à la formation du liquide spermatique.

La prostate. — Disposée autour de l'urètre, la prostate est formée d'une série d'éléments glandulaires sacculiformes, tapissés par un épithélium cubique simple reposant sur une basale, les cellules épithéliales, possédant un noyau sphérique, un riche chondriome et renfermant des enclaves et des grains de sécrétion, ont une structure permettant de les ranger parmi les cellules glandulaires séreuses.

Dans les cavités de sécrétion (fig. 83, p. 149) sont des masses volumineuses, arrondies, à structure concentrique, qui représentent des concrétions azotées et qu'on nomme des *sympexions*; les sympexions quittent les cavités glandulaires et peuvent se retrouver dans le sperme éjaculé.

Les canaux excréteurs sont tapissés par un épithélium cylindrique simple à cellules hautes.

Le tissu conjonctif de la prostate est très développé; à la surface il forme une capsule, au centre il forme un volumineux noyau relié à la capsule par des travées partageant l'organe en lobules (*lobules prostatiques*); ce tissu conjonctif renferme des éléments élastiques et des fibres musculaires lisses.

La glande de Cowper. — Les éléments glandulaires de la glande de Cowper se rapprochent de ceux de la prostate; sacculiformes, ils sont revêtus par un épithélium cylindrique différent de celui de la prostate par l'adjonction de quelques cellules muqueuses; les canaux excréteurs possèdent un épithélium cylindrique simple à cellules hautes; le tissu conjonctif renferme une notable proportion d'éléments musculaires.

L'APPAREIL GÉNITAL FEMELLE

L'appareil génital de la Femme, dérivé du mésoderme, comprend l'ovaire et une série de conduits formant les voies génitales femelles.

L'ovaire. — La périphérie de l'ovaire est tapissée par le péritoine dont l'épithélium (*épithélium ovarien*) a subi une importante modification au cours du développement embryologique (*épithélium germinatif*). Chez l'adulte, l'épithélium ovarien est cubique simple, les cellules qui le composent sont fréquemment unies en une nappe cytoplasmique continue parsemée de noyaux. Sous cet épithélium est une masse de tissu conjonctif dans laquelle sont des formations spéciales : les *follicules de de Graaf*; ils ne sont pas tous de la même dimension, les uns, les jeunes, sont petits (*follicules primordiaux*), les autres, ceux qui sont arrivés à leur âge adulte sont volumineux.

Le follicule de de Graaf adulte. — Une volumineuse vésicule (fig. 89) pleine d'un liquide alcalin (*liquor folliculi*) coagulable par les fixateurs et tapissée par un épithélium stratifié (*granulosa*) dont les cellules ont une fonction sécrétoire, telle est la partie accessoire des follicules de de Graaf; sa partie essentielle est constituée par une saillie de la *granulosa* à l'intérieur de la cavité centrale (*cumulus proliger*) renfermant en son centre une volumineuse cellule : *l'ovule*. Comme toute cellule, l'ovule comprend un noyau (*vésicule germinative*) avec son nucléole (*tache germinative*), un cytoplasme (*vitellus*), un chondriome, représenté par de fines granulations (fig. 6), des enclaves (*vitellus nutritif*) et une membrane (*zone pellucide*). Cet ovule est un *ovocyte de premier ordre* et l'étude de l'ovogénèse montrera quelle est sa signification. Il est séparé de la *granulosa* par une vitrée.

Le follicule de de Graaf est entouré par un tissu conjonctif différencié (*theca folliculi*) qui se décompose en deux tuniques : 1° une tunique interne (*theca intima*) dans laquelle sont des cellules conjonctives à fonction glandulaire et homologues des cellules interstitielles du testicule (*cellules interstitielles de l'ovaire*), la *theca intima* est parcourue par un très riche réseau capillaire; 2° une tunique externe (*theca externa*) fibreuse, parcourue par des gros vaisseaux.

Le follicule de de Graaf adulte est situé à la périphérie de l'ovaire, à la surface duquel il détermine une légère saillie (*stigma*), et le cumulus proliger est, en général, situé au point opposé au stigma.

Le follicule de de Graaf jeune. — Primitivement le follicule est représenté uniquement par un ovule entouré d'un épithélium cubique simple; l'ovule, comme celui du follicule adulte, possède un noyau, un cytoplasme, un chondriome et une membrane, mais on y trouve en plus une formation spéciale : *le corps de Balbiani* (1). En dehors du follicule primordial, dont la description précède, on trouve des follicules dont la structure et la dimension sont intermédiaires entre celles du follicule primordial et du follicule adulte, ce sont des stades de transition entre ces deux états. Ces follicules de transition sont caractérisés par un ovule plus volumineux (période d'accroissement de l'ovogénèse) que celui du follicule primordial, et par une *granulosa* de plus en plus développée (fig. 6) : formée d'un épithélium simple au début, elle se stratifie, et se creuse d'une cavité que remplit le *liquor folliculi*.

L'ovule est la cellule sexuelle, celle qui après la *fécondation* par le spermatozoïde deviendra un œuf, puis donnera par *segmentation* l'embryon. La *granulosa*, interposée entre les vaisseaux de la *theca* et l'ovule, contribue à la nutrition de l'ovule au cours de son accroissement (*cellules nourricières*). La *theca* n'intervient pas directement dans la reproduction, mais par ses cellules interstitielles, elle sécrète des hormones qui,

(1) Le corps de Balbiani, essentiellement polymorphe, est peut être une forme du chondriome (il représente un cytoplasme nutritif).

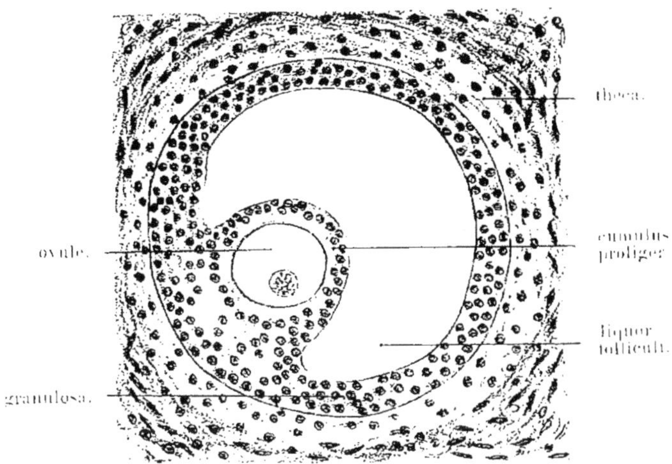

Fig. 89.

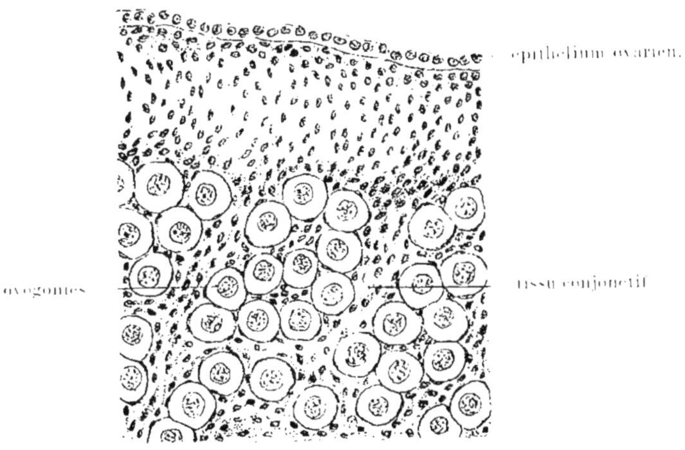

Fig. 90.

Fig. 89. — *Un follicule de de Graaf de l'ovaire de la Chatte.*

Fig. 90. — *Zone corticale de l'ovaire d'une jeune Chatte.*

avec celles du corps jaune, concourent à la détermination des caractères secondaires de la sexualité.

L'ovogénèse. — On désigne sous le nom *d'ovogénèse* l'ensemble des phénomènes qui aboutissent à la formation d'un ovule mûr; on n'assiste pas sur une coupe de l'ovaire aux divers stades de l'ovogénèse, comme on le fait sur une coupe de testicule pour la spermatogénèse, il est cependant nécessaire d'en étudier le mécanisme.

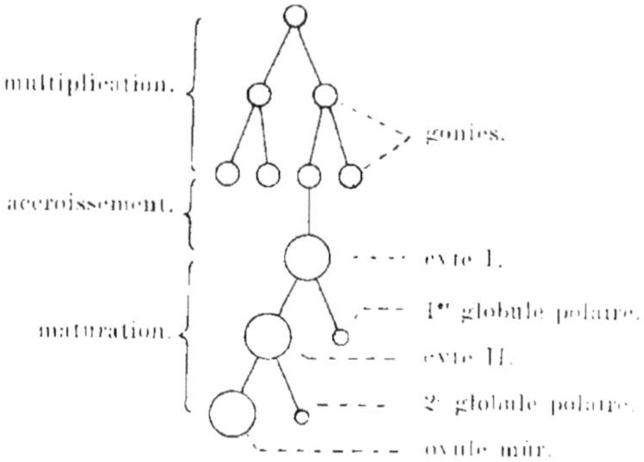

SCHÉMA 13. — Tableau généalogique des éléments de la lignée ovulaire (imité de Boveri); comparer avec le schéma 11.

Le schéma 13 montre qu'on observe trois types cellulaires différents :

a) *L'ovogonie ;*
b) *L'ovocyte :*
c) *L'ovule* (1);

correspondant respectivement à la spermatogonie, au spermatocyte et à la spermatide. Ici, il n'y a pas de période homologue de la spermiogénèse, car l'ovule mûr, qui attend sur le lieu même de sa formation que le spermatozoïde vienne le féconder, n'a pas besoin d'un appareil locomoteur.

A. MULTIPLICATION. — Une cellule initiale (2) donne par mitose un grand nombre *d'ovogonies* (cellules polyédriques à noyau globuleux, chromatine pulvérulente) qui, à leur tour, se divisent un certain nombre de fois (schéma 13).

Toutes les ovogonies résultant de ces mitoses n'ont

(1) Qu'on appelle encore *ovotide* pour montrer son analogie avec la spermatide.

(2) Dérivée de l'épithélium germinatif, par l'intermédiaire des *cordons de Valentin-Pflüger* qu'on n'observe que chez l'embryon et au moment de la naissance.

pas la même valeur : les unes subiront l'évolution ovogénétique et donneront des ovules; les autres, sœurs des premières, formeront la *granulosa* du follicule de de Graaf.

La période de multiplication se place au voisinage de la naissance : une petite fille vient au monde avec une provision d'ovogonies (200.000 par ovaire, d'après Sappey) suffisante et au delà (1) pour les besoins de sa vie génitale (fig. 88).

B. ACCROISSEMENT. — L'ovogonie se transforme en ovocyte par un phénomène de croissance (schéma 13); l'ovogonie appelée à subir le développement ovogénétique grossit (noyau contenant d'abord un réseau, puis un spirème, puis des chromosomes, puis de nouveau un réseau; cytoplasme bourré de boules vitellines), s'entoure d'autres ovogonies nourricières qui formeront la *granulosa* et devient une énorme cellule bourrée de vitellus (*ovocyte de premier ordre*).

Les ovules contenus dans les follicules de de Graaf d'un ovaire d'adulte répondent tous à la période d'accroissement.

C. MATURATION. — L'ovocyte, comme le spermatocyte, doit expulser une partie de sa chromatine, et pour cela deux mitoses successives vont intervenir donnant (schéma 13) la première deux cellules filles (*ovocyte de second ordre* et *premier globule polaire*), et la seconde, qui ne porte que sur l'ovocyte de second ordre, deux cellules petites-filles (*ovule mûr* et *second globule polaire*).

Contrairement à ce qu'on observe dans la spermatogénèse, l'ovule mûr est aussi volumineux que l'ovocyte de premier ordre, car tandis qu'un spermatocyte de premier ordre donne quatre spermatozoïdes aptes à la fécondation, un ovocyte de premier ordre, au contraire, ne donne qu'un seul ovule mûr, les globules polaires n'ayant d'autre rôle que d'entraîner avec eux l'excès de chromatine dont l'ovule doit se débarrasser avant de recevoir la chromatine mâle du spermatozoïde.

(1) Les follicules inutilisés dégénèrent sur place dans l'ovaire (*atrésie folliculaire*).

Comme dans la spermatogénèse, les *mitoses de maturation* ou *meioses* ont entraîné une réduction de la chromatine et le nombre des chromosomes contenus dans l'ovule mûr n'est plus que $\frac{n}{2}$ du nombre des chromosomes de l'ovocyte de premier ordre, si *n* représente ce nombre.

La maturation de l'ovule, autrement dit l'expulsion des deux globules polaires ne se fait pas tout entière dans l'ovaire; en général, le second globule polaire est émis pendant la traversée de la trompe.

Les corps jaunes. — On trouve encore dans l'ovaire, outre les follicules de de Graaf, les corps jaunes. Ce sont des formations cicatricielles. Chaque mois lunaire (28 jours), chez la Femme, un follicule de de Graaf vient crever spontanément (1) à la surface de l'ovaire et l'ovule, mis en liberté *(ovulation)*, tombe dans la cavité générale, d'où il passe dans la trompe et de là, grâce aux mouvements ciliaires dans l'utérus (s'il y a coït au moment du passage de l'œuf dans la trompe, il y a fécondation et grossesse). Mais quand l'œuf, en quête d'un spermatozoïde, quitte l'ovaire, il abandonne au sein de cet organe ses enveloppes protectrices *granulosa* et *theca;* ces membranes vont être le siège de modifications importantes : le sang fait irruption dans la cavité du follicule et s'y coagule; le *liquor folliculi* ayant été expulsé avec l'ovule, la tension à l'intérieur du follicule a baissé, ce qui entraîne sa déformation et le plissement de sa paroi. A sa *période de début* le corps jaune est donc représenté par un caillot entouré d'un sac plissé (représentant la *granulosa* et la *theca*). Quelques jours plus tard, on voit les cellules de la *granulosa* subir une hypertrophie « formidable », atteignant un diamètre trois à quatre fois plus grand que leur diamètre initial; en même temps, les cellules interstitielles de la *theca* subissent une évolution parallèle, se placent aux côtés des cellules épithéliales et l'ensemble

(1) *Ovulation spontanée*, qui se produit même chez la jeune fille vierge, tandis que chez certains animaux, au contraire, il n'y a chute et maturation de l'ovule *ovulation provoquée* qu'au moment du coït.

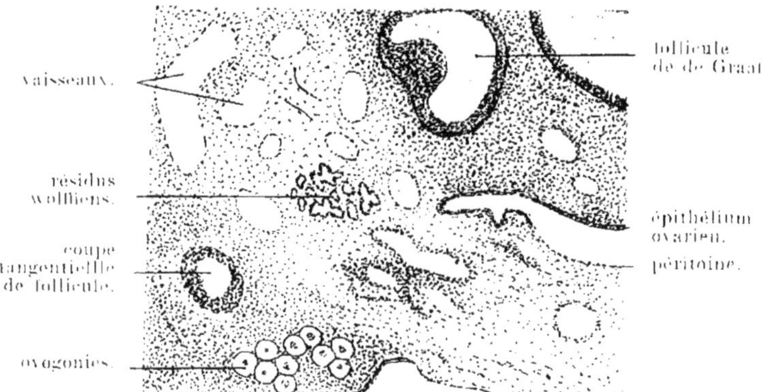

FIG. 91.

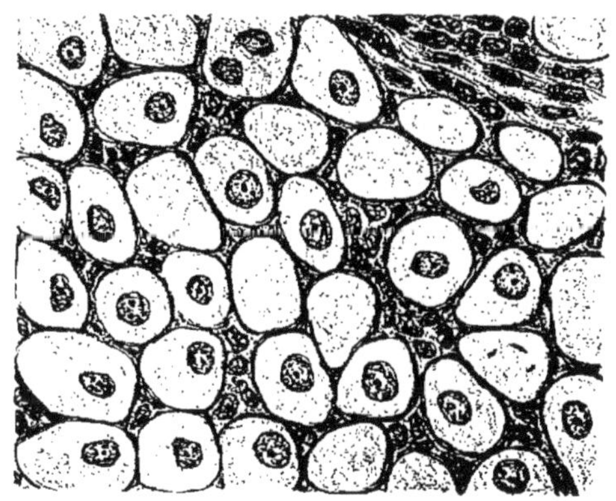

FIG. 92.

FIG. 91. — *Hile de l'ovaire de Chatte.*

FIG. 92. — *Cellules de corps jaune de Vache.*

forme une glande à cellules énormes dont le cytoplasme est bourré de *graisse* et de *lutéine* (graisse colorée en jaune); il renferme, en outre, un riche chondriome. Ce stade correspond à la *période d'activité* (fig. 92) bientôt suivie d'une période de régression pendant laquelle le corps jaune commence par perdre sa couleur (*corpus albicans*) puis se transforme en une petite masse de tissu fibreux (*corpus fibrosum*) qui, enfin, disparaîtra sans laisser de traces (1).

Le corps jaune est une glande à sécrétion interne (Prenant), mais quel est son rôle ? Dans une thèse récente, Mme Cl. Mulon a énuméré vingt-six fonctions différentes que remplirait le corps jaune ! C'est dire que son rôle est extrêmement complexe, et qu'il est encore mal connu.

Les voies génitales femelles. — Les voies génitales de la Femme comprennent trois parties : 1° la partie supérieure (*trompe de Fallope*) constituée par un conduit à épithélium cilié dont les mouvements ciliaires, aidés par la contraction d'une couche musculaire, ont pour rôle de conduire au dehors les ovules mûrs, la trompe a encore pour rôle d'assurer la protection de l'ovule en sécrétant autour de lui une épaisse couche d'albumine (2) ou *albumen*; 2° la partie moyenne (*utérus*) dont le rôle continue celui de la trompe, mais qui s'adapte à recevoir le produit de la conception dans l'épaisseur de sa muqueuse; une puissante couche musculaire la renforce pour permettre l'expulsion du fœtus à terme au moment de l'accouchement; 3° la partie inférieure (*vagin*) destinée à recevoir l'organe copulateur mâle (contenant la portion terminale des voies excrétrices du sperme) et où l'adaptation aux frottements du coït a amené l'apparition d'un épithélium pavimenteux stratifié.

(1) L'évolution du corps jaune, telle qu'elle vient d'être décrite (*corps jaune menstruel, corps jaune périodique*) se renouvelle à chaque période menstruelle et se fait en deux mois environ ; si l'ovule est fécondé, l'évolution est beaucoup plus lente (*corps jaune de grossesse, corps jaune gravidique*) et ne s'achève qu'après l'accouchement.

(2) Renforcée d'une couche calcaire chez les Oiseaux et les Reptiles.

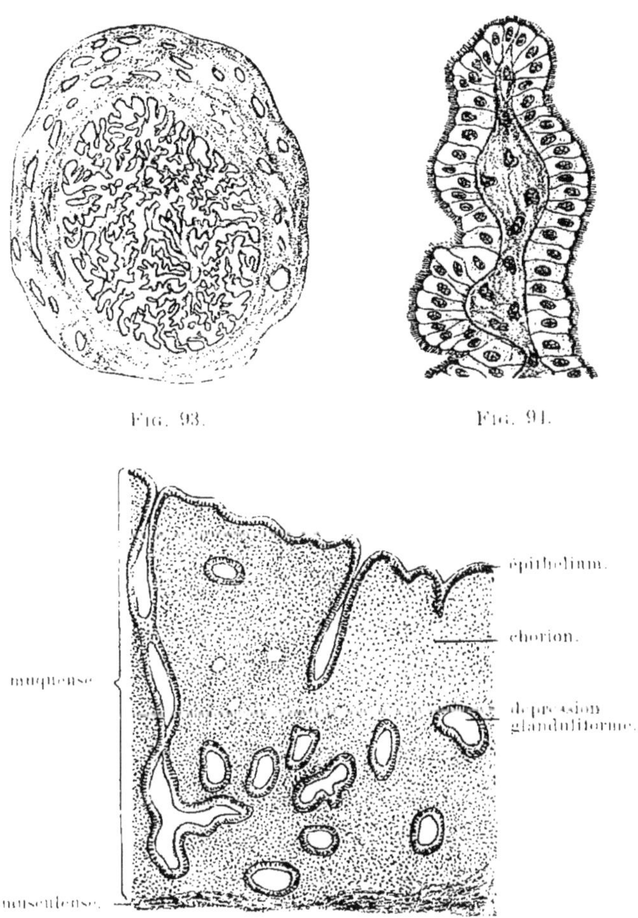

Fig. 93. Fig. 94.

Fig. 95.

Fig. 93. *Coupe de trompe de Fallope de Femme, vue d'ensemble du pavillon (pièce chirurgicale).*

Fig. 94. *Coupe de trompe de Fallope de Femme, détail d'une frange de la muqueuse (pièce chirurgicale).*

Fig. 95. *Coupe de muqueuse utérine de Femme au stade d'intervalle; vue d'ensemble (pièce chirurgicale).*

Les voies génitales comprennent les tuniques suivantes :

1° Une muqueuse.. { épithélium. chorion.

2° Une musculeuse. { circulaire interne. longitudinale externe (1).

3° Une tunique externe (2).

La trompe de Fallope. – La muqueuse décrit de nombreux replis (*labyrinthe*, fig. 93), elle est tapissée par un épithélium cylindrique simple cilié (fig. 94), le mouvement ciliaire est dirigé du pavillon vers l'utérus; un certain nombre de cellules, dépourvues de cils, bourrés de grains de sécrétion ont une fonction glandulaire active; le chorion forme une lame conjonctive dense; les muscles sont formés de fibres lisses; la séreuse renferme un réseau élastique très développé.

L'utérus. — La muqueuse utérine est le siège de modifications importantes qui se renouvellent périodiquement à chaque menstruation, modifications qui reproduisent en « plus petit » les transformations que subit la muqueuse au cours de la grossesse.

Dans l'intervalle des menstruations (*période de repos* ou *intervalle*), la muqueuse utérine comporte (fig. 95) un épithélium cylindrique simple cilié, séparé du chorion par une mince basale (3); la cellule épithéliale possède un gros noyau sphérique relégué au fond de la cellule, et deux centrioles (4); le chorion est caractérisé par la présence, dans la couche superficielle, de petites cellules arrondies (5) qui, au moment des règles et de la grossesse, s'hypertrophient considérablement pour former les *cellules déciduales*, la couche profonde du cho-

(1) Dans l'utérus une puissante couche musculaire surajoutée à fibres plexiformes, s'interpose entre la circulaire et la longitudinale.

(2) La tunique externe est représentée par le péritoine sur une partie de la trompe et de l'utérus.

(3) Les cils font défaut chez l'enfant et chez la Femme après la ménopause.

(4) Au niveau du col utérin, on observe encore un épithélium cylindrique cilié, mais à cellules plus hautes, à cils vibratiles plus longs, avec intercalation de quelques cellules caliciformes.

(5) Probablement d'origine sanguine (*lymphocytes*).

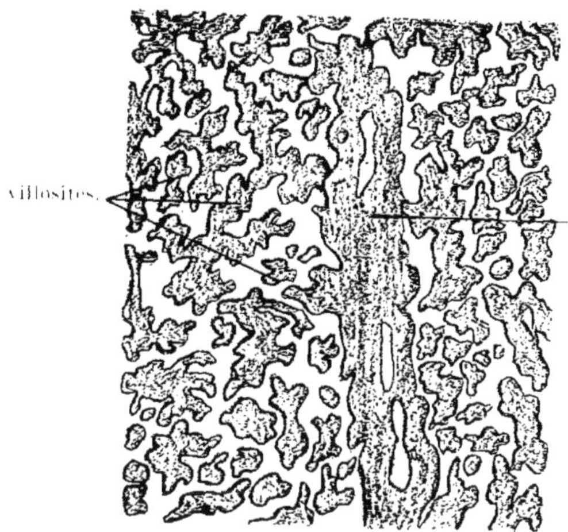

FIG. 96.

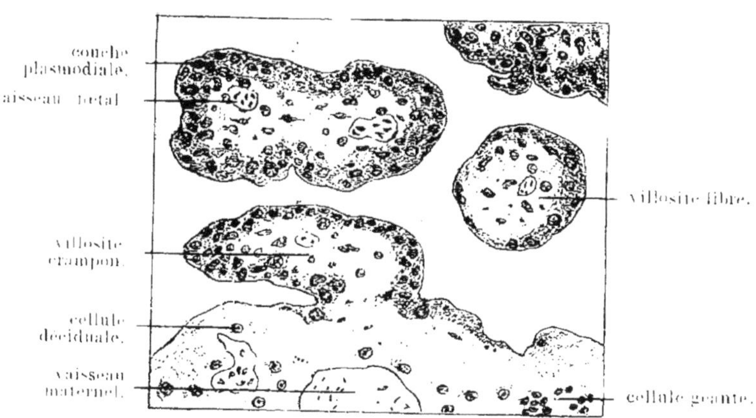

FIG. 97.

FIG. 96. — *Coupe de placenta à terme de Femme; vue d'ensemble.*

FIG. 97. — *Coupe de placenta à terme de Femme, détail d'un point de la figure 96 montrant quatre villosités et la couche compacte.*

rion renferme des cellules fixes anastomosées et des fibres collagènes nombreuses.

L'épithélium de l'utérus s'enfonce dans le chorion sous forme de longs tubes onduleux que les anciens avaient pris pour des glandes (*dépressions glanduliformes*); ces dépressions n'ont ni la structure, ni la fonction de glandes, elles servent à constituer dans la profondeur du chorion des réserves de cellules épithéliales qui régénèrent l'épithélium superficiel quand celui-ci est tombé avec la partie superficielle de la muqueuse (*caduque*) au moment des règles et des accouchements (1). La musculeuse de l'utérus est complexe, sa constitution est indiquée par le tableau suivant :

1° Couche interne ou *stratum submucosum*.. circulaire,
2° Couche moyenne ou *stratum vasculosum*. plexiforme,
3° Couche externe ou *stratum subserosum* .. longitudinale,

la couche moyenne renferme de nombreux vaisseaux dont la paroi adhère aux faisceaux musculaires. La paroi de l'utérus renferme des ganglions sympathiques, ce qui explique que l'activité de cet organe ne soit pas éteinte par les anesthésiques (2).

(1) Au niveau du col utérin il y a des glandes tubuleuses à cellules muqueuses qui se laissent parfois dilater en de volumineuses cavités (*œufs de Naboth*).

(2) Au moment des règles, la muqueuse de l'utérus se modifie : dans les six à sept jours qui les précèdent, l'utérus s'hypertrophie, la muqueuse s'épaissit, le chorion œdématié est infiltré de leucocytes qui prennent l'aspect *decidual*, les dépressions glanduliformes entourées d'une gaine de leucocytes sont bosselées et à épithélium irrégulier : au moment des règles, qui, normalement durent trois à cinq jours (*stade menstruel*), il se produit des ruptures vasculaires et, par suite, des hémorragies qui décollent la muqueuse, laquelle tombe par lambeaux expulsés avec le sang ; les dépressions glanduliformes ont leur lumière remplie de produits de desquamation et leurs cellules commencent à se diviser ; enfin, pendant les quatre à six jours qui suivent (*stade postmenstruel*) la muqueuse se régénère, une intense phagocytose s'établit qui a pour but de détruire les éléments morts par suite de l'hémorragie mais qui n'ont pas été expulsés, les cellules des dépressions glanduliformes sont en mitose et les nouvelles cellules épithéliales s'étalent à la surface pour donner un nouvel épithélium, les dépressions glanduliformes sont rectilignes et de calibre uniforme.

Le placenta. — Au moment de la grossesse la muqueuse utérine est très profondément transformée : l'œuf fécondé pénètre dans l'épaisseur de la muqueuse, il s'y développe, s'y transforme en embryon, puis en fœtus; au cours de ce développement, se forme un

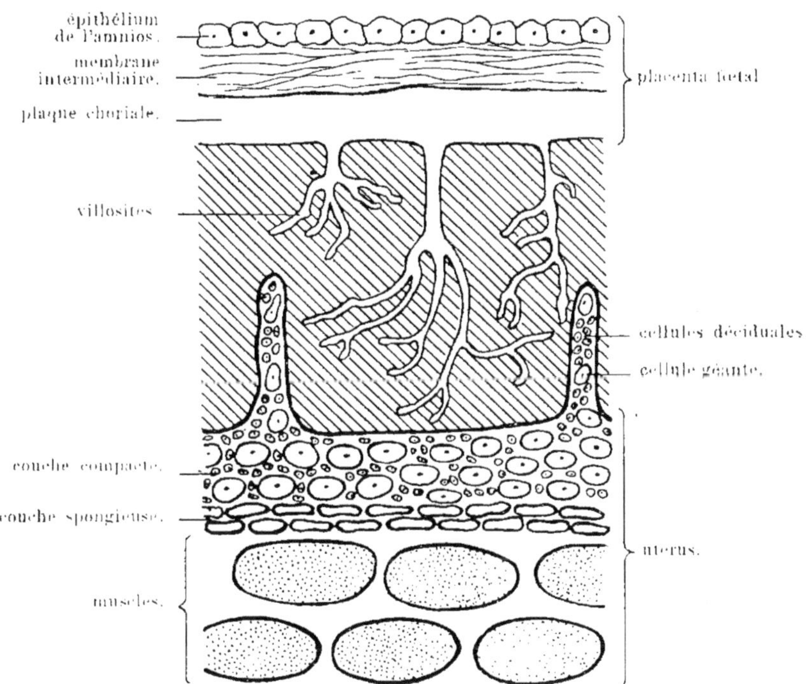

SCHÉMA 14. — Coupe du placenta; les hachures figurent le sang maternel épanché dans les lacs sanguins où flottent les villosités choriales; deux cloisons intercotylédonaires ont été représentées

organe destiné à nourrir le produit de la conception aux dépens du sang maternel, c'est le *placenta* (fig. 96 et 97); on trouvera décrit le mode de formation du placenta dans les précis et traités d'embryologie. Il suffira d'indiquer ici que le placenta renferme deux sortes d'éléments (schéma 14) : les uns *d'origine fœtale,* les autres *d'origine maternelle*. Les éléments d'origine fœtale sont représentés par une plaque (*plaque choriale*) hérissée de villosités (1) dont l'axe est occupé par des vaisseaux fœtaux et dont la surface est tapissée par un épithélium à une seule assise de cellules formant une nappe continue (*couche plasmodiale*) (fig. 97) portant quelquefois une bordure en brosse; les éléments d'origine maternelle forment ce qu'on appelle la *caduque sérotine*, elle envoie vers la plaque choriale des cloisons incomplètes qui partagent le placenta en chambres (*loges cotylédonaires*) communiquant entre elles et où viennent s'ouvrir les vaisseaux maternels; la caduque sérotine et ses cloisons renferment des cellules déciduales et des cellules géantes tassées les unes contre les autres (*couche compacte*); sous la couche compacte repose une assise constituée par le fond des dépressions glanduliformes de la muqueuse de l'utérus destinées à régénérer l'épithélium après la délivrance (*couche spongieuse*) (2). On note sur le schéma 11 toute une zone hachurée comprise entre la couche compacte et la plaque choriale, cette zone constitue l'ensemble des *lacs sangui-maternels* dans lesquels viennent s'ouvrir les vaisseaux utérins, en sorte qu'on a pu dire que le placenta est « une « hémorragie maternelle contenue par des tissus fœ- « taux ». Le rôle des villosités choriales constamment plongées dans le sang maternel est de puiser au profit du fœtus les aliments et l'oxygène contenus dans ce liquide, l'absorption se fait à travers trois membranes : 1° la couche plasmodiale; 2° le tissu conjonctif de la villosité; 3° l'endothélium du vaisseau fœtal.

Le vagin. — Tapissée par un épithélium pavimenteux stratifié sans couche cornée faisant suite brusquement à l'épithélium du col utérin, la muqueuse vaginale ne renferme pas de glandes; les glandes qui viennent s'ouvrir dans la cavité vaginale sont en haut les glandes du col de l'utérus et en bas les glandes de la vulve (sébacées ou vulvo-vaginales).

(1) Il y a deux sortes de villosités : les *villosités libres* et les *villosités crampons*, groupées en *cotylédons*.

(2) C'est au niveau de la couche spongieuse que la caduque se sépare de l'utérus au moment de la délivrance.

La vulve. — Les voies génitales de la Femme viennent s'ouvrir à la vulve, dont le vestibule est tapissé par une muqueuse dermo-papillaire et dont les replis périphériques sont revêtus par un épiderme corné du type cutané. Dans le vestibule s'ouvrent des glandes : 1° les *glandes de Skene* homologues de la prostate de l'Homme; 2° les *glandes de Bartholin* homologues des glandes de Cowper de l'Homme; ces glandes qui sécrètent activement un liquide muqueux au moment des rapprochements sexuels semblent avoir pour rôle de lubrifier l'orifice vulvaire pour faciliter l'intromission du pénis.

L'APPAREIL NERVEUX

L'appareil nerveux, dérivé de l'ectoderme, se compose essentiellement de tissu nerveux; aussi les organes nerveux sont-ils formés de cellules nerveuses, de fibres nerveuses et de névroglie. Ces éléments forment deux sortes de substances : la substance grise et la substance blanche.

La substance grise est constituée par des cellules nerveuses et des fibres nues; la substance blanche est formée par des fibres à myéline. La névroglie, avec quelques variétés, se rencontre à la fois dans la substance blanche et dans la substance grise.

Le cerveau. Une masse centrale de substance blanche (*centre ovale*), où sont noyés des noyaux gris (*corps strié, couche optique*), le tout recouvert par un manteau gris, telle est la formule de la structure du cerveau. Une coupe de l'écorce cérébrale (fig. 98) montre les couches suivantes :

A. Substance grise.
- 1. Couche moléculaire.
- 2. Couche des cellules pyramidales.
- 3. Couche des cellules polymorphes.

B. Substance blanche.

La *couche moléculaire* contient quelques rares cellules nerveuses à cylindraxe horizontal. La *couche des cellules pyramidales* renferme les neurones moteurs et psychiques, à savoir les cellules pyramidales (fig. 99), orientées verticalement, la pointe vers la surface, les unes grandes profondes, les autres petites superficielles; le sommet de la cellule pyramidale émet un prolongement protoplasmique se divisant en rameaux secondaires; la base de la cellule pyramidale supporte un cylindraxe qui traverse la couche des cellules polymorphes et s'enfonce dans la substance blanche pour contribuer à former les faisceaux moteurs du bulbe et de la moelle; le corps cellulaire de la cellule pyramidale est pourvu

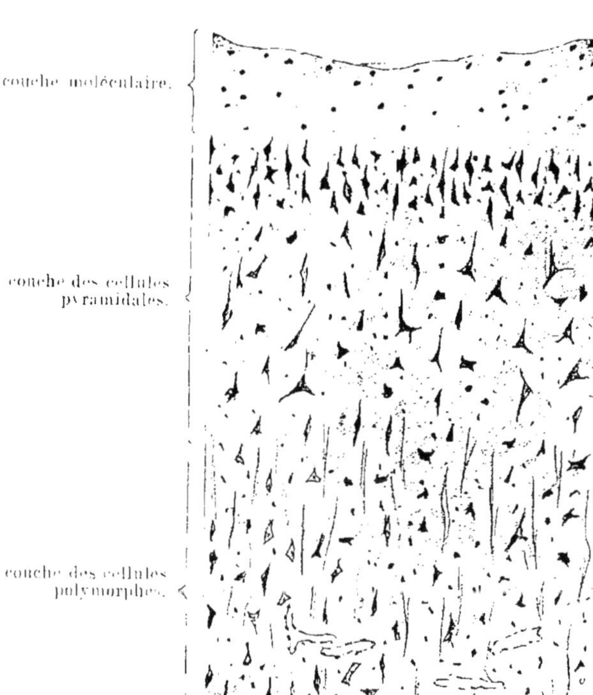

Fig. 98.

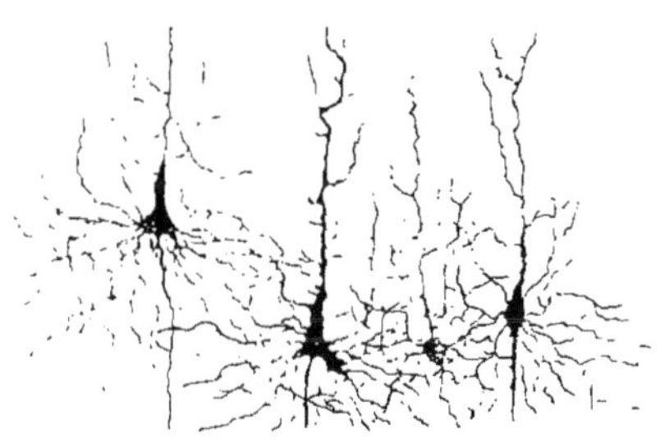

Fig. 99.

Fig. 98. — *Coupe de l'écorce cérébrale de Chien, traitée par les méthodes ordinaires.*

Fig. 99. — *Cellules pyramidales de l'écorce cérébrale de Chat. traitées par la méthode de Golgi.*

d'un gros noyau sphérique richement nucléolé, de corps de Nissl puissants, de neurofibrilles et, dans certains cas, de pigment; les dendrites des cellules pyramidales sont en connexion avec les cylindraxes des neurones d'association (*fibres tangentielles*) et avec les terminaisons des fibres centripètes (*fibres radiées*), ces dernières séparent les cellules pyramidales en amas plus ou moins réguliers d'éléments (*nids de Betz*). La couche des cellules pyramidales renferme encore des cellules à cylindraxe horizontal (*cellules de Golgi*) et des cellules à cylindraxe ascendant (*cellules de Martinotti*) qui jouent un rôle d'association.

La couche des cellules polymorphes est constituée par des cellules de forme, taille et orientation variables (d'où le nom de la couche) dont les cylindraxes centrifuges s'ajoutent à ceux des cellules pyramidales dans les faisceaux moteurs.

Le cervelet. — La formule de la structure du cerveau s'applique au cervelet : une masse centrale de substance blanche où sont noyés des noyaux gris (*olives*), le tout recouvert par un manteau gris. Sur la coupe d'une lamelle cérébelleuse (fig. 100), on trouve les couches suivantes :

A. Substance grise.
1. Couche moléculaire.
2. Couche des cellules de Purkinje.
3. Couche des grains ou couche rouillée.

B. Substance blanche.

La couche moléculaire ne renferme que des neurones d'association : cellules multipolaires superficielles et *cellules à corbeille* (1), les unes et les autres à cylindraxe horizontal. La *couche des cellules de Purkinje* est formée par une seule rangée de grosses cellules piriformes (fig. 101) dont la pointe superficielle émet un panache de dendrites étalées en espalier dans un plan perpendiculaire au plan de la lamelle cérébelleuse, et dont la grosse extrémité profondément située envoie un cylindraxe centrifuge aboutissant aux neurones de

(1) Ainsi appelées parce que l'extrémité de leur cylindraxe se résout en une corbeille entourant le corps cellulaire des cellules de Purkinje.

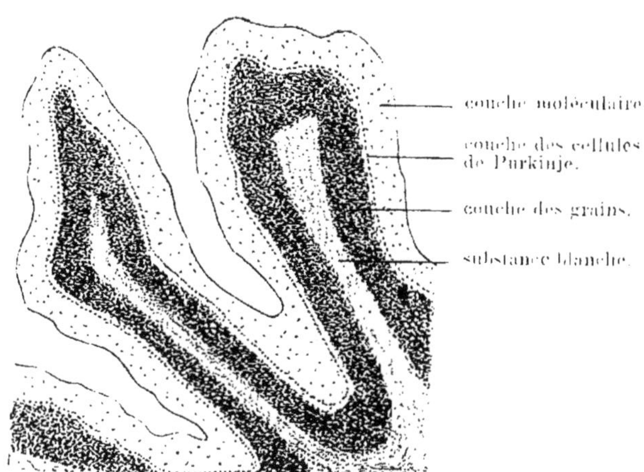

Fig. 100.

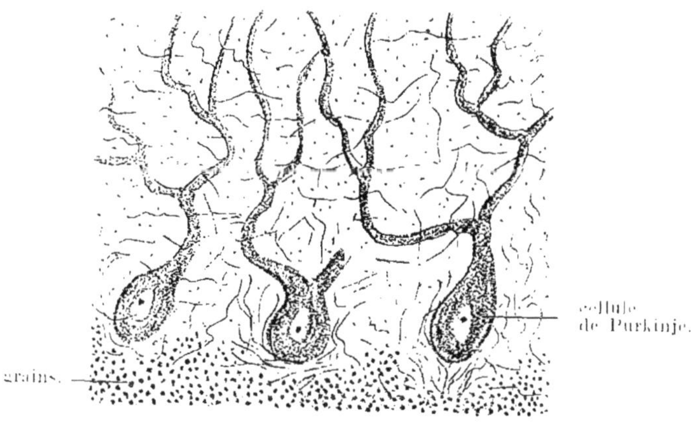

Fig. 101.

Fig. 100. — *Coupe de l'écorce cérébelleuse de supplicié, vue d'ensemble.*

Fig. 101. — *Coupe de l'écorce cérébelleuse de supplicié, détail d'un point de la figure 100.*

l'olive. La *couche des grains* (1) est constituée de petits éléments émettant quatre ou cinq petites dendrites très courtes et terminées chacune par une arborisation rappelant l'aspect des mains des « bonshommes dessinés par les enfants », leur cylindraxe ascendant se dirige vers la couche moléculaire où il se divise en T, les branches de la bifurcation sont dirigées parallèlement au plan de la lamelle cérébelleuse (c'est dire qu'elles sont perpendiculaires aux espaliers que forment les panaches dendritiques des cellules de Purkinje) et se mettent en rapport avec les dendrites des cellules de Purkinje; la couche des grains renferme, outre les grains, quelques cellules à cylindraxe court (type Golgi) horizontal (neurones d'association). Deux sortes de fibres centripètes abordent l'écorce cérébelleuse : 1° les *fibres grimpantes* qui « grimpent » à la manière des branches du lierre, amènent au cervelet les impressions recueillies au niveau de l'oreille interne (*voie vestibulaire*) et les distribuent directement aux cellules de Purkinje en se mettant en connexion avec leurs panaches dendritiques; 2° les *fibres moussues* qui, simulant l'aspect de la mousse, amènent au cervelet les sensations recueillies au niveau de l'épiderme (*voie sensitive*) et les distribuent aux cellules de Purkinje par l'intermédiaire des grains en se mettant en connexion avec leurs petites dendrites.

La moelle épinière. — Un axe gris entouré d'un manteau blanc (formule inverse de celles du cerveau et du cervelet) telle est la moelle (fig. 102). La substance grise renferme : des cellules multipolaires volumineuses étoilées (*cellules radiculaires*) dont le cylindraxe s'engage dans la racine antérieure des nerfs spinaux pour former les nerfs moteurs, des cellules dont le cylindraxe ne sort pas de la moelle et réunit pour les associer des étages différents de la moelle (*cellules funiculaires*) et des petites cellules à cylindraxe court restant cantonné dans la substance grise (*cellules de type Golgi*) jouant aussi un rôle d'association. Les cellules sont groupées en *noyaux* situés les uns dans la corne antérieure (*noyaux*

(1) En histologie du système nerveux, on appelle « grains », des cellules dont le cytoplasme est si peu développé qu'elles semblent réduites à leur noyau.

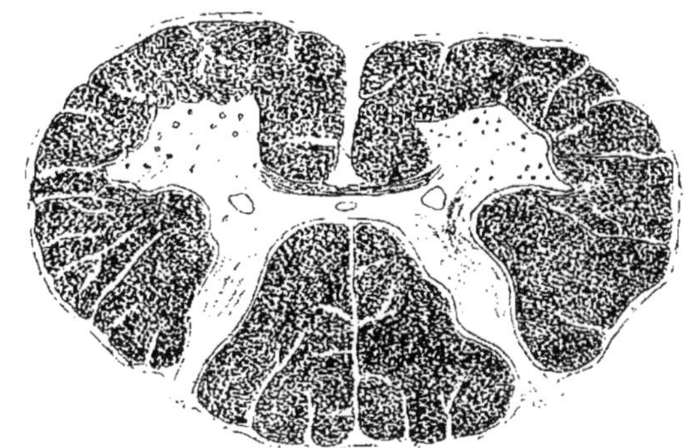

Fig. 102.

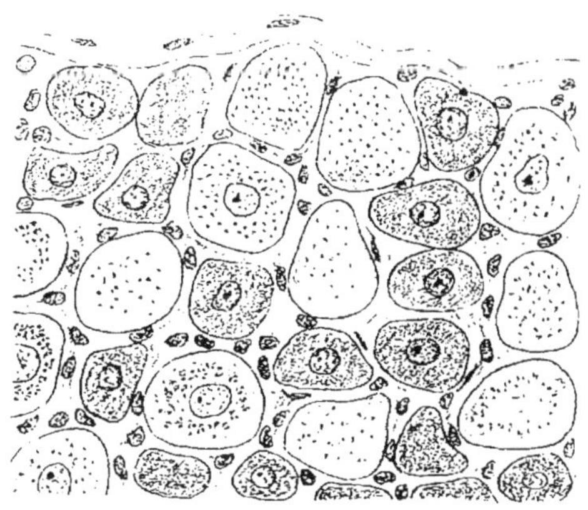

Fig. 103.

Fig. 102. — *Coupe transversale de la moelle épinière de l'Homme, au niveau de la région cervicale.*

Fig. 103. — *Coupe de ganglion spinal de Rat.*

moteurs), d'autres dans la corne postérieure (*noyaux sensitifs*), d'autres encore dans la commissure grise.

La substance blanche est constituée par des fibres à myéline sans gaine de Schwann, se groupant en faisceaux à conduction ascendante pour les uns (*voies sensitives*), descendante pour les autres (*voies motrices*); d'autres faisceaux encore, situés au contact de l'axe gris (*voies courtes*) à conduction à la fois ascendante et descendante ont un rôle d'association entre les divers étages de la moelle (1). Au centre de la moelle est une cavité, le canal de l'épendyme tapissé par un épithélium de nature névroglique (cf. p. 95).

Les ganglions cérébro-spinaux. Sur le trajet des nerfs sensitifs et des nerfs sensoriels, sont interposés des ganglions (2) renfermant des cellules dont la dendrite (*origine nerveuse*) prend naissance dans l'épiderme, dans le derme de la peau ou dans un épithélium sensoriel et dont le cylindraxe transmet les impressions reçues à la moelle ou au bulbe, qui les transmettent eux-mêmes, après divers relais, aux centres supérieurs. Les cellules des ganglions cérébro-spinaux sont des cellules unipolaires à prolongement en T (cf. p. 92), excepté celles du ganglion de Corti et du ganglion de Scarpa qui sont bipolaires (3); leur structure rappelle d'assez près celle des cellules pyramidales, on y trouve (fig. 103) un gros noyau à nucléole rond, un cytoplasme

(1) Sur une coupe de moelle traitée par les méthodes ordinaires, il n'est pas possible d'apprécier le sens de la conduction des faisceaux : on doit employer, pour cela, des procédés spéciaux, la méthode physiologique, par exemple, qui consiste à sectionner la moelle d'un animal et à le sacrifier après l'avoir laissé vivre quelque temps. Les faisceaux ascendants sont dégénérés au-dessus de la section (*dégénérescence wallérienne*) et les faisceaux descendants au-dessous de ces sections.

(2) *Ganglions spinaux* pour les nerfs spinaux, *ganglion plexiforme* et *ganglion jugulaire* pour le pneumo-gastrique, *ganglion d'Andersh* et *ganglion d'Ehrenritter* pour le glosso-pharyngien, *ganglion de Scarpa* et *ganglion de Corti* pour l'auditif, *ganglion génicule* pour le facial, *ganglion de Gasser* pour le trijumeau.

(3) Il faut ajouter aux cellules ganglionnaires bipolaires : la cellule bipolaire de la rétine et la cellule olfactive, ces deux éléments formant des tuniques ayant la valeur d'un ganglion étalé en nappe.

bourré de corps de Nissl, des neurofibrilles et quelquefois du pigment. Chaque cellule est entourée d'une enveloppe conjonctive (*capsule*) que double sur sa face interne une couche endothéliforme. On trouve encore dans les ganglions cérébro-spinaux des fibres nerveuses, fibres nues dans leur trajet intracapsulaire et qui sont entourées des deux gaines de myéline et de Schwann hors de la capsule. Ce sont ces fibres qui se divisent en T. Il convient d'ajouter que les ganglions cérébro-spinaux sont entourés d'une enveloppe conjonctive (prolongement de l'enveloppe conjonctive du nerf) qui envoie par sa face interne des cloisons partageant le ganglion en compartiments ou logettes où les cellules se groupent en *colonnes* et les fibres en *faisceaux*.

Les ganglions sympathiques. — La structure des ganglions du système nerveux sympathique ressemble beaucoup à celle des ganglions spinaux : une enveloppe conjonctive envoyant par sa face interne des cloisons qui partagent le ganglion en compartiments où se logent des fibres et des cellules; des cellules entourées d'une capsule conjonctive doublée sur sa face profonde par une lame endothéliforme, tels sont les caractères communs avec les ganglions cérébro-spinaux. Les ganglions sympathiques peuvent toutefois se distinguer de ces derniers par les caractères suivants : les cellules sont multipolaires, la plupart d'entre elles possèdent deux noyaux, leurs dimensions sont notablement plus petites; on peut ajouter que les corps de Nissl sont représentés par des grains extrêmement ténus; d'autre part, la plupart des fibres sont des fibres de Remak.

LES ORGANES DES SENS EN GÉNÉRAL

Tout organe des sens comprend trois parties essentielles : 1° un dispositif périphérique (schéma 15, 1), le

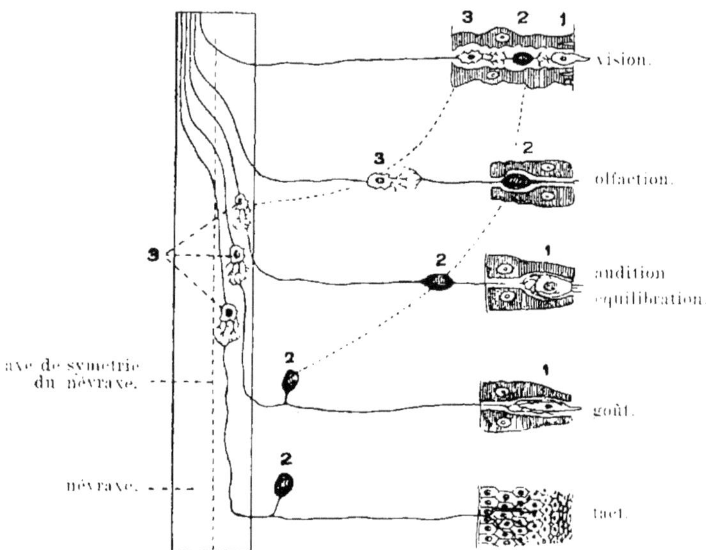

SCHÉMA 15. — Comparaison entre les cinq organes sensoriels; pour la légende se reporter au texte (schéma emprunté à Mathias Duval).

plus souvent de nature épithéliale (1) ectodermique (2), destiné à recueillir les sensations venant du monde extérieur et composé d'éléments spécialisés ou *cellules sen-*

(1) Il existe des organes récepteurs de nature conjonctive (corpuscules de Pacini).

(2) Les bourgeons du goût de la langue et de l'œsophage sont d'origine endodermique.

sorielles (en clair sur le schéma 15, 1) entourés par des éléments de soutien ou *cellules de soutien* (hachurées sur le schéma 15, 1); 2° un neurone ganglionnaire (schéma 15, 2), situé dans un ganglion spinal ou cérébral (cf. note 2, page 186); ce neurone est unipolaire pour les organes du tact et du goût, il est bipolaire pour tous les autres; dans tous les cas, il a une double conduction puisque le prolongement de la cellule unipolaire renferme des neurofibrilles cellulifuges et des neurofibrilles cellulipètes (cf. cellule en T, p. 92); 3° un neurone central (schéma 15, 3) multipolaire dont le cylindraxe s'entrecroise sur la ligne médiane avec son homologue du côté opposé (sur le schéma 15, cette décussation est figurée par l'intersection du cylindraxe de la cellule multipolaire avec l'axe de symétrie du névraxe, représenté en pointillé).

Le sens du tact. — Les organes tactiles sont représentés par les cellules épithéliales de l'épiderme entre lesquelles prennent naissance les fibres nerveuses des nerfs sensitifs; les ganglions spinaux sont le siège des cellules unipolaires; les cellules multipolaires sont situées dans la moelle.

Le sens du goût. — Les bourgeons du goût, situés sur les flancs du sillon de circonvallation des papilles caliciformes, ont été décrits avec la langue; les fibres du glosso-pharyngien prennent naissance dans ces bourgeons et conduisent les impressions gustatives jusqu'aux ganglions d'Andersch et d'Ehrenritter; les cellules multipolaires sont situées dans les noyaux bulbaires du glosso-pharyngien.

Le sens de l'audition et de l'équilibration. — La structure de l'oreille interne sera étudiée ultérieurement. Il suffit de noter maintenant que les cellules auditives de l'organe de Corti et les cellules des taches et crêtes acoustiques du vestibule sont les éléments épithéliaux sensibles; les fibres du nerf cochléaire et du nerf vestibulaire prennent leur origine au niveau de ces cellules et conduisent jusqu'aux ganglions de Corti et de Scarpa; les cellules multipolaires sont situées dans les noyaux bulbaires de l'auditif (noyau antérieur et tubercule acoustique pour le nerf cochléaire, noyaux dorsal externe, dorsal interne et de Bechterew pour le nerf vestibulaire).

Le sens de l'olfaction. — La muqueuse olfactive, située sur le trajet de l'air inspiré, a été étudiée avec les voies respiratoires supérieures. L'ensemble de l'appareil olfactif ne rentre pas dans le cadre général, un des trois anneaux de la chaîne manque : le premier, la cellule épithéliale; il en résulte que la cellule olfactive doit être considérée comme un neurone bipolaire dont le cil périphérique est une dendrite et le prolongement central un cylindraxe; il en résulte encore que l'épithélium de la muqueuse olfactive doit être considéré (abstraction faite des éléments de soutien) comme un ganglion nerveux étalé en nappe; les cellules multipolaires sont situées dans le lobe olfactif où on les décrit sous le nom de *cellules mitrales.*

Le sens de la vision. Au niveau de la rétine les trois anneaux de la chaine sont extrêmement rapprochés : cellule visuelle (*cellule de cône* ou *cellule de bâtonnet*), cellule ganglionnaire et cellule multipolaire se succèdent sur l'espace de moins d'un millimètre; en sorte que la rétine a la valeur de trois membranes superposées : 1° un épithélium sensoriel (ensemble des cellules à cône et à bâtonnet); 2° un ganglion nerveux cérébral, étalé en nappe (ensemble des cellules bipolaires); 3° un fragment de centre nerveux étalé en nappe (ensemble des cellules multipolaires).

La chaîne sensorielle peut donc avoir une longueur extrêmement variable : de moins d'un millimètre dans le sens de la vision, elle mesure plus d'un mètre dans le sens du tact (une impression tactile partie de l'extrémité des orteils doit parcourir une grande distance pour atteindre les cellules centrales de la moelle).

Remarque. — Il est important de noter que, quel que soit le sens considéré (gustation, audition, équilibration, olfaction, vision), la cellule sensorielle est pourvue d'une armature de *nature ciliaire*; il convient donc d'ajouter aux cils vibratiles la fonction primordiale de pouvoir dans certains cas s'adapter à la réception des sensations extérieures. Les cils sont en rapport avec la cellule qui les supporte par l'intermédiaire d'un *appareil centrosomique.*

L'APPAREIL VISUEL

L'appareil visuel comprend le globe oculaire et des organes annexes destinés à jouer un rôle protecteur.

Le globe oculaire. — Le globe oculaire comprend trois tuniques emboîtées l'une dans l'autre : la *sclérotique* ou membrane protectrice en dehors; la *choroïde* ou membrane vasculaire; la *rétine* ou membrane visuelle en dedans. Dans la partie antérieure de l'œil on retrouve ces trois tuniques, mais singulièrement modifiées par suite de leur adaptation physiologique : la sclérotique est devenue transparente et a perdu ses vaisseaux, qui formeraient un écran coloré interposé sur le trajet des rayons lumineux, pour donner la *cornée transparente;* la choroïde se transforme en un appareil d'accommodation par l'adjonction de muscles (*muscle de l'accommodation, muscle ciliaire*) et d'autre part voit ses vaisseaux se multiplier pour donner de nombreux replis villeux (*procès ciliaires*); la rétine perd ses éléments visuels (*pars cæca*), au niveau du corps ciliaire elle se charge de pigment dans sa partie profonde, tandis que sa partie superficielle s'adapte à une fonction sécrétoire destinée à renouveler l'humeur aqueuse, au niveau de l'iris, les cellules de la partie profonde se sont transformées en éléments musculaires destinés à dilater l'orifice de la pupille, tandis que les cellules de la couche superficielle se chargent d'un abondant pigment.

SEGMENT POSTERIEUR DU GLOBE OCULAIRE (fig. 104 et 105). — **La sclérotique.** — La sclérotique est un tissu conjonctif fibreux extrêmement résistant, perforée en arrière pour laisser passer les fibres du nerf optique (*lame criblée*), sa surface interne contient un certain nombre de cellules pigmentaires (*lamina fusca*).

La choroïde. — La choroïde comprend quatre tuniques, qui sont de dehors en dedans :

1° La couche pigmentée ou *membrana suprachoroïdea*;
2° La couche des gros vaisseaux (1);
3° La couche chorio-capillaire;
4° La membrane vitrée.

La couche pigmentée est formée de cellules conjonctives pigmentaires très abondantes, elle se continue avec la *lamina fusca* de la sclérotique; la couche des gros vaisseaux et la couche chorio-capillaire sont formées d'un tissu conjonctif lâche parcouru par un réseau vasculaire d'une richesse extrême.

La rétine. — La rétine est complexe puisqu'elle représente à la fois une membrane épithéliale, un ganglion nerveux étalé en nappe et un centre nerveux étalé lui aussi en nappe (p. 190). Vue à l'aide d'un faible grossissement la rétine montre une succession de couches qu'il serait sans intérêt de retenir si on ne connaissait leur contenu et leur signification. Il est donc nécessaire de passer en revue les éléments qu'on trouve dans la rétine. Les éléments essentiels sont représentés (schéma 16) par les trois anneaux de la chaîne visuelle :

1° La *cellule à cône* ou *à bâtonnet*, dite *cellule visuelle*; la *cellule à bâtonnet* (schéma 16, 1) comprend un corps cellulaire très grêle, renflé au niveau du noyau dont la chromatine affecte une disposition particulière (stries rayonnant autour de deux grains situés au voisinage des extrémités du noyau) et terminé à son extrémité interne par une boule cytoplasmique en relation avec l'arborisation dendritique d'une cellule bipolaire; la portion externe de la cellule supporte un dispositif de nature ciliaire, destiné à recueillir les impressions lumineuses, ce dispositif se compose de trois parties : un *paraboloïde*, en continuité avec le corps cellulaire (2), un *ellipsoïde* et un *bâtonnet;* le paraboloïde et l'ellipsoïde, colorables en rose par le picro-carmin sont sans action

(1) Quand il existe un tapis (cf. cellule irisante, p. 40) comme chez les Carnassiers, c'est entre la couche des gros vaisseaux et la couche chorio-capillaire que cette membrane est interposée. Dans ce cas, l'épithélium de la rétine ne renferme pas de pigment.

(2) Qu'on appelle encore *myoïde* parce qu'il serait contractile.

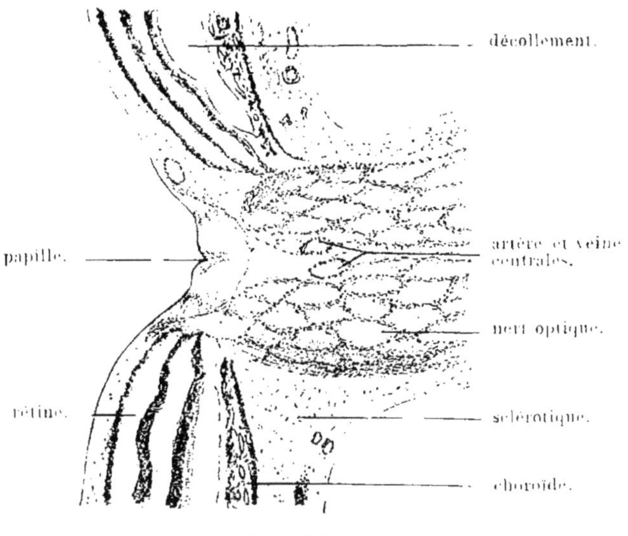

Fig. 104.

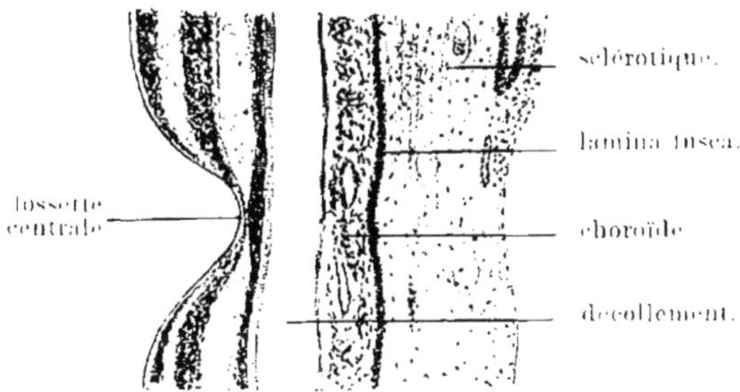

Fig. 105.

Fig. 104. — *Coupe du segment postérieur de l'œil d'un supplicié, passant au niveau de la papille du nerf optique, vue d'ensemble.*

Fig. 105. — *Coupe du segment postérieur de l'œil d'un supplicié, passant au niveau de la fossette centrale, vue d'ensemble.*

sur l'acide osmique, le bâtonnet, biréfringent, colorable en jaune par le picro-carmin, noircissant par l'acide osmique, affecte une structure striée transversalement après l'action des fixateurs, il renferme une substance colorée connue sous le nom de pourpre rétinien; à l'union de l'ellipsoïde et du bâtonnet est une rangée de corpuscules centraux en rapport avec des cils se fusionnant en une tige ciliaire parcourant l'axe du bâtonnet, les racines ciliaires traversent l'ellipsoïde et se fusionnent en une longue tige centrale s'enfonçant dans le corps cellulaire jusqu'au voisinage du noyau; la *cellule à cône* (schéma 16, 1') comprend un corps cellulaire épais contenant un noyau dont la chromatine affecte une disposition spéciale (stries rayonnant autour d'un grain de chromatine central) différente de celle du noyau de la cellule à bâtonnet et terminée à son extrémité interne par une arborisation en relation avec l'arborisation dendritique d'une cellule bipolaire; la portion externe de la cellule supporte, comme celle de la cellule à bâtonnet, un dispositif sensoriel composé de trois parties : un *paraboloïde* en continuité avec le corps cellulaire, un *ellipsoïde* et un *cône*; le *cône*, monoréfringent, noircissant faiblement par l'acide osmique, affecte une structure striée transversalement après l'action des fixateurs, il est deux fois plus petit qu'un bâtonnet et ne renferme pas de pourpre rétinien; comme la cellule à bâtonnet, la cellule à cône possède un appareil ciliaire, mais il se distingue de celui de la cellule à bâtonnet par ce fait que les racines ciliaires ne convergent pas et dessinent dans l'ellipsoïde une série de stries longitudinales parallèles (*corps filamenteux*); on admet que les bâtonnets sont adaptés à la vision des contours et les cônes à la vision des couleurs et des contours;

2° *La cellule bipolaire* (schéma 16, 2), ou cellule ganglionnaire émettant par son extrémité externe un prolongement (dendrite) terminé par une arborisation en rapport avec le nodule des cellules à bâtonnet ou avec l'arborisation terminale des cellules à cône; une cellule bipolaire se met ainsi en relation avec plusieurs cellules visuelles soit à cône, soit à bâtonnet (*bipolaire pour cônes, bipolaire pour bâtonnets*), par son extrémité interne la cellule bipolaire émet un second prolongement (cylindraxe) terminé par une arborisation en

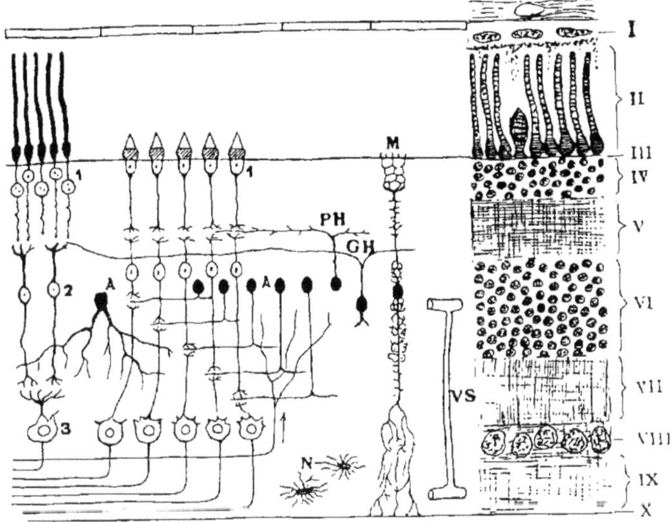

SCHÉMA 16. — Coupe de la rétine; sur la partie gauche de la figure (établie d'après les données des classiques) disposition schématique des éléments telle que la méthode de Golgi permet de les voir; sur la partie droite, aspect d'une coupe fixée et colorée par les techniques ordinaires.

Les éléments de la chaine visuelle ont leur corps cellulaire figuré en blanc : 1. cellule de bâtonnet, 1'. cellule de cône, 2. cellule bipolaire. 3 cellule multipolaire (les numéros 1. 1', 2 et 3 correspondent aux numéros 1, 2 et 3 du schéma 15); les éléments de soutien, les cellules névrogliques et les neurones d'association ont leur corps cellulaire figuré en noir : M. cellule de Müller, N. cellules névrogliques, P H. petite horizontale, G H. grande horizontale, A. amacrine diffuse, A'. amacrines stratifiées; V S., vaisseaux sanguins; la flèche indique une fibre afférente.

Les dix couches de la rétine sont indiquées en chiffres romains : I. épithélium rétinien, II. membrane de Jacob, III. limitante externe, IV. granuleuse externe, V. plexiforme externe, VI. granuleuse interne, VII. plexiforme interne, VIII. couche des cellules multipolaires, IX. couche des fibres du nerf optique, X. limitante interne.

(*Erratum.* — Le second A doit se lire A' et, de même, le second 1 doit se lire 1').

rapport avec l'arborisation dendritique de la cellule multipolaire;

3° *La cellule multipolaire* (schéma 16, 3), ou cellule centrale émettant par ses faces latérales et par sa face externe des dendrites en connexion avec les cylindraxes de plusieurs bipolaires et par sa face interne un cylindraxe allant se jeter dans le nerf optique.

En outre de ces éléments qui constituent la chaîne visuelle, on trouve encore : des cellules de soutien (*cellules de Müller,* ou *fibres de Müller*) disposées radiairement (sch. 16, M), pourvues d'un noyau et dont le corps cellulaire est creusé de nombreuses encoches logeant les éléments voisins, leurs deux extrémités sont épanouies en membranes hyalines soudées les unes aux autres et constituent les limitantes externe et interne (1); des cellules de névroglie (sch. 16, N) localisées dans la portion interne de la rétine; des éléments d'association réunissant les divers territoires de la rétine, les uns au niveau de l'articulation des cellules visuelles avec les cellules bipolaires (*cellules horizontales*), les autres au niveau de l'articulation des cellules bipolaires avec les cellules multipolaires (*cellules amacrines*), les cellules horizontales se divisent en *petites horizontales* (sch. 16, P H), à trajet court, unissant des cônes, et en *grandes horizontales* (sch. 16, G H), à trajet long, unissant des bâtonnets; les cellules amacrines se divisent en *amacrines diffuses* (sch. 16, A) dont les articulations sont situées à divers niveaux et en *amacrines stratifiées* (sch. 16, A') dont les articulations se répartissent dans cinq étages superposés.

La rétine n'est vascularisée que dans sa partie interne, on trouve un premier plexus dans la couche des cellules multipolaires, et un second plexus dans la granuleuse interne, ces deux plexus sont réunis par des branches disposées parallèlement à la direction de la chaîne visuelle (sch. 16, V S).

Enfin, on observe à la face externe de la rétine une

(1) Bien noter que la limitante externe ne « limite » pas la rétine en dehors, cette membrane est interposée sur le trajet des cellules visuelles, elle est donc perforée pour livrer passage aux cônes et aux bâtonnets.

couche épithéliale pigmentée formée d'une seule assise de cellules; ces cellules portent sur leur face interne une série de franges cytoplasmiques, dans lesquelles se déplacent les granulations pigmentaires, franges qui s'interposent entre la partie externe des cônes et des bâtonnets. Si l'œil est exposé à une vive lumière les grains de pigment se dirigent vers l'intérieur de l'œil formant ainsi autour des cellules visuelles une gaine protectrice; quand l'œil est maintenu quelque temps à l'obscurité, les grains de pigment regagnent le corps de la cellule.

Ces notions connues, il est aisé de comprendre que la rétine se divise en dix couches superposées (sch. 16, I à X) et de saisir la signification de chacune de ces couches. On rencontre de dehors en dedans (1) :

I. *L'épithélium rétinien* formé par les cellules à franges pigmentaires, et qui représente la paroi externe de la vésicule oculaire secondaire (cf. les précis et manuels d'embryologie), tandis que les neuf couches suivantes réunies représentent la paroi interne de cette vésicule;

II. *La membrane de Jacob* ou *couche des cônes et des bâtonnets* constituée par les prolongements sensibles des cellules visuelles;

III. *La limitante externe*, épanouissement externe des cellules de Müller;

IV. *La granuleuse externe*, contenant un grand nombre de noyaux appartenant aux cellules à cône et aux cellules à bâtonnet, la rangée la plus externe de ces noyaux appartient à des cellules à cône, les autres, au contraire, à des cellules à bâtonnet étagées sur plusieurs rangées;

V. *La plexiforme externe* représentée par les articulations des cellules visuelles avec les cellules bipolaires, c'est dans cette couche également que s'épanouissent les arborisations terminales des petites et des grandes horizontales;

(1) Noter que la couche des cellules visuelles (membrane de Jacob) est située dans la partie externe profonde de la rétine et que la lumière doit, pour les atteindre, traverser successivement les couches X, IX, VIII, VII, VI, V, IV et III : les cônes et les bâtonnets, influencés par les rayons lumineux, transforment l'énergie lumineuse reçue en influx nerveux lequel, à son tour, est transmis au cerveau en traversant successivement les couches III, IV, V, VI, VII, VIII et IX.

VI. *La granuleuse interne* renfermant une très grande quantité de noyaux appartenant : les uns aux cellules bipolaires, d'autres aux cellules de Müller, d'autres encore aux horizontales, d'autres enfin aux amacrines;

VII. *La plexiforme interne* représentée par les articulations des cellules bipolaires avec les cellules multipolaires, c'est dans cette couche que s'épanouissent les arborisations des amacrines;

VIII. *La couche des cellules multipolaires* formée d'une rangée de grosses cellules nerveuses, possédant tous les caractères des cellules des centres (gros noyau rond à beau nucléole sphérique, corps de Nissl);

IX. *La couche des fibres du nerf optique* constituée par l'ensemble des cylindraxes émanés des cellules multipolaires et allant, après un coude à angle droit, se jeter dans le nerf optique au niveau de la papille;

X. *La limitante interne*, épanouissement interne des cellules de Müller.

Il convient d'ajouter que la rétine présente des modifications structurales en deux points de sa surface : 1° au niveau de la *fossette centrale* (fig. 105), située sur l'axe de l'œil, la couche des cellules multipolaires et les couches plexiforme interne, granuleuse interne, plexiforme externe font défaut; la granuleuse externe est plus épaisse (parce qu'il y a beaucoup plus de cellules bipolaires, chaque cellule visuelle ayant une bipolaire qui lui est propre), la membrane de Jacob ne renferme que des cônes sur lesquels la lumière arrive directement (les derniers éléments de la chaîne visuelle étant réclinés sur les pentes de la fossette); la fossette a donc une sensibilité moins diffuse que le reste de la rétine et, d'autre part, elle perçoit plus facilement les rayons lumineux de faible intensité (*point de sensibilité maxima*); 2° au niveau de la *papille du nerf optique* (fig. 104) toutes les couches externes font défaut, les fibres du nerf optique décrivent un angle droit pour s'engager dans la lame criblée de la sclérotique et former le nerf optique (*point aveugle* ou *punctum cæcum*).

LE SEGMENT ANTERIEUR DU GLOBE OCULAIRE (fig. 106). — **La cornée.** – La cornée (fig. 106) se com-

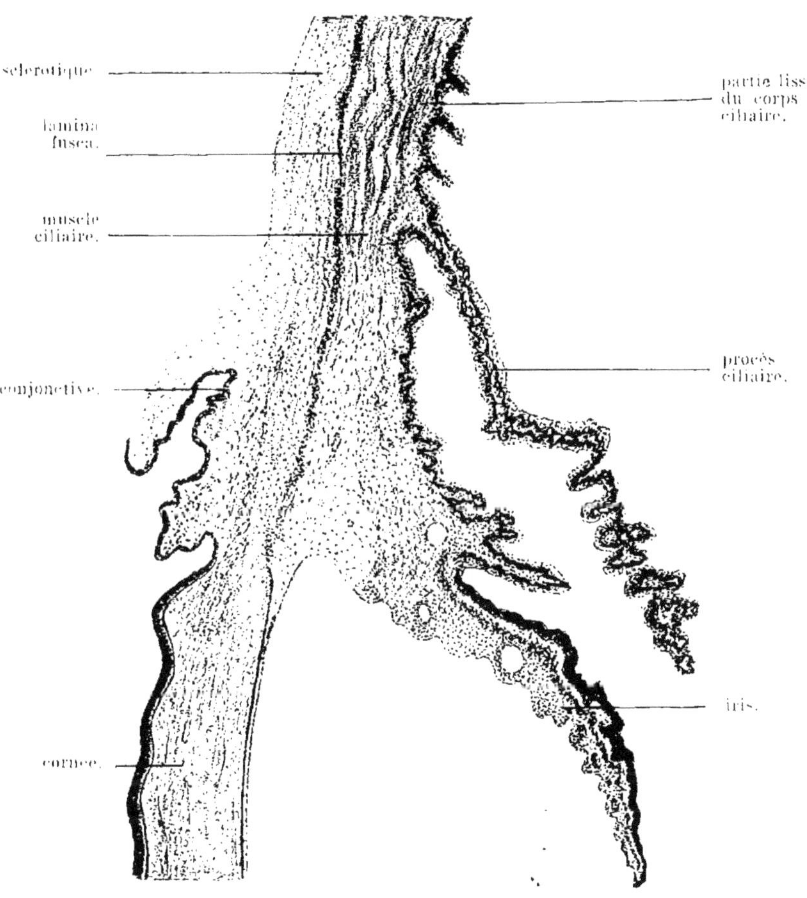

Fig. 106.

Fig. 106. — *Coupe du segment antérieur de l'œil de Chat, vue d'ensemble; la coupe est sagittale, mais passe en dehors de l'axe de l'œil, il en résulte que plusieurs procès ciliaires sont intéressés par la coupe.*

pose de cinq couches qui sont de dehors en dedans :

1° L'épithélium antérieur;

2° La membrane de Bowman;

3° Le tissu propre de la cornée;

4° La membrane de Descemet;

5° L'épithélium postérieur.

L'épithélium antérieur de la cornée, en continuité avec l'épiderme dont il est une portion adaptée à la vision, est différencié en vue de résister aux frottements incessants de la paupière, c'est dire qu'il est pavimenteux stratifié sans couche cornée; la membrane de Bowman est une basale mince; le tissu propre de la cornée est constitué par une série de lames conjonctives ne donnant pas de gélatine par la coction, disposées parallèlement les unes aux autres, chaque lame est constituée par des faisceaux parallèles entre eux et orientés de façon telle que les faisceaux d'une lame soient perpendiculaires aux faisceaux des lames immédiatement sus- et sous-jacentes, entre les lames sont des cellules conjonctives portant des crêtes d'empreinte; la membrane de Descemet est une lame épaisse, résistante et qu'on a considérée comme formée d'une substance intermédiaire entre celle des fibres collagènes et celle des fibres élastiques (se colore en orangé par le picro-carmin); l'épithélium postérieur, d'origine mésodermique, est pavimenteux simple et, sur les bords de la cornée il se continue avec l'épithélium antérieur de l'iris.

La choroïde. — Dans le segment antérieur de l'œil, la choroïde se montre (fig. 106) avec les mêmes tuniques que dans le fond, à savoir :

1° La couche *pigmentée* ou *membrana suprachoroïdea*;

2° Les couches vasculaires;

3° La membrane vitrée.

Ces tuniques présentent les modifications suivantes :

Au niveau de la zone lisse du corps ciliaire, la couche chorio-capillaire est absente.

Au niveau de la zone villeuse du corps ciliaire, un muscle (*muscle ciliaire, muscle de l'accommodation*) se développe entre la *membrana suprachoroïdea* et la couche des gros vaisseaux, ce muscle, formé d'éléments lisses chez l'Homme, est disposé sur deux plans de fibres : les unes circulaires postérieures (*muscle de Rouget*), les autres radiées antérieures (*muscle de Brücke*); d'autre part, la couche des gros vaisseaux s'hypertrophie notablement et forme des replis villeux (*procès ciliaires*).

Au niveau de l'iris, la *membrana suprachoroïdea* fait défaut (elle cesse d'exister à partir du limbe scléro-cornéen), la vitrée manque également, il ne reste plus qu'un tissu conjonctif (*stroma de l'iris*) riche en vaisseaux sanguins, les cellules conjonctives sont chargées de pigment, au voisinage de l'orifice pupillaire se trouve un muscle à fibres circulaires (*sphincter de l'iris*), constitué par des éléments lisses. Sur la face antérieure de l'iris, les cellules conjonctives se disposent de manière à constituer un endothélium, d'origine mésodermique (*épithélium antérieur de l'iris*), en continuité avec l'épithélium postérieur dé la cornée.

La rétine. — La rétine ne renferme plus de cellules visuelles à partir du moment où elle atteint le corps ciliaire (*ora serrata*): elle n'est plus représentée dans tout le segment antérieur de l'œil que par deux tuniques (fig. 106) : l'une, externe, qui prolonge l'épithélium rétinien; l'autre, interne, qui prolonge l'ensemble formé par les neuf couches internes de la rétine et qui représente la paroi interne de la vésicule oculaire secondaire.

Au niveau du corps ciliaire la couche externe est pigmentée, la couche interne est constituée par des cellules à fonction sécrétoire, on leur attribue le rôle de l'élaboration de l'humeur aqueuse.

Au niveau de l'iris, il y a inversion du pigment, c'est-à-dire que la couche interne (non pigmentée dans le corps ciliaire) est pigmentée, et que la couche externe (pigmentée dans le corps ciliaire) ne l'est pas; la couche externe est formée par un épithélium simple à cellules cubiques dont la partie externe (celle qui repose sur le stroma de l'iris) renferme des myofibrilles, à direction radiée (*muscle dilatateur de l'iris*); la couche interne est constituée par une seule assise de cellules épithéliales cubiques renfermant une quantité énorme de granulations pigmentaires.

LES MILIEUX TRANSPARENTS DE L'ŒIL. — **L'humeur aqueuse.** - Claire comme de l'eau, elle ne renferme que quelques leucocytes.

Le cristallin. — D'origine ectodermique cutanée, le cristallin est entouré de toutes parts par une membrane homogène, hyaline, anhiste, comparable en tous points à une basale (*cristalloïde*); il se compose de *cellules* disposées à sa partie antérieure en un épithélium cubique simple reposant sur une masse formée de *fibres*, les unes lisses, épaisses (à la périphérie de l'organe), les autres, dentelées, minces (au centre de l'organe); les fibres cristalliniennes sont des cellules dont les plus superficielles possèdent un noyau (le noyau des fibres profondes a disparu au cours du développement). Le cristallin a une contexture compliquée due au trajet des fibres disposées de manière à limiter entre elles des espaces (*sutures*) en forme d'Y et remplis d'une substance amorphe de nature indéterminée.

Le corps vitré. — Considéré autrefois comme du tissu muqueux dont il a l'apparence gélatineuse, le corps vitré de l'adulte est formé d'un tissu, d'origine ectodermique, de nature névroglique. Il est constitué par une substance semi-liquide englobant des fibres et des cellules sur la nature desquelles le doute plane encore (1).

LES ANNEXES DE L'ŒIL. — **La conjonctive.** — La conjonctive est constituée par une membrane muqueuse comportant un épithélium, un chorion et des glandes. L'épithélium est pavimenteux stratifié au niveau du globe oculaire (*conjonctive oculaire*) et prismatique stratifié au niveau de la paupière (*conjonctive palpébrale*); l'épithélium conjonctival renferme des cellules muqueuses (*glandes intra-épithéliales*). Le chorion est représenté par un tissu conjonctif fibreux avec de nombreux éléments élastiques et, de place en place, des formations lymphoïdes. Les glandes sont très abondantes et de structure variée, ce sont : les *glandes de Krause* (*lacrymale accessoire*) dans le cul-de-sac conjonctival ou fornix, les *glandes de Manz* dans la conjonctive oculaire, les *glandes de Wolfring* ou *glandes de Ciaccio* (*lacrymales accessoires*) et les *glandes de Henle* dans la conjonctive palpébrale.

(1) Elles seraient d'origine sanguine (leucocytes) pour les uns et d'origine nerveuse (cellules névrogliques) pour les autres.

La paupière. – La paupière est un repli de la peau comprenant d'avant en arrière quatre tuniques, à savoir :

1° La peau;
2° La couche conjonctivo-muscuaire;
3° Le cartilage tarse (cf. p. 54, note 3);
4° La conjonctive palpébrale.

Au niveau des paupières sont des glandes : les *glandes de Moll* (sudoripares) dont le canal excréteur s'ouvre entre les cils, les *glandes de Meibomius* et les *glandes de Zeiss* (sébacées) qui viennent s'ouvrir les premières dans un canal excréteur spécial, les secondes dans le follicule du cil.

La glande lacrymale et les voies lacrymales. — Les acini sécréteurs de la glande lacrymale sont du type séreux, on y décrit des cellules de deux types différents : 1° des cellules basses à noyau basal, dont le cytoplasme est bourré de grains de sécrétion; 2° des cellules hautes à noyau situé dans la région moyenne de la cellule et dont le cytoplasme contient de longs filaments (chondriome).

Les voies lacrymales sont tapissées par une membrane muqueuse comprenant un épithélium et un chorion. L'épithélium est pavimenteux stratifié (en continuité avec l'épithélium pavimenteux stratifié des paupières) dans les conduits lacrymaux; il passe insensiblement au type prismatique stratifié dans le sac lacrymal et il conserve cet aspect dans le canal nasal pour se continuer, par une transition ménagée, avec l'épithélium prismatique stratifié à cils vibratiles des fosses nasales. Le chorion de la muqueuse des voies lacrymales est un tissu conjonctif fibreux, riche en éléments élastiques dans la portion initiale (conduits lacrymaux).

L'APPAREIL AUDITIF ET ÉQUILIBRATEUR

L'appareil auditif et équilibrateur comprend l'oreille interne et des organes annexes : oreille moyenne, organe transmetteur des ondes sonores et oreille externe, organe récepteur.

L'oreille interne. — Dérivée du feuillet externe cutané, l'oreille interne est un ensemble de cavités compliquées qu'on peut ainsi schématiser : elle est formée de deux chambres communiquant l'une avec l'autre par un couloir (*canalis reuniens*), la chambre du haut (*utricule*) reçoit trois tubes en plein cintre (*canaux semi-circulaires*), la chambre du bas (*saccule*) reçoit un tube enroulé en colimaçon (*canal cochléaire*) décrivant deux tours et demi de spire. Tel est le *labyrinthe membraneux*.

Toutes ces cavités remplies d'un liquide (*endolymphe*) sont tapissées par un épithélium cubique simple qui, par endroits, se différencie en vue de recueillir des sensations d'équilibre ou des impressions auditives, et dans cet épithélium se distribuent des nerfs (*nerf vestibulaire* et *nerf cochléaire*) qui viennent chercher les sensations perçues par les cellules épithéliales pour les transmettre aux cellules des ganglions de Scarpa et de Corti, qui, eux-mêmes les transmettent au cerveau par l'intermédiaire de nombreux relais.

Il convient d'ajouter que toutes les parties du labyrinthe membraneux sont logées dans des cavités creusées dans l'épaisseur du rocher, cavités qui reproduisent en les épaississant les contours du labyrinthe membraneux (*labyrinthe osseux*).

Entre le labyrinthe osseux et le labyrinthe membraneux, et en continuité avec le périoste est interposé un tissu conjonctif lâche (fig. 109), lequel se fond et n'est plus représenté que par sa matière amorphe liquide

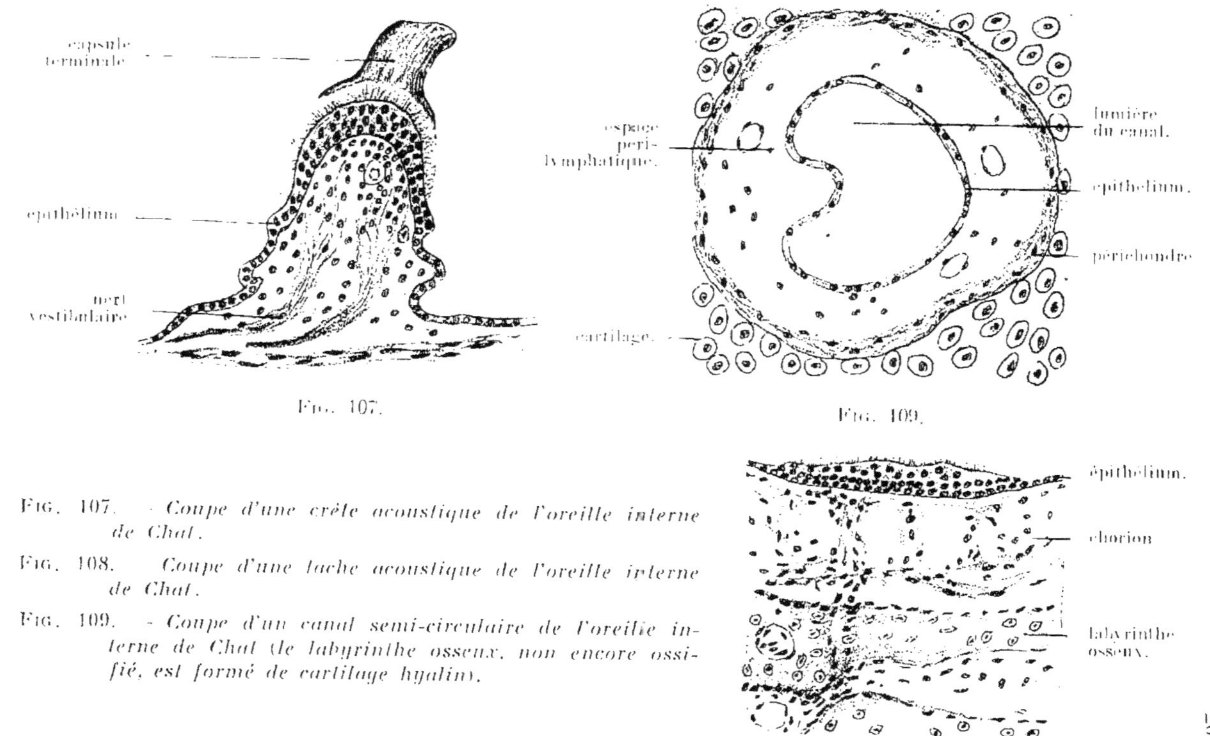

Fig. 107.

Fig. 109.

Fig. 108.

Fig. 107. — *Coupe d'une crête acoustique de l'oreille interne de Chat.*

Fig. 108. — *Coupe d'une tache acoustique de l'oreille interne de Chat.*

Fig. 109. — *Coupe d'un canal semi-circulaire de l'oreille interne de Chat (le labyrinthe osseux, non encore ossifié, est formé de cartilage hyalin).*

(*périlymphe*) au contact du canal cochléaire (*rampe vestibulaire* et *rampe tympanique*).

Les crêtes et les taches acoustiques. — On désigne sous l'expression défectueuse de crêtes et taches acoustiques (car elles ne sont pas adaptées à la réception des sons, elles sont équilibratrices) des formations situées les premières dans les renflements (*ampoules*) des canaux semi-circulaires, les secondes dans l'utricule et le saccule (*vestibule*). Ce sont, les unes et les autres, des formations constituées aux dépens des éléments de l'épithélium du labyrinthe membraneux (*cellules sensorielles*). Les crêtes (fig. 107) sont des saillies au niveau desquelles l'épithélium se stratifie, le sommet des crêtes est coiffé d'un dispositif particulier de forme conique (*capsule terminale*). Les taches (fig. 108) sont aussi constituées par un épithélium stratifié, mais ne faisant pas de saillie dans la lumière du vestibule et ne portant pas de capsule terminale. L'épithélium stratifié des crêtes et des taches présente à considérer plusieurs sortes de cellules : 1° des *cellules sensorielles* terminées par un bouquet de cils fusionnés en une tige conique plongeant dans l'endolymphe au niveau des taches et noyée dans la capsule terminale au niveau des crêtes; 2° des *cellules de soutien* interposées entre les précédentes; 3° des *cellules basilaires* situées à la partie profonde de l'épithélium et séparées du tissu conjonctif par une basale. Le nerf vestibulaire prend son origine dans cet épithélium sous la forme de fibres nerveuses dessinant un treillage autour des cellules sensorielles ciliées.

Le canal cochléaire. — Le canal cochléaire est l'organe de l'audition; vu sur une coupe transversale, c'est-à-dire sur une coupe parallèle à l'axe (*columelle*) du limaçon (fig. 110), il affecte la forme d'un triangle dont l'un des côtés peut s'appeler le *plancher* (face postérieure), un autre, le *plafond* (face antérieure) et le troisième, le *mur* (face externe); le plafond est incliné et prend contact avec le plancher. Le canal cochléaire, on l'a déjà vu, est tapissé par une membrane épithéliale reposant sur du tissu conjonctif.

L'épithélium est différencié, au niveau du plancher, en vue de recevoir les impressions sonores, l'ensemble des éléments auditifs formant l'*organe de Corti* (fig. 110

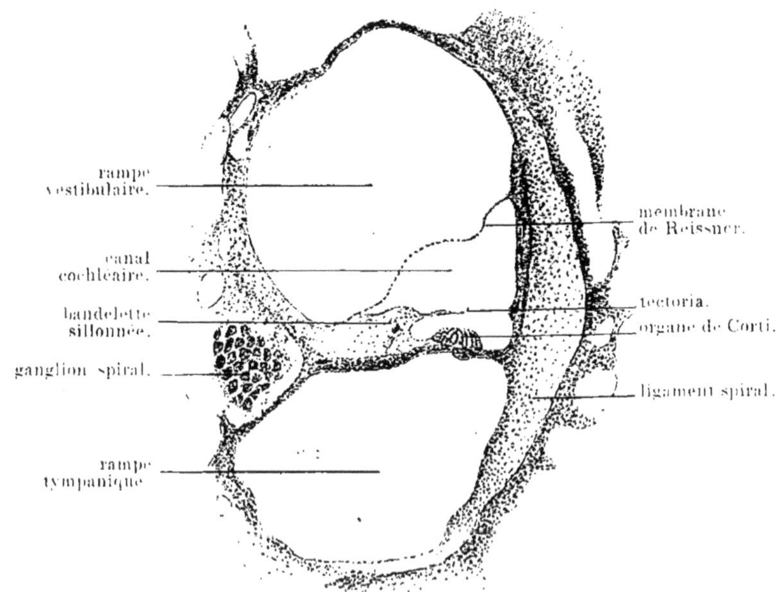

FIG. 110.

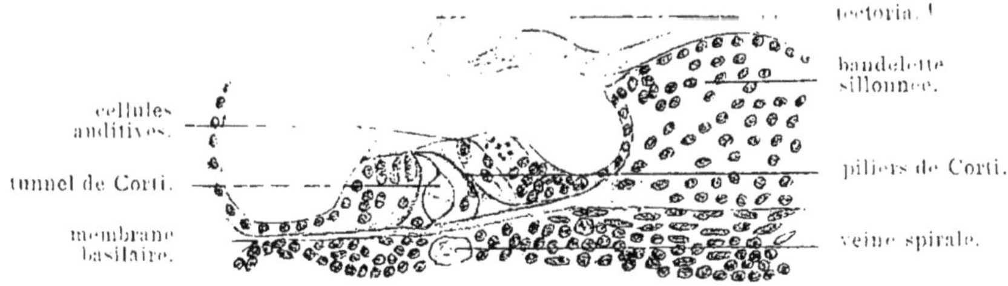

FIG. 111.

FIG. 110. — *Coupe d'un tour de spire du limaçon de l'oreille interne de jeune Chat, vue d'ensemble.*

FIG. 111 — *Coupe de l'organe de Corti de jeune Chat, détail d'un point de la figure 110.*

et 111); l'organe de Corti comprend au premier chef des *cellules auditives,* en forme de dé à coudre, portant sur leur face libre une série de cils (*soies auditives*), et pourvues d'un noyau profond, d'une petite masse de cytoplasme condensé (*corps de Hensen*) et d'un diplocentre. Les cellules auditives sont alignées sur le plancher du canal cochléaire, et forment ainsi quatre rangées parallèles à l'intersection du plancher et du toit; on distingue deux groupes de cellules : le premier constitué par les trois rangées externes et le second par la rangée interne. Les cellules auditives sont supportées par des cellules de soutien de deux sortes : 1° les *cellules de piliers,* contenant les *piliers de Corti,* répartis en deux séries (*piliers internes* et *piliers externes*); ces deux séries de piliers sont adossées l'une à l'autre de manière à limiter un espace (*tunnel de Corti*); les piliers externes comportent : une base élargie (*pied*), surmontée par une tige cylindrique (*corps*), terminée par une extrémité renflée en massue (*tête*), laquelle émet une expansion en languette dirigée vers le mur (*phalange*); les piliers internes comportent une base élargie (*pied*) surmontée par une large lame cytoplasmique (*corps*) terminée par une extrémité creusée en coquille (*tête*) dans laquelle se loge la tête du pilier externe, la tête du pilier interne émet aussi vers le mur une languette (*phalange*) recouvrant la phalange du pilier externe. Les deux piliers, l'externe et l'interne, sont constitués par des filaments rigides et résistants élaborés dans des cellules dont le noyau et le cytoplasme non différencié en éléments de soutien et bourré de pigment jaune, sont visibles à l'intérieur du tunnel, au niveau du plancher; 2° les *cellules de Deiters,* situées en dehors des cellules de piliers et disposées sur trois rangées intercalées entre les trois rangées de cellules auditives externes, elles se composent d'un *corps,* d'un *col* et d'une *phalange,* le tout affectant grossièrement la forme d'une « chaise sur laquelle serait assise la cellule auditive »; dans la cellule de Deiters, comme dans la cellule de pilier, sont des faisceaux de fibres de soutènement. L'ensemble formé par les cellules auditives et leurs éléments de soutien constitue sur le plancher du canal cochléaire une saillie donnant l'apparence d'un épithélium stratifié; cette saillie se raccorde avec l'épithélium cubique simple du plancher par l'intermédiaire de cellules épithéliales de hauteur progressivement décroissante (*cellules des pentes*, de la *pente externe* et de la *pente interne*); les cellules de la pente externe sont connues, les plus hautes, sous le nom de *cellules de Hensen*, et les plus basses, sous le nom de *cellules de Claudius*. Le plancher du canal cochléaire porte encore dans sa partie interne, dans l'angle qu'il forme avec le plafond, une saillie de tissu conjonctif (*bandelette sillonnée*) que recouvre un épithélium cubique simple ayant élaboré à sa surface libre une membrane (*tectoria* ou *membrane de Corti*) qui se projette vers le mur pour passer en pont au-dessus de l'organe de Corti; la *tectoria* (détachée artificiellement sur les préparations des figures 110 et 111) vient prendre attache au niveau de la cellule de Hensen située en dehors de la dernière rangée de cellules auditives, elle est en tous points comparable à la capsule terminale des crêtes acoustiques.

Le plafond du canal cochléaire (*membrane de Reissner*) est tapissé par un épithélium cubique simple.

Quant au mur, il est revêtu par un épithélium stratifié que parcourt un réseau capillaire (*strie vasculaire*, cf. p. 25, note 2).

Il convient d'ajouter que le nerf cochléaire prend son origine dans l'épithélium du plancher, sous forme de fibres nerveuses dessinant un treillage autour des cellules auditives.

Le tissu conjonctif sur lequel repose l'épithélium du canal cochléaire mérite une mention spéciale : au niveau du plancher, il y a lieu d'envisager séparément la partie interne et la partie externe; la partie interne forme une masse (*bandelette sillonnée*) dont la surface est hérissée de petites saillies (*dents acoustiques*) que comble l'épithélium, la partie externe (*lame spirale membraneuse*) est formée de faisceaux de fibres collagènes et tapissée sur sa face postérieure (du côté de la rampe tympanique) par plusieurs assises de cellules conjonctives noyées dans une matière amorphe; au niveau du plafond, c'est-à-dire de la membrane de Reissner, le tissu conjonctif est représenté par une mince lame où on trouve quelques rares fibres collagènes; au niveau du mur, l'épithélium du canal cochléaire repose sur un tissu conjonctif extrêmement épais (*ligament spiral*). En avant et en arrière du canal cochléaire, on voit sur les coupes deux grandes cavités qui ont la valeur d'espaces conjonctifs pleins de matière amorphe liquide (périlymphe) et répondant l'un, l'antérieur, à la *rampe vestibulaire,* l'autre, le postérieur, à la *rampe tympanique,* c'est dire que ces deux rampes ne sont pas revêtues par un épithélium.

Le canal cochléaire et les deux rampes qui l'accompagnent représentent donc un tube épithélial entouré d'une gaine conjonctive dans laquelle se sont creusées secondairement des cavités; le tout est situé dans une cavité osseuse dont la paroi est connue sous le nom de *lame des contours* et dont le périoste se continue avec le tissu conjonctif du canal cochléaire. Dans l'axe du limaçon (*columelle*) sont des canaux où cheminent les fibres du nerf acoustique qui reçoit des rameaux venant du *ganglion de Corti* ou *ganglion spiral.*

L'oreille moyenne. — Diverticule du larynx, avec lequel elle communique par l'intermédiaire de la trompe d'Eustache, la cavité de l'oreille moyenne est tapissée par une muqueuse dont l'épithélium cubique ou pavimenteux simple repose sur un chorion en continuité avec le périoste.

La muqueuse de l'oreille moyenne recouvre la chaîne des osselets qui la traverse, et, d'autre part, elle s'accole à la peau pour constituer la membrane du tympan.

L'oreille externe. — L'oreille externe représente une portion du tégument déprimée au niveau de l'oreille interne dont elle reste séparée par l'oreille moyenne; à son niveau, les glandes sébacées et sudoripares abondent et leur produit de sécrétion mêlé à des débris épithéliaux forme le *cérumen.*

LA PEAU ET LES PHANÈRES CUTANÉS

La peau se rattache aux organes des sens parce qu'elle est apte à percevoir les sensations tactiles, les sensations de chaud et de froid et les sensations de pression. Elle dérive, par sa partie superficielle (ou *épiderme*) du feuillet ectodermique et, par sa partie profonde (ou derme) du feuillet mésodermique.

Aux dépens de la peau se forment les poils, organes de protection, et les ongles, rudimentaires chez l'Homme, organes d'attaque et de défense chez un certain nombre d'animaux.

La peau. — La peau (fig. 112) comprend de nombreuses tuniques superposées que fait connaître, de dehors en dedans, le tableau suivant :

Epithélium ou épiderme.	Couche cornée.	
	Corps muqueux de Malpighi.	
Derme	Corps réticulaire.	
	Chorion.	
	Hypoderme.	Pannicule adipeux.
		Fascia superficialis.
		Tissu cellulaire sous-cutané.

L'*épithélium* est du type pavimenteux stratifié, il comprend plusieurs couches indiquées sur la figure 12 (cf. épithélium), à savoir :

1° Le *stratum basilare*;
2° Le *stratum filamentosum*;
3° Le *stratum granulosum*;
4° Le *stratum intermedium*;
5° Le *stratum lucidum*;
6° Le *stratum corneum*;
7° Le *stratum disjunctum*.

Les trois dernières de ces tuniques forment la *couche*

cornée, les quatre autres constituent le *corps muqueux de Malpighi.*

Le *stratum basilare* repose sur le tissu conjonctif du derme, on y rencontre de nombreuses cellules en mitose, c'est lui, qui, avec quelques éléments de la couche sus-jacente, concourt à la régénération de l'épithélium. Le *stratum filamentosum* est constitué par des cellules dont le cytoplasme a élaboré des filaments de soutien (*tonofibrilles*), lesquels passent d'une cellule à l'autre en formant des ponts d'union, légèrement renflés dans la partie centrale du couloir (cf. p. 30) qui sépare deux cellules voisines. *Le stratum granulosum* est formé de cellules dont le cytoplasme est bourré de granulations d'une substance colorable en noir par l'hématoxyline au fer (*éléidine*). Dans le *stratum intermedium* les grains d'éléidine se sont en quelque sorte étalés dans le cytoplasme, de manière que cette substance se présente sous l'aspect de « flaques » (*flaques d'éléidine*): d'autre part, les noyaux des cellules commencent à présenter des signes d'altération. Le *stratum lucidum* ressemble en tous points au *stratum intermedium* et on ne saurait l'en distinguer n'étaient ses caractères chromatiques qui montrent que ses éléments ont subi un début de transformation cornée. Le *stratum corneum* est caractérisé par la transformation cornée qu'ont subi les éléments qui le constituent, le noyau n'est plus visible sur les coupes traitées par les méthodes ordinaires, il est complètement dégénéré et altéré, le cytoplasme n'est plus représenté que par des enclaves (*graisse épidermique*) entourées de toutes parts par les tonofibrilles tassées à la périphérie en une coque résistante. Le *stratum disjunctum* est constitué par les cellules superficielles de la couche cornée, qui tombent et desquament sous forme de « pellicules ».

Les éléments des diverses couches qui viennent d'être passées en revue représentent les stades évolutifs d'une cellule épithéliale qui aboutissent à la formation de substance cornée (*kératine*) (1) par le processus de *kératinisation* au cours duquel les cellules se serrent les unes contre les autres en même temps que leur noyau perd

(1) La *kératine* est insoluble dans tous les réactifs excepté dans la soude et la potasse caustiques à chaud.

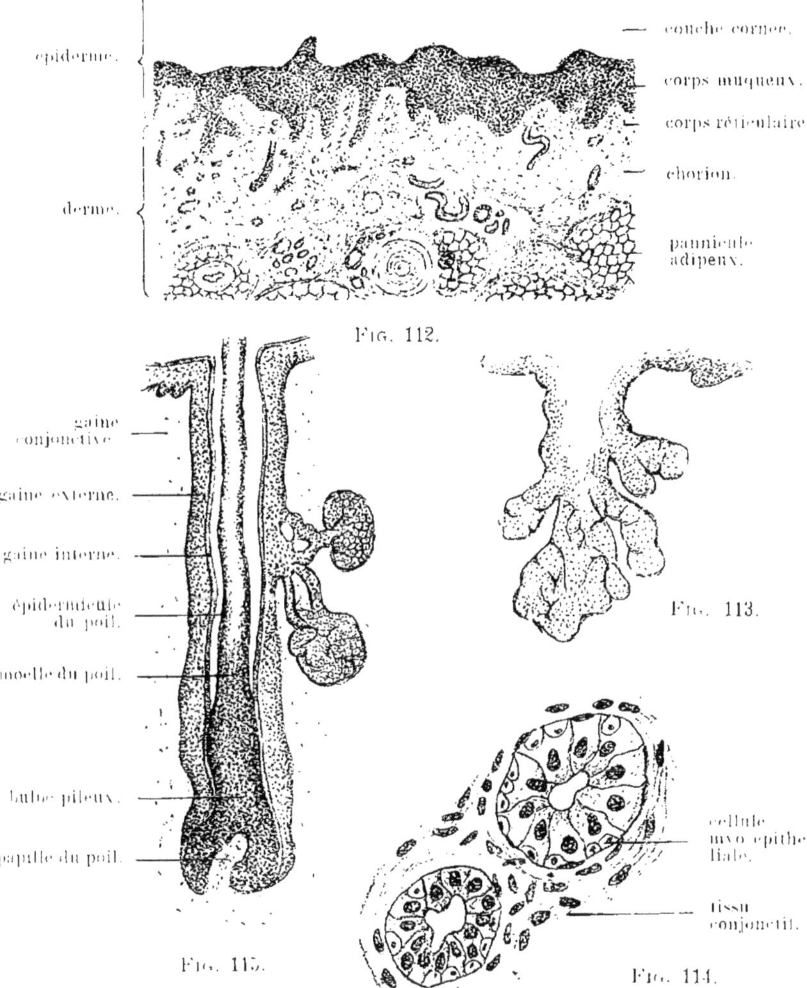

Fig. 112. — *Coupe de la pulpe du doigt de l'Homme, pièce chirurgicale, vue d'ensemble; à la partie inférieure de la figure et au milieu est figuré un corpuscule de Pacini.*

Fig. 113. — *Coupe d'une glande sébacée libre de la lèvre d'un supplicié, fort grossissement.*

Fig. 114. — *Coupe d'un glomérule sudoripare de la pulpe du doigt de l'Homme, pièce chirurgicale, fort grossissement.*

Fig. 115. — *Coupe d'un appareil pilo-sébacé de la moustache d'un supplicié, vue d'ensemble.*

ses aptitudes à se teindre par les colorants basiques et que disparaissent les ponts d'union.

Le corps réticulaire est un tissu conjonctif où abondent les éléments élastiques, d'une part, et, d'autre part, les cellules fixes du tissu conjonctif; c'est lui qui forme les papilles du derme, saillies destinées à augmenter la surface de contact entre l'épithélium et le tissu conjonctif, saillies dont les intervalles sont comblés par l'épithélium et qui ne manifestent pas leur présence à la surface de l'épiderme.

Le chorion se compose des éléments du tissu conjonctif : *reticulum* de cellules conjonctives fixes, assez peu abondantes, faisceaux de fibres collagènes et fibres élastiques entrecroisées en tous sens, noyées dans une matière amorphe assez abondante.

Le pannicule adipeux est partagé en lobules adipeux par des tractus fibreux émanés du fascia superficialis (*cônes fibreux de la peau*), il est constitué par des cellules adipeuses de forme et de dimensions variables. La graisse cutanée manque en certaines régions de la peau.

Le fascia superficialis est un tissu fibreux disposé en une lame mince à la face profonde du pannicule adipeux, sa face externe émet des expansions (*cônes fibreux de la peau*) qui s'enfoncent dans le pannicule adipeux.

Le tissu cellulaire sous-cutané est remarquable par sa quantité de matière amorphe englobant des cellules conjonctives de nombreuses variétés (cellules adipeuses, cellules migratrices, etc.), des faisceaux collagènes et des fibres élastiques. C'est lui qui permet à la peau de glisser sur les plans sous-jacents.

La peau est richement vascularisée et non moins richement innervée. C'est grâce à cette innervation que la peau peut percevoir les sensations. Les nerfs sensitifs prennent naissance : 1° par des origines libres intra-épithéliales (schéma 15, tact); 2° dans des organes, en général situés dans les papilles du derme et connus sous le nom de *corpuscules de Meissner*; 3° dans des corpuscules situés dans l'hypoderme et connus les uns sous le nom de *corpuscules de Pacini*, les autres sous le nom de *corpuscules de Golgi-Mazzoni*; les corpuscules de Pacini (fig. 112) sont constitués par des lamelles conjonctives emboitées les unes dans les autres et séparées par des cellules endothéliformes (cf. tissu lamelleux, p. 50).

Les glandes de la peau. — Les glandes cutanées sont de deux sortes : les sébacées et les sudoripares; les sébacées sont, dans la majeure partie des cas, annexées à un poil (*appareil pilo-sébacé*), mais il existe des glandes sébacées qui n'ont aucun rapport avec les poils (*glandes sébacées libres*); ces dernières sont au voisinage des orifices (lèvres, anus, vulve, glandes de Meibomius de la paupière). Disséminées dans toute l'étendue de la peau, les glandes sudoripares sont situées dans les lobules graisseux du pannicule adipeux; en certains points de la surface du tégument, les glandes sudoripares subissent une modification profonde, elles s'adaptent à une fonction nouvelle, celle de sécréter un produit particulièrement riche en graisse, *le lait*, destiné à la nutrition du nourrisson; la *glande mammaire* peut donc être considérée comme une glande sudoripare transformée.

Les glandes sébacées. — Glandes holocrines (cf. p. 123) les glandes sébacées sont obligatoirement formées d'acini pluristratifiés (fig. 113), les couches profondes représentant des cellules jeunes et les couches superficielles des cellules vieilles, mortes, et dont les cadavres forment le produit de sécrétion. Les cellules sébacées jeunes sont de petites cellules, à beau noyau rond et reposant sur une basale: à mesure qu'elles avancent en âge et s'élèvent dans la cavité de l'acinus, les cellules se chargent de graisse élaborée au contact des mitochondries, elles augmentent de volume et leur noyau s'altère et se flétrit. On trouve dans l'acinus sébacé, outre ces cellules sécrétantes, des travées de cellules subissant la *kératinisation* en passant par tous les stades de la cellule épidermique.

Les glandes sudoripares. — Ce sont des glandes glomérulées dont la paroi sécrétante est tapissée par deux sortes d'éléments superposés (fig. 114); les uns superficiels, en contact avec la lumière, cylindriques, pourvus d'un noyau sphérique central; les autres, profonds, reposant sur la basale, et dont la partie externe renferme des myofibrilles (*cellules myo-épithéliales*) dont la contraction a pour effet de favoriser l'expulsion du produit de sécrétion élaboré par les cellules superficielles. Le canal excréteur des glomérules sudoripares est un tube épithélial, à deux rangées de cellules, qui aborde l'épiderme dans l'intervalle des papilles choriales; dans sa traversée de l'épiderme le canal excréteur est tapissé par les cellules de l'épithélium épidermique qui affectent une direction circulaire, dans le corps muqueux ce sont des cellules à éléidine, dans la couche cornée, ce sont des cellules cornées, ces dernières ont une certaine affinité pour les colorants (fig. 12).

La glande mammaire. — La glande mammaire en lactation est formée par des acini tapissés par un épithélium cubique simple (1) reposant sur une basale. Les cellules de la glande mammaire présentent un aspect différent suivant le stade du cycle sécrétoire où on le considère. Quand elles sont au stade des grains (cf. p. 121), elles sont hautes et possèdent un gros noyau basal, sphérique, leur cytoplasme, au voisinage du noyau, est rempli de longs chondriocontes et dans sa portion apicale est bourré de grosses gouttes de graisse; quand elles ont expulsé leur produit de sécrétion elles sont basses et affectent l'aspect d'un épithélium cubique simple. Pour excréter leur produit de sécrétion les cellules de la glande mammaire décapitent leurs sommets qui tombent dans la lumière glandulaire avec la graisse qu'ils contiennent. Ce mode d'excrétion est intermédiaire entre le mode holocrine des glandes sébacées et le mode mérocrine des glandes sudoripares, c'est pourquoi on l'appelle *holo-mérocrine*. Les canaux excréteurs (*canaux galactophores*) sont à leur départ des acini représentés par des tubes épithéliaux à deux assises de cellules comme ceux des glomérules sudoripares, et, à leur arrivée au niveau du mamelon, ils sont tapissés par un épithélium pavimenteux stratifié en continuité avec celui de l'épiderme; tous les stades intermédiaires entre ces deux structures peuvent se voir au long du trajet des canaux galactophores.

(1) La présence de canaux excréteurs (*canaux galactophores*) permet d'éviter la confusion entre une coupe de glande mammaire et une coupe de corps thyroïde.

Les phanères cutanés. — On désigne sous ce nom les poils et les ongles.

Le poil. — Le poil (fig. 114) est une production épithéliale dérivée de l'épiderme; il se compose du *poil proprement dit* et de la *gaine*; le poil proprement dit et sa gaine comprennent chacun plusieurs tuniques indiquées sur le tableau suivant qui commence par la partie centrale du poil :

Poil proprement dit		Moelle.
		Substance pileuse.
		Epidermicule du poil.
Gaine du poil.	Gaine interne.	Epidermicule de la gaine.
		Couche de Huxley.
		Couche de Henle.
	Gaine externe.	

Toutes ces tuniques sont épithéliales, on les voit nettement sur une coupe transversale du poil passant par la partie moyenne de la racine; si on examine une coupe longitudinale de poil (fig. 115) on voit que, vers l'extrémité inférieure de la racine toutes ces couches se fusionnent pour former une volumineuse masse épithéliale (*bulbe pileux*) déprimée à sa partie inférieure en une cupule où se loge un tissu conjonctif jeune riche en vaisseaux sanguins (*papille du poil*). Le bulbe pileux est la région génératrice du poil, il est formé de cellules analogues aux cellules de la couche basilaire de l'épiderme, c'est lui qui forme le poil et sa gaine. Les diverses tuniques du poil se présentent comme autant de cylindres creux emboîtés les uns dans les autres et évoluent, chacune pour son compte propre, vers la kératinisation, d'où la possibilité d'envisager pour la moelle, pour la substance pileuse, pour les épidermicules, pour les couches de Huxley et de Henle une série de segments ou zones superposés, homologues des diverses couches de l'épiderme, c'est ainsi qu'au voisinage du bulbe (homologue du *stratum basilare*) est la *zone filaire* (homologue du *stratum filamentosum*), à la partie supérieure de laquelle les cellules renferment des granulations d'une substance (1) connue sous le nom de *tricho-hyaline*

1. La tricho-hyaline se distingue de l'éléidine par ses caractères chromatiques.

(analogue à l'éléïdine du *stratum granulosum* et du *stratum intermedium*); la zone filaire est surmontée par la zone kératinisée (homologue du *stratum corneum*).

Il convient d'ajouter que les épidermicules sont constituées chacune par une seule assise de cellules, il en est de même des deux couches de Huxley et de Henle.

D'autre part, certaines parties du poil (substance pileuse) se chargent d'un pigment donnant à ce phanère sa coloration.

Le poil proprement dit se sépare de sa gaine, au niveau de la racine, et il émerge seul hors de la surface de l'épiderme.

L'ongle. — L'ongle est une plaque de corne dure et résistante reposant sur un corps muqueux de Malpighi. L'ongle représente donc une portion de l'épiderme cutané, il s'en distingue toutefois par les caractères suivants : 1° la dureté de la couche cornée; 2° le mode de régénération de la couche cornée qui se fait, ici, par un double mécanisme : de la profondeur à la surface comme dans la peau et, en outre, dans le sens de l'axe du doigt, la région de la lunule et de la racine (*matrice de l'ongle*) étant formée par des cellules génératrices; 3° la disposition des papilles du derme qui affectent la disposition de longues crêtes (*crêtes de Henle*) disposées parallèlement à l'axe du doigt.

LES GLANDES CLOSES

On a vu (quinzième séance) ce qu'est une glande close : une glande dépourvue de canal excréteur, une glande qui déverse ses produits de sécrétion dans le sang. Les produits de sécrétion des glandes closes sont englobés aujourd'hui sous le nom d'*hormones*, ce sont des substances de nature peu ou mal connue et que l'expérimentation physiologique révèle comme indispensables pour maintenir l'équilibre des réactions humorales.

Mais il n'est pas nécessaire qu'une glande soit dépourvue de canal excréteur pour déverser les produits de sécrétion directement dans le sang, on sait que le foie qui excrète de la bile par les voies biliaires, exerce une série de fonctions (glycogénique, uropoiétique, antitoxique, et d'autres encore) qu'on ne peut expliquer que par le mécanisme de la *sécrétion interne* ou *endocrine*.

Dans ces dernières années, on est arrivé à cette conception que la plupart (sinon tous) de nos organes sont doués d'une fonction endocrine, et c'est là le point de départ de la thérapeutique opothérapique (1).

Classification des glandes closes. — Les glandes closes peuvent être d'anciennes glandes ouvertes qui ont perdu, au cours du développement, leur canal excréteur, c'est ainsi que le lobe pharyngien de l'hypophyse viendrait déverser son produit de sécrétion dans le pharynx, que le corps thyroïde viendrait déverser son produit de sécrétion dans la cavité buccale, au niveau du sommet du V lingual, que les îlots de Langherans du pan-

(1) C'est ainsi qu'on fait aujourd'hui couramment absorber à des malades des extraits de thyroïde et parathyroïde, d'hypophyse, de foie, de testicule, d'ovaire, de placenta, de mamelle, de surrénale et même de cerveau, de pinéale, de salivaires, de pancréas, de prostate, de rein, de poumon, de rate, de thymus, de ganglions lymphatiques et de moelle osseuse.

créas déverseraient leur produit de sécrétion dans l'intestin, si des remaniements profonds n'étaient venus modifier la disposition primitive.

Mais un certain nombre de glandes closes sont d'emblée fermées comme, par exemple, la surrénale et les organes chromaffines.

Les glandes closes dont il vient d'être parlé sont de nature épithéliale, mais il existe des cellules conjonctives groupées en organes qui donnent de véritables glandes à sécrétion interne, telles sont les glandes interstitielles du testicule et de l'ovaire et peut-être aussi les corps jaunes.

L'hypophyse (fig. 116). — L'hypophyse se compose de deux lobes : un lobe postérieur nerveux, un lobe antérieur d'origine pharyngienne.

Le lobe antérieur, émanation de l'épithélium du pharynx, est constitué par des cordons épithéliaux pleins formés de cellules polyédriques dont on a décrit deux variétés (*cellules chromophobes* ou *principales* et *cellules chromophiles*) : un abondant réseau capillaire chemine entre les cordons épithéliaux. Le lobe postérieur est formé à peu près exclusivement de névroglie. A l'union des deux lobes est une région où se trouvent des vésicules tapissées par un épithélium cubique simple et pleines de colloïde; l'aspect de ces vésicules rappelle un peu celui des vésicules du corps thyroïde.

Il est difficile de pratiquer l'extirpation de l'hypophyse pour étudier ensuite les troubles qui en résulteraient; il semble certain néanmoins que la sécrétion de l'hypophyse exerce une action régulatrice sur le développement du tissu osseux; d'autre part, elle augmente la pression sanguine. Ces deux fonctions semblent être dues la première au lobe antérieur, la seconde au lobe postérieur.

Le corps thyroïde (fig. 117 et 8). — Une coupe de corps thyroïde montre une série de vésicules de dimensions variables, les unes pleines (1), les autres, beau-

(1) Il ne faut pas oublier que des vésicules pleines sur une coupe représentent ou bien des coupes tangentielles de vésicules creuses ou bien des vésicules réellement pleines; seul, l'examen des coupes en série permet de trancher la question.

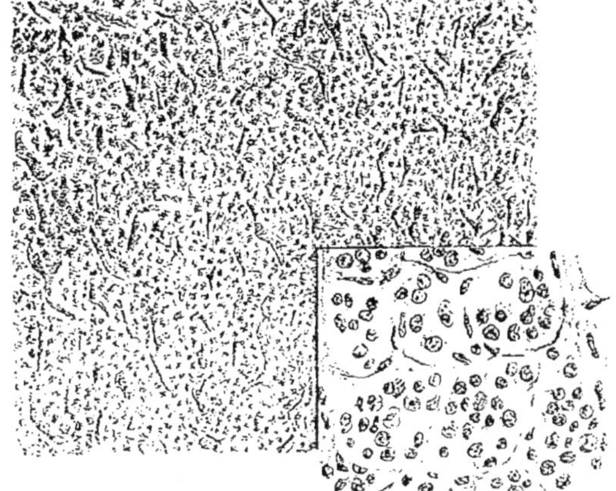

FIG. 116.

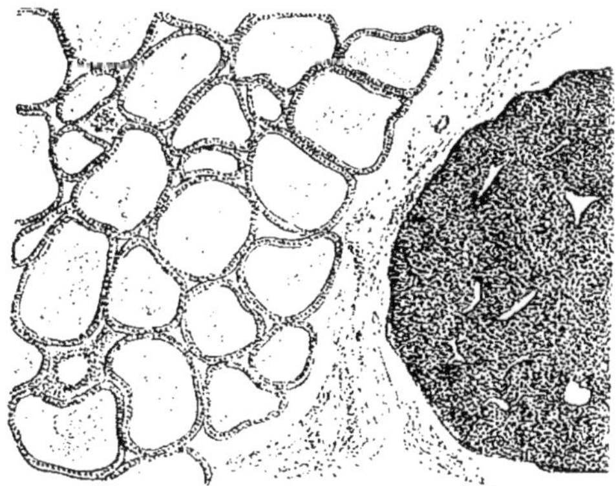

FIG. 117.

FIG. 116. *Coupe du lobe antérieur de l'hypophyse de supplicié, vue d'ensemble montrant des cordons épithéliaux anastomosés, entre lesquels sont de nombreux capillaires; en bas et à droite, détail d'un point de la préparation.*

FIG. 117. *Coupe de corps thyroïde de Chien; la coupe a intéressé une parathyroïde (à droite de la figure); pour le détail de l'épithélium des vésicules thyroïdiennes, cf. fig. 8, p. 27.*

coup plus nombreuses, creuses; les vésicules creuses sont tapissées par un épithélium cubique simple, à cadres de fermeture, où on a décrit deux variétés de cellules (*cellules principales* et *cellules colloïdes*) et sont remplies de substance connue sous le nom de *substance colloïde* ou plus simplement de *colloïde*; sur les préparations la colloïde se montre plus ou moins fendillée ou rétractée au centre de la vésicule laissant des vides à contours circulaires entre elle et la paroi de la vésicule.

La colloïde représente le produit de sécrétion de la thyroïde, elle passe dans les vaisseaux en franchissant l'épithélium de la vésicule.

La suppression de la sécrétion thyroïdienne entraîne des troubles dans le développement, du crétinisme et des œdèmes.

Les parathyroïdes (fig. 117 et 118). — Une coupe de parathyroïde montre une série de cordons épithéliaux pleins formés de cellules polyédriques dont on a décrit deux variétés (*cellules protoplasmiques* et *spongiocytes*); les cordons épithéliaux cheminent dans un réseau capillaire du type sinusoïde.

La suppression de la sécrétion des parathyroïdes entraîne des accidents tétaniques.

La glande surrénale et les organes chromaffines (fig. 119). — La surrénale se compose de deux parties distinctes situées l'une à l'intérieur de l'autre : la *médullaire surrénale* au centre, et la *corticale surrénale* à la périphérie; ces deux parties n'ont de commun que la place qu'elles occupent dans l'organisme (1) car tout tend à les séparer : leur origine embryologique, leur structure, leur fonction.

A la médullaire surrénale se rattachent une série de petits organes de structure et de rôle identiques; les *organes chromaffines,* ou *paraganglions*; il est impossible de les étudier séparément.

(1) Chez certains animaux inférieurs (Sélaciens),ces deux parties sont même séparées l'une de l'autre, la médullaire formant les *corps suprarénaux* et la corticale les *corps intrarénaux*.

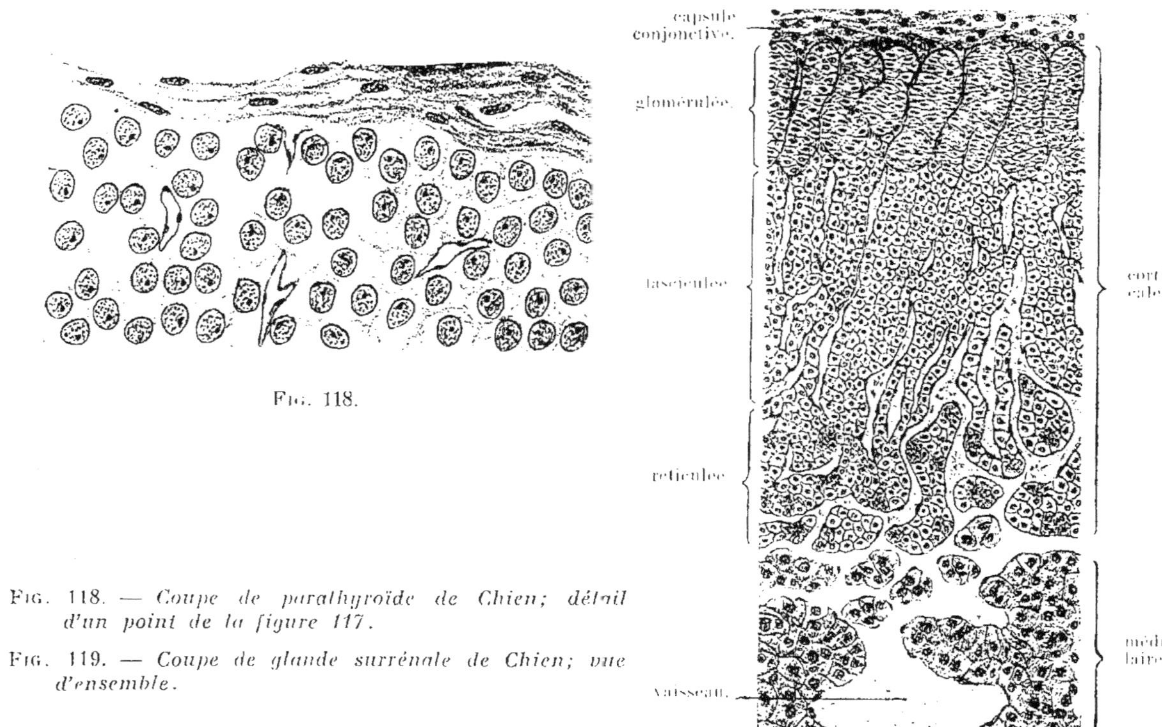

Fig. 118.

Fig. 119.

Fig. 118. — *Coupe de parathyroïde de Chien; détail d'un point de la figure 117.*

Fig. 119. — *Coupe de glande surrénale de Chien; vue d'ensemble.*

La médullaire surrénale et les organes chromaffines. — Les organes chromaffines sont nombreux et ceci s'explique puisqu'ils dérivent de cellules ectodermiques (*phæochromoblastes*) sœurs des cellules (*sympathoblastes*) qui donneront naissance aux cellules des ganglions sympathiques; il est donc aisé de comprendre que les organes chromaffines sont échelonnés tout le long de la chaîne du sympathique; ce sont : la *glande tympanique*, le *ganglion intercarotidien, l'organe de Zuckerkandl*, et toute une série d'éléments innomminés en rapport avec les ganglions sympathiques.

Tous ces organes et la médullaire surrénale sont formés de cordons épithéliaux anastomosés dont les cellules sont caractérisées par les réactions suivantes : affinité pour les sels de chrome (d'où leur nom de chromaffine), réaction de Vulpian (coloration verte avec le perchlorure de fer et l'ammoniaque), réaction de Mulon (coloration rose, puis noire avec l'acide osmique); or, ces réactions sont identiquement les mêmes que celles qu'on obtient *in vitro* avec l'adrénaline de Takamine; il faut donc en déduire que les organes chromaffines sont des organes adrénalinogènes.

L'adrénaline élaborée par les cellules chromaffines est visible dans le cytoplasme sous la forme de grains (*granulations de Grynfeltt*) solubles dans l'alcool, se colorant en rose, puis en noir par l'acide osmique, en violet par le violet de gentiane, et impossibles à colorer par l'hématoxyline.

Les cellules chromaffines sont abondamment vascularisées aussi bien dans la médullaire surrénale que dans les paraganglions.

La corticale surrénale. — Dérivée de l'épithélium mésodermique du cœlome la corticale surrénale comprend trois parties qui sont de dehors en dedans :

1° La glomérulée ou zone génératrice;
2° La fasciculée ou zone lécithogène;
3° La réticulée ou zone consomptive.

La *glomérulée* recouverte par une capsule conjonctive mince et résistante est constituée par des petites cellules polyédriques, la plupart en voie de mitose, disposées sur un seul rang et séparées les unes des autres par des capillaires tortueux qui rappellent un peu l'aspect des glomérules du rein (d'où le nom de cette zone).

La *fasciculée*, la plus puissante des couches de la corticale surrénale, est formée de grosses cellules disposées en cordons parallèles les uns aux autres (fascicules); ces cellules sont bourrées d'une graisse phosphorée (*lécithine*) qui, après action des réactifs utilisés pour l'inclusion, disparaît laissant une cellule comparable à une véritable éponge (*spongiocyte*).

La *réticulée* est constituée par des cordons épithéliaux irréguliers de calibre et anastomosés en réseau (d'où le nom de cette zone); ces cordons sont faits de cellules aussi volumineuses que les spongiocytes, mais qui s'en distinguent par une diminution de la quantité de lécithine et par l'apparition d'un pigment.

La corticale surrénale semble avoir pour rôle d'épuiser et de neutraliser les substances toxiques de l'organisme.

LES ORGANES LYMPHOÏDES

On range sous le nom d'organes lymphoïdes une série d'organes de nature et de siège différents dont le caractère fondamental est d'être constitués par du *tissu lymphoïde* ou *tissu réticulé* (cf. p. 48).

Tous nos organes comportent une certaine quantité de tissu conjonctif (chorion des muqueuses, enveloppe conjonctive des parenchymes, etc.); le tissu conjonctif renferme entre autres éléments (cf. p. 38) des cellules conjonctives fixes, qui, lorsque le tissu est jeune se présentent sous une forme étoilée et s'anastomosent les unes avec les autres, dessinant un réseau (*reticulum, tissu réticulé*). Il arrive souvent que le tissu conjonctif des organes, sous des influences diverses, reprend son aspect jeune de tissu réticulé, et que les *mailles du reticulum*, remplies d'une matière amorphe liquide, se garnissent d'éléments étrangers et mobiles (leucocytes, hématies) désignés sous le nom *d'éléments libres* (1). « Le tissu « lymphoïde peut » donc « être considéré comme un tissu « conjonctif ordinaire, qui, pénétré de globules blancs, « a été plus ou moins profondément remanié et s'est « plus ou moins transformé en un réseau » (Prenant).

On conçoit que des leucocytes émigrés par diapédèse des vaisseaux sanguins viennent infiltrer certaines régions du tissu conjonctif du chorion d'une muqueuse, par exemple, et qu'ensuite ces mêmes leucocytes viennent à quitter la région qu'ils avaient envahie; c'est ainsi qu'on trouve souvent dans les préparations du tube digestif des « *infiltrations lymphoïdes* » transitoires (2)

(1) Le *reticulum* des organes lymphoïdes n'est pas considéré unanimement par tous les auteurs comme étant formé par des cellules anastomosées ; bon nombre d'histologistes l'envisagent comme étant formé de fibrilles collagènes, voire même élastiques sur lesquelles les cellules fixes seraient intimement appliquées.

(2) Il faut entendre par là que cette infiltration de leucocytes aurait vraisemblablement disparu au bout de quelques jours si l'animal avait continué à vivre.

caractérisées par l'absence d'organisation du tissu conjonctif autour de la zone lymphoïde.

Un degré plus avancé dans l'organisation du système lymphoïde est représenté par le « *nodule lymphoïde* » permanent, caractérisé par la présence à sa périphérie d'une capsule conjonctive fibreuse. Le nodule lymphoïde est encore caractérisé par la présence à son intérieur d'un réseau vasculaire qui lui est propre. D'autre part, la coupe d'un nodule lymphoïde montre une partie centrale plus claire (*centre clair de Flemming*).

Enfin, si plusieurs nodules lymphoïdes semblables viennent à se développer côte à côte, à augmenter de dimensions et à se fusionner, on se trouve alors en présence *d' « organes lymphoïdes complexes »* tels que le ganglion lymphatique ou la rate.

Les organes lymphoïdes sont très nombreux, le tableau suivant indique leur nomenclature :

1° Les follicules clos de la muqueuse intestinale et des autres muqueuses;
2° Les plaques de Peyer de la muqueuse intestinale;
3° Les amygdales;
4° Le thymus;
5° Les ganglions lymphatiques;
6° La rate;
7° Les glandes hémo-lymphatiques;
8° Les glandes hémales.

Le follicule clos. — Simple infiltration lymphoïde diffuse, les follicules clos se rencontrent dans l'intestin, dans l'estomac, dans l'œsophage, dans la muqueuse respiratoire, etc. Dans l'intestin (1), les follicules clos sont situés dans la muqueuse, immédiatement sous l'épithélium, qu'ils soulèvent, pour former une saillie dans la lumière de l'intestin; à leur niveau les glandes de Lieberkühn sont refoulées et les villosités sont pour ainsi dire écartées.

La plaque de Peyer. — Il suffit d'imaginer un nombre assez élevé (40 environ) de follicules solitaires jux-

(1) Pour les distinguer des *plaques de Peyer*, encore appelées *follicules clos agminés*, les follicules clos de l'intestin sont souvent désignée sous le nom de *follicules solitaires*.

taposés et formant une volumineuse masse lymphoïde circonscrite par une capsule conjonctive mince pour avoir une idée parfaite de la constitution d'une plaque de Peyer. Comme les follicules solitaires, les follicules agminés sont immédiatement sous-jacents à l'épithélium et, à leur niveau, les glandes de Lieberkühn et les villosités font complètement défaut.

L'épithélium intestinal qui recouvre les follicules clos solitaires ou agminés est infiltré de leucocytes.

Les amygdales. — Le pharynx est circonscrit par un vaste anneau lymphoïde (*anneau lymphatique de Waldeyer*) formé par la juxtaposition d'une série d'amygdales : les *amygdales palatines* situées entre les piliers du voile du palais, les *amygdales tubaires* situées autour de l'abouchement des trompes d'Eustache dans le pharynx, l'*amygdale pharyngienne*, impaire et médiane située sur la voûte du pharynx, et enfin *l'amygdale linguale*, vaste nappe lymphoïde étendue depuis l'épiglotte jusqu'au V lingual.

Toutes ces amygdales ont la même structure; à leur niveau l'épithélium pavimenteux stratifié s'enfonce dans la profondeur du chorion pour former une chambre plus ou moins anfractueuse connue sous le nom de crypte. Le chorion de la muqueuse situé en regard du crypte est bourré de follicules clos qui, le plus souvent, sont pourvus d'un centre clair.

L'épithélium du crypte est infiltré de leucocytes, qui le traversent et qui laissent comme trace de leur passage incessant des cavités lacunaires intra-épithéliales, d'autre part, les cellules épithéliales reposent directement sur le chorion sans interposition de basale et semblent se confondre avec les cellules conjonctives du chorion (1).

Le thymus. — Le thymus a la valeur morphologique d'une amygdale qui, au cours de son développement embryologique, aurait perdu ses rapports avec l'épithélium digestif au contact duquel il s'est formé.

(1) Se basant sur ce fait, Retterer fait dériver le tissu réticulé des amygdales de l'épithélium buccal.

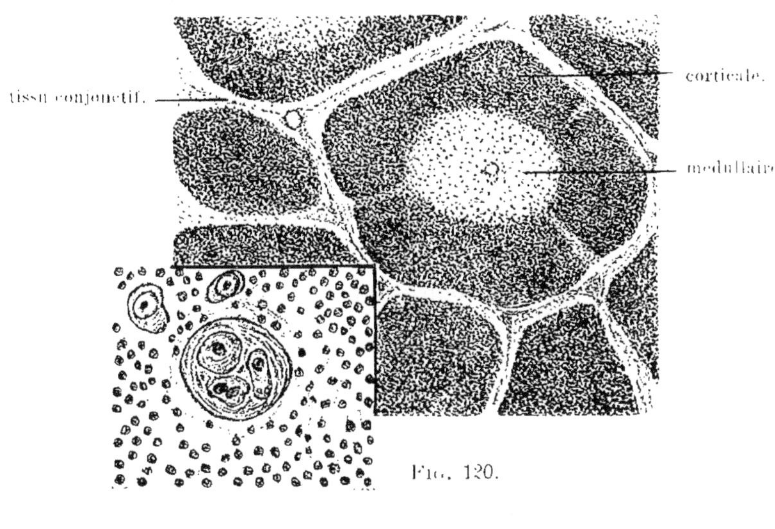

Fig. 120.

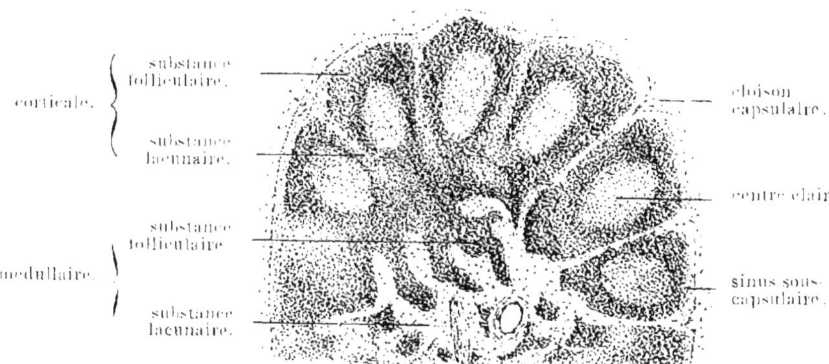

Fig. 121.

Fig. 120. — *Coupe de thymus de jeune Chat, vue d'ensemble; en bas et à gauche, détail des globes de Hassall.*

Fig. 121. — *Coupe de ganglion lymphatique de Chien, vue d'ensemble.*

Une coupe de thymus montre que cet organe est constitué par des follicules entourés d'un tissu conjonctif lâche, et groupés pour former des lobules (*lobule thymique*, fig. 121)). Chaque follicule comprend une substance corticale et une substance médullaire, les substances médullaires de plusieurs follicules voisins se fusionnent en une masse médullaire commune. La corticale est très sombre, tandis qu'au contraire la médullaire est très claire, caractère qui frappe immédiatement l'observateur.

Corticale et médullaire sont formées d'un *reticulum* cellulaire dont les mailles contiennent des éléments libres (*leucocytes mononucléés : lymphocytes* ou *petites cellules thymiques*). Les différences qui séparent la corticale de la médullaire sont les suivantes : les lymphocytes de la corticale sont souvent en voie de division par mitose, fait qui ne s'observe jamais dans la médullaire; les mailles du réticulum sont, en général, arrondies dans la médullaire et forment une trame beaucoup plus grossière que dans la corticale, la médullaire renferme moins de vaisseaux, par contre, on y trouve des formations spéciales : les *globes de Hassall,* ou *corps concentriques* formés d'une petite masse centrale constituée par trois ou quatre cellules polyédriques nucléées, entourée d'une série de lamelles écailleuses disposées concentriquement comme les feuilles d'un bulbe d'oignon. Ces globes concentriques sont considérés aujourd'hui par la majorité des histologistes comme la signature de l'origine épithéliale du thymus.

Le thymus est un organe formateur de lymphocytes, ces éléments prennent naissance dans la corticale, aux dépens des petites cellules thymiques, qui augmentent de volume en même temps qu'elles cheminent avec lenteur vers la médullaire où elles arrivent avec tous les caractères d'un lymphocyte du sang circulant. Les lymphocytes sont lancés dans la circulation au niveau de la médullaire (1).

(1) C'est la raison pour laquelle la médullaire est plus claire, car les lymphocytes mûrs la quittent pour passer dans le sang, tandis que dans la corticale les lymphocytes non encore évolués encombrent les mailles du *reticulum*.

Le thymus, en pleine activité au moment de la naissance et pendant les premières années de la vie, entre en régression (*involution*) au voisinage de la dixième année pour disparaître à l'époque de puberté. Cette involution se produit par un phénomène de dégénérescence graisseuse des éléments constitutifs du thymus.

Le ganglion lymphatique. — Le ganglion lymphatique se compose d'une substance centrale, *médullaire*, et d'une substance périphérique, *corticale*, entourée d'une capsule conjonctive contenant une notable proportion de fibres élastiques. La capsule envoie à l'intérieur du ganglion des cloisons (*cloisons capsulaires*) qui partagent la corticale en un certain nombre de chambres; les cloisons capsulaires se divisent au niveau de la médullaire et leurs branches de bifurcation s'anastomosent pour former au centre du ganglion un réseau formé de tractus conjonctifs. A sa périphérie, le ganglion est abordé par des vaisseaux lymphatiques afférents; en un point de sa surface sont des vaisseaux sanguins accompagnés de vaisseaux lymphatiques efférents (*hile*).

La corticale et la médullaire sont formées de deux substances bien distinctes : la *substance folliculaire* et la *substance lacunaire* ou *caverneuse*. On peut envisager la substance folliculaire comme étant formée, à l'instar des follicules clos, d'un *reticulum* de cellules conjonctives fixes, dans les mailles duquel sont des éléments libres; la substance lacunaire, au contraire, peut être considérée comme formée par des faisceaux de capillaires lymphatiques placés côte à côte et ayant été mis en communication les uns avec les autres par des orifices multiples, la substance lacunaire se présente donc aussi sous l'aspect d'un tissu réticulé, mais tandis que le *reticulum* folliculaire est un *reticulum* conjonctif, le *reticulum* lacunaire est un *reticulum* endothélial. Autrement dit et sous une autre forme, si la conception schématique qui vient d'être exposée répond à la réalité, le ganglion lymphatique doit être considéré comme un amas de follicules clos autour desquels et entre lesquels des capillaires lymphatiques viendraient s'ouvrir pour déverser leur lymphe, lymphe qui se trouve contenue par la capsule conjonctive qui l'endigue. Il convient d'ajouter qu'au contact des deux substances, sont pratiquées dans la paroi des capillaires lymphatiques des ouvertures qui font communiquer le *reticulum* folliculaire avec le *reticulum* lacunaire, permettant ainsi aux éléments libres ayant pris naissance dans les follicules de passer aisément dans la substance lacunaire et de là dans le canal efférent du ganglion.

Les substances folliculaire et lacunaire ont dans le ganglion une topographie complexe (fig. 121) : au niveau de la corticale est disposée à la périphérie de l'organe une série de follicules avec ou sans centre clair; du côté externe, ces follicules sont séparés de la capsule par une nappe de substance lacunaire (*sinus sous-capsulaire*) qui reçoit les vaisseaux efférents sur sa face externe et qui, par sa face interne, envoie des expansions rayonnantes appliquées contre les cloisons capsulaires et limitant les plans côtés des follicules; au niveau de la médullaire, la face interne des follicules se résout en une série de cordons (*cordons folliculaires*) qui s'anastomosent au centre du ganglion en formant un réseau dont la trame est entrecroisée avec la trame du réseau des tractus conjonctifs provenant des cloisons capsulaires, les mailles de ces deux réseaux entrecroisés sont occupées par de la substance lacunaire qui va s'ouvrir dans le vaisseau efférent.

Les éléments libres qui se rencontrent dans le *reticulum* folliculaire sont des lymphocytes à tous les stades de leur évolution, lymphocytes dérivant de *cellules germinatives* en voie de mitose (situées dans le centre clair quand il y en a un), ce sont encore de rares polynucléaires acidophiles, on n'y trouve jamais de polynucléaires neutrophiles, on trouve aussi parmi les éléments libres des mononucléaires phagocytes (*macrophages*) et enfin quelques hématies.

Les éléments libres du *reticulum* lacunaire sont les mêmes que les précédents qui sont tombés dans les sinus lacunaires où ils sont balayés par le courant de la lymphe et entraînés au dehors.

Le ganglion lymphatique est, au premier chef, un organe formateur de globules blancs mononucléés, mais à cette fonction primordiale s'ajoute un rôle de défense de l'organisme : les éléments cellulaires des ganglions

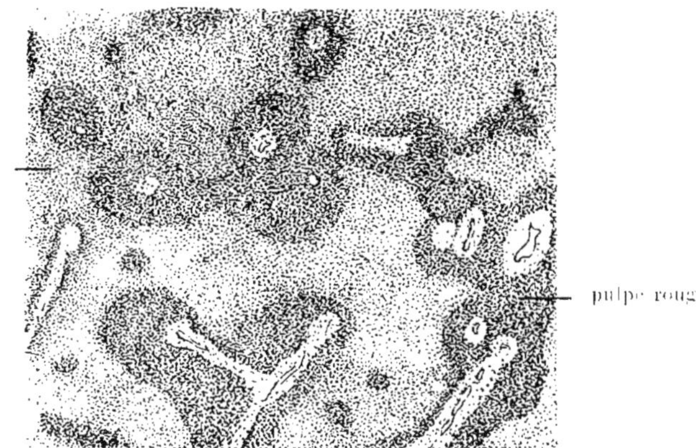

FIG. 122.

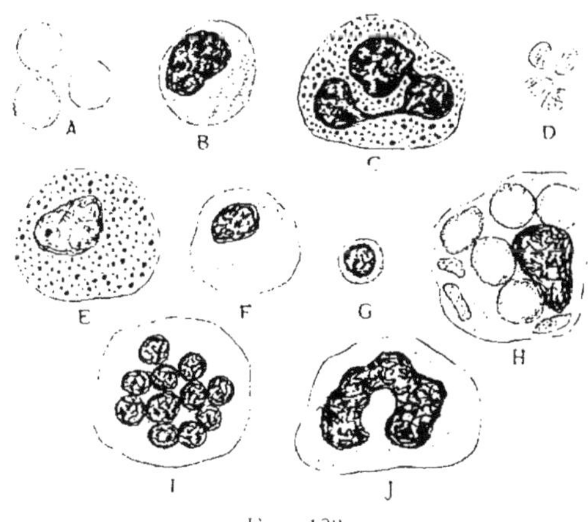

FIG. 123.

FIG. 122. — *Coupe de rate de supplicié, vue d'ensemble.*

FIG. 123. — *Les divers éléments observés sur un frottis de rate : A, hématies; B, mononucléaire; C, polynucléaire; D, globulins; E, myélocytes; F, mégaloblaste; G, normoblaste; H, macrophage; I, polycaryocyte; J, mégacaryocyte.*

(aussi bien ceux du *reticulum* que les éléments libres) sont des phagocytes énergiques et arrêtent les corps étrangers en circulation dans les lymphatiques. Le ganglion lymphatique est aussi un organe d'hématolyse, c'est à son niveau que se détruisent par phagocytose les globules rouges usés; enfin, une fonction sécrétoire endocrine est attribuée au ganglion qui élaborerait un ferment susceptible de déterminer la coagulation du sang (*thrombase*).

La rate. — Une coupe de rate (fig. 122) est difficile à interpréter, il faut pour la bien comprendre se souvenir de son mode de formation : la rate est d'abord, chez l'embryon, un organe lymphoïde banal comparable au thymus ou à une amygdale et son histoire ne saurait différer de celle de ces organes si une inondation sanguine n'était venue en modifier complètement la physionomie. Des vaisseaux sanguins viennent, en effet, s'ouvrir à plein canal dans le *reticulum* de la rate jeune, des artères y amènent un sang qu'emportent des veines; ce flux sanguin a amené comme conséquence que les éléments libres (lymphocytes) de la plupart des mailles du *reticulum* sont entraînés et disparaissent, ils sont remplacés par des globules rouges (*pulpe rouge de la rate*), mais quelques-unes des mailles du *reticulum* échappent à ce balayage, celles qui sont au contact des artères, et restent garnies de leucocytes (*pulpe blanche de la rate*); d'autre part, les cellules du *reticulum* de la pulpe rouge se modifient singulièrement, au point qu'elles deviennent entièrement méconnaissables; enfin, il faut ajouter que pour endiguer le cours du sang épanché dans la pulpe rouge, une capsule conjonctive s'est développée autour de l'organe.

Ces notions permettent de saisir la structure de la rate adulte : une capsule conjonctive extrêmement résistante malgré sa minceur l'entoure de toutes parts, elle est formée de fibres collagènes accompagnées de fibres élastiques et de quelques éléments musculaires lisses, elle émet par sa face interne des cloisons (*travées*) qui s'anastomosent en un réseau décomposant la rate en une série de territoires (*aréoles*) communiquant les uns avec les autres.

Les aréoles de la rate sont remplies de pulpe rouge et de pulpe blanche.

La pulpe rouge (*boue splénique*) forme des cordons anastomosés les uns avec les autres (*cordons de Bilroth*), elle est constituée par un *reticulum* cellulaire dont les mailles sont remplies d'éléments libres (1), extrêmement nombreux et de variétés diverses (fig. 123), ce sont d'abord tous les éléments normaux du sang (hématies, leucocytes, hyalins et granuleux, globulins), puis des éléments du sang en voie de formation, les uns de la série myéloïde (myélocytes), les autres de la série rouge (érythroblastes, mégaloblastes, normoblastes), puis encore des éléments mononucléés phagocytes (macrophages) ayant englobé des débris de globules rouges, et enfin des cellules géantes semblables à celles de la moelle osseuse (mégacaryocytes et polycaryocytes).

La pulpe blanche localisée au voisinage des artères sous forme de petits boutons embrochés par celles-ci (*corpuscules de Malpighi*) ne se distingue en rien du tissu lymphoïde des amygdales; elle est formée d'un *reticulum* cellulaire dont les mailles sont occupées par des éléments libres de la série lymphoïde (lymphocytes), un certain nombre de corpuscules de Malpighi présentent un centre clair.

Les vaisseaux de la rate méritent de retenir l'attention : les artères et les veines pénètrent côte à côte dans la rate en empruntant les travées de la capsule conjonctive. Quand le calibre de l'artère, qui va en diminuant à mesure qu'elle s'enfonce dans l'épaisseur de l'organe, atteint une certaine dimension (un cinquième de millimètre environ), l'artère et la veine se séparent et cheminent séparément. Les artères, terminales (2), se terminent par un pinceau (*artères pénicillées*) de branches qui, à leur tour, se divisent en rameaux (*branches terminales*) dilatés en ampoule à leur extrémité (*ampoules de Golz et Thoma*); de l'ampoule de Golz et Thoma partent deux ou trois canaux de fin calibre (*pièces*

(1) Les éléments libres sont très difficiles à discerner sur les coupes: il faut, pour les voir, les étudier sur des frottis de rate.

(2) Ce mot signifie que les artères n'échangent pas d'anastomoses et que chacune d'elles se distribue à un territoire déterminé de la rate.

intermédiaires) venant s'ouvrir à plein canal dans la pulpe rouge (1).

Les veines prennent naissance par des *sinus* cheminant entre les cordons de Bilroth; ces sinus sont perforés sur leur trajet, à la façon d'un drain perforé; dans l'intervalle des perforations, la paroi du sinus est représentée par un endothélium dont le noyau fait saillie dans la lumière du vaisseau; autour de l'endothélium est une paroi propre présentant de distance en distance des anneaux circulaires sur la nature desquels les auteurs ne sont point encore d'accord. Tous les sinus d'un territoire déterminé convergent les uns vers les autres et forment une veine qui rejoint bientôt l'artère aux côtés de laquelle elle chemine jusqu'à sa sortie de l'organe.

Les fonctions de la rate sont multiples : au premier plan se place son rôle hématopoiétique (2), surtout accentué pendant la seconde moitié de la vie intra-utérine et pendant les premiers mois qui suivent la naissance; puis vient son rôle leucopoiétique, la rate fabrique des globules blancs mononucléés et polynucléés (surtout par sa pulpe blanche); puis vient encore son rôle hématolytique, les globules rouges usés y étant détruits par phagocytose et y laissant comme trace de leur destruction un abondant pigment ferrugineux; la rate, comme les ganglions, contient des éléments phagocytes énergiques qui s'emparent des bactéries ou des protozoaires parasites (grosse rate des typhiques et des paludéens); enfin, on attribue à la rate une fonction sécrétoire endocrine, elle sécrète des ferments voisins de l'entérokinase.

Les glandes hémo-lymphatiques et les glandes hémales. — Font encore partie des organes lymphoïdes des

(1) Cette façon de voir n'est pas adoptée par tous les histologistes : certains auteurs, en effet, n'admettent pas la circulation lacunaire de la rate, et ils estiment que le sang, pendant son trajet compris entre les artères et les veines, est maintenu par un réseau capillaire analogue à celui de tous les autres organes.

(2) L'expression *hématopoiétique* est réservée pour désigner la fonction formatrice des globules rouges, et l'expression *leucopoiétique* pour la fonction formatrice des globules blancs.

organes d'importance secondaire, les premiers, *glandes hémo-lymphatiques*, sont constitués par un *reticulum* dans les mailles duquel viennent s'ouvrir à la fois des vaisseaux lymphatiques et des capillaires sanguins; les seconds, *glandes hémales*, sont constitués par un *reticulum* dans les mailles duquel viennent s'ouvrir exclusivement des capillaires sanguins; les uns et les autres sont caractérisés par leur couleur rouge.

INDEX ALPHABÉTIQUE

Acide osmique, 38.
Acidophiles (éléments), 15.
- - (leucocytes), 69, 70, 71.
- (myélocytes), 74, 75, 76.
Adrénaline, 224.
Albuginée, 151.
Alvéole médullaire (os), 60.
— pulmonaire, 135, 137, 139.
Amitose, 22.
Amœbocyte, 36.
Amphophiles (granulations), 71.
Ampoule de Golz et Thoma, 235.
Amygdale, 228.
- - abdominale, 116.
— colique, 116.
Anaphase (mitose), 21, 23.
Anhiste, 54.
Anse de Henle, 142, 146.
Anus, 116.
Aorte, 99.
Aponévrose, 49.
Appareil auditif, 204.
— digestif, 107.
— équilibrateur, 204.
— génital femelle, 165.
— génital mâle, 151.
— nerveux, 180.
- - pilo-sébacé, 215.
— respiratoire, 133.
— réticulaire, 89.
— urinaire, 141.
— visuel, 191.
Appendice, 112, 116, 117.
Aréole médullaire (os), 60.
Artefact, 16.
Artères, 97.
Artères pénicillées, 235.
— type hybride, 99, 100.
- type mixte, 100.
Articulation alvéolo-dentaire, 120.
Aster achromatique, 19.
- chromatique, 23.
Astrocyte, 95.
Audition, 189, 204.

Bande claire, 83, 85.
Bandelette sillonnée, 209.
Basale, 28, 30, 31.
Basophiles (éléments), 15.
- (leucocytes), 70, 71.
- - (myélocytes), 74, 75, 76.
Bassinet, 148.
Bâtonnet, 192.
Bâtonnets de Heidenhain, 144, 146.
Bordure en brosse, 26, 33.
Bouche, 107.
Boue splénique, 235.
Boules vitellines, 18.
Bourgeon du goût, 108, 109.
Bronche intralobulaire, 138, 139.
Bronche sublobulaire, 138.
Bronches, 135, 136, 137.
Bronchiole acineuse, 139.
- terminale, 138, 139.
Bulbe pileux, 217.

Cadre de fermeture, 27, 28.
Caduque, 176.
- sérotine, 178.
Cajal (méthode de), 89.
Calice (rein), 148.
Canal alvéolaire, 138, 139.
- cholédoque, 132.
- cochléaire, 204.
- cystique, 132.
- déférent, 151, 152.
- de Havers, 58, 60.
- de l'épididyme, 151, 160, 161.
- - de Sténon, 125.
— éjaculateur, 162.
— gustatif, 108.
— nasal, 203.
Canalicule biliaire, 129, 130.
- de l'ivoire, 118.
— osseux, 58.
Canalis reuniens, 204.
Canaux de Volkmann, 60.
- - droits, 151, 160.
— excréteurs, 125.
— galactophores, 216.
- - perforants (os), 60.
— semi-circulaires, 204.
Capillaires, 97.
— de sécrétion, 124.
— de type embryonnaire, 97.
— intercellulaires, 124.
- sinusoïdes, 97.
Capsule de Bowmann, 144.
Cartilage calcifié, 54.
- cellulaire, 54.
— fibro-conjonctif, 53, 55.
— fibro-élastique, 53, 55.
— hyalin, 53, 55.
— hypertrophié et calcifié, 64.
— rivulé, 56, 63, 64.
— sénile, 54.
— sérié, 56, 63, 64.
— strié, 54.

Cartilage à stroma capsulaire, 54.
-- tarse, 54, 203.
-- velvétique, 54.
Cartilagéine, 54.
Caryodiérèse, 22.
Caryokinèse, 21, 22.
Case musculaire, 83, 85.
Cellule, 17.
— à ailettes, 35.
-- à bâtonnet, 192.
-- à cils vibratiles, 26, 32.
- à cône, 192, 194.
-- à corbeille, 182.
-- adélomorphe, 113.
- adipeuse, 35, 37, 38.
— adventitielle, 36.
— amacrine, 196.
-- à mucus, 26.
-- à noyau bourgeonnant, 74.
-- à noyaux multiples, 62, 74.
— à plateau, 26.
-- à poussière, 137, 140.
- auditive, 208.
— bipolaire, 90.
- bipolaire (rétine), 194.
- bordante, 113.
- caliciforme, 26.
- cartilagineuse, 52.
- centro-acineuse, 127, 128.
-- chatoyante, 35.
- chromophile, 220.
- chromophobe, 220.
- clasmatocytiforme, 36, 41, 43.
- colloïde, 222.
-- conjonctive, 35.
-- conjonctive fixe, 35, 38.
-- cubique, 25.
-- cylindrique, 25.
- de Bordeu, 50.
-- déciduale, 174, 175, 177.
- de Claudius, 209.
-- de Deiters, 95, 208.
-- de Golgi, 182, 184.
-- de Hensen, 209.
-- de Küpffer, 131.
-- de l'argenture, 35.
— de l'épendyme, 95.
— délomorphe, 113.
Cellule de Martinotti, 182.
- de Müller, 196.
- de Neumann, 74.
- de Paneth, 114.
- de pilier, 208.
- de Purkinje (cervelet), 182.
- de Purkinje (cœur), 88.
- de Sertoli, 152, 153, 156, 158.
- des pentes, 209.
- de Vignal, 93.
- de von Ebner, 154.
- du nodule sésamoïde du tendon d'Achille de la Grenouille, 35, 39, 41.
- en araignée, 95.
- en raquette, 148.
-- endothéliale, 25.
- engrais, 36, 41, 43.
- en panier de Boll, 125.
- en T, 92.
- errante, 36.
- funiculaire, 184.
- géante, 74.
- horizontale, 196.
- glandulaire, 121.
- hépatique, 129, 130, 131.
interstitielle, 35, 39, 40, 159, 166.
- irisante, 35, 40.
-- lymphocytiforme, 36, 74.
- lymphoïde de la moelle des os, 74.
- médullaire, 74.
- mésenchymateuse, 36.
- migratrice, 36, 41, 42.
- mitrale, 190.
- mobile, 36.
- motrice, 89.
- mucigène, 26.
- mucipare, 26.
-- multipolaire, 90, 91.
-- multipolaire (rétine), 196.
--- myo-épithéliale, 124, 213, 215.
- nerveuse, 89.
- osseuse, 57.
- oxynthique, 113.
-- pavimenteuse, 25.
Cellule pepsinogène, 113.
- pigmentaire, 35, 37, 38.
- pigmentée, 35.
- plasmatique, 35, 41, 42.
- plate, 35.
- polyédrique, 25.
-- polymorphe, 182.
-- principale, 113.
- prismatique, 25.
- protoplasmique, 222.
- pyramidale, 180, 181.
- radiculaire, 184.
- ronde mobile, 36.
- segmentaire, 93.
- sensitive, 89.
- tendineuse, 35, 40, 45.
- type Deiters, 90.
- type Golgi, 90.
- unipolaire, 90.
- visuelle, 192.
Cellules épithéliales, 25.
- rouges, 74, 75.
sanguiformatrices, 74.
- sensorielles, 188.
Cément, 118, 119.
Centre cellulaire, 19.
- clair de Flemming, 227.
- ovale, 180.
Centriole, 19.
Centrodiérèse, 22.
Centrosome, 19.
Cérumen, 210.
Cerveau, 180, 181.
Cervelet, 182, 183.
Champ de Cohnhein, 84.
Chondrinballen, 54.
Chondriochontes, 18, 21.
Chondriodiérèse, 23.
Chondriome, 18, 21.
Chondriomites, 18.
Chondroblaste, 52.
Chondro-mucoïde, 54.
Chondroplaste, 54.
Chorion (muqueuses), 103.
- (peau), 211, 213, 214.
Choroïde, 192, 200.
Chromaffines (organes), 222.
Chromatine, 20.
Chromatocyte, 35.
Chromatolyse, 89.

Chromatophore, 35.
Chromoblaste, 35.
Chromosome, 22.
Chylifère, 114.
Ciment intercellulaire, 28.
Circulation, 68.
Citerne de Schæffer, 112.
Clasmatocyte, 36, 41, 43.
Classification des glandes, 122.
Cœur, 87.
Coiffe céphalique, 155.
Côlon, 112, 116.
Colonne de Bertin, 141.
— de Morgagni, 116.
Colonnette de Leydig, 84.
— musculaire, 84.
Colorants, 12, 14.
— acides, 14.
— basiques, 14.
Colorants métachromatiques, 15.
— neutres, 15.
— orthochromatiques, 15.
— spécifiques, 16.
Colorations combinées, 15.
— progressives, 16.
— régressives, 16.
Colloïde, 222.
Columelle, 206.
Cônes, 192, 194.
— efférents, 151, 160, 161.
— fibreux de la peau, 214.
Conduits lacrymaux, 203.
Conjonctive, 202.
Cordes vocales, 105, 134.
Cordon de Bilroth, 235.
— folliculaire, 232.
Cornée, 198.
Corps ciliaire, 201.
— concentrique de Hassall, 229, 230.
— de Balbiani, 166.
— de Hensen, 208.
— d'Highmore, 152.
— de Nissl, 89.
— de Russell, 42.
— fibroplastique, 35.
— filamenteux, 194.
— fuschsinophile, 42.
Corps intermédiaire, 24.
— jaune, 170, 171.
— jaune de grossesse, 172.
— jaune gravidique, 172.
— jaune menstruel, 172.
— jaune périodique, 172.
— muqueux de Malpighi, 211, 213.
— réticulaire, 211, 213, 214.
— strié, 180.
— thyroïde, 220, 221.
— vitré, 202.
Corpus albicans, 172.
— fibrosum, 172.
Corpuscule de Golgi-Mazzoni, 214.
— de Malpighi (rate), 225.
— de Malpighi (rein), 142, 144.
— de Meissner, 214.
— de Pacini, 50, 213, 214.
Corticale surrénale, 224.
Cortical osseux, 118.
Contractilité, 80.
Contraction, 86.
Couche cornée, 211, 213.
— de Henle, 217.
— de Huxley, 217.
— génératrice (épithéliums), 30.
— optique, 180.
— plasmodiale, 175, 178.
— striée (artères), 98.
— striée (veines), 101.
Coupes, 13, 14.
Cotylédon, 178.
Crête acoustique, 205, 206.
— de Henle, 218.
Cristallin, 202.
Cristalloïde, 19, 202.
— de Reinke, 40.
Cristaux de Teichmann, 66, 69.
Croissant de Gianuzzi, 123, 127.
Croix de Ranvier, 93.
Cumulus proliger, 165, 167.
Cycle sécrétoire, 121.
— spermatogénétique, 159.
Cylindraxe, 90.
Cytochromosome, 19.
Cytodiérèse, 21, 22.
Cytoplasme, 17.

Décalcification, 16.
Déférent, 151, 162.
Dégénérescence rétrograde, 94.
— wallérienne, 94.
Dendrite, 90.
Dentine, 118, 119.
Dents, 116, 119.
— acoustiques, 209.
Dépigmentation, 16.
Dépression glanduliforme, 173, 176.
Derme de la peau, 211, 213, 214.
— des muqueuses, 103.
Deutoplasme, 18.
Diapédèse, 73, 97.
Diplosome, 19.
Dispirème, 23.
Disque de soutien, 94.
— sombre, 83, 85.
Dissociations, 12.
Division directe, 22.
— indirecte, 21, 22.
Duodénum, 112, 114, 115.
Dyaster, 23.

Elastoblaste, 46.
Eléidine, 212.
Ellipsoïde, 192, 194.
Email, 118, 119.
Enclaves, 18.
Endocrine (sécrétion), 219.
Endolymphe, 204.
Endosteum, 78.
Endothélium, 28, 29.
Entonnoir spiral de Rezzonico, 94.
Eosinophiles (leucocytes), 69, 70, 71.
Ependyme, 95.
Epiderme, 31, 211, 213.
Epidermicule de la gaine, 217.
— du poil, 217.
Epididyme, 151, 160, 161.
Epithélium, 25.

Epithélium cubique, 27, 28.
-- cylindrique stratifié à cils vibratiles, 28, 31.
-- germinatif, 152, 165.
-- mixte stratifié, 28.
- ovarien, 165.
- pavimenteux, 28.
-- pavimenteux stratifié, 28, 31, 32.
-- polyédrique stratifié, 28.
- prismatique, 28.
-- rétinien, 197.
-- simple, 26.
-- stratifié, 26.
Equilibration, 189, 204.
Erectilité, 163.
Erection, 163.
Ergastoplasme, 18.
Erythroblaste, 74, 75.
Erythrocyte, 67, 74.
Espace de Kiernan, 129, 130.
- porte, 129, 130.
-- interglobulaire de Czermak, 118.
Estomac, 111, 112.
Etoile de Hering, 130
-- de Verheyen, 147.
Etranglement annulaire, 93.
Externa, 98, 101.

Faisceau de His, 88.
Famille cartilagineuse, 52.
Fascia superficialis, 211, 214.
Fasciculée, 224.
Fécondation, 166.
Fibre, 44.
-- blanche centrale, 92.
-- blanche périphérique, 91, 93.
-- cellule, 82.
-- de Remak, 92.
-- de Sharpey, 58.
-- grimpante, 184.
- moussue, 184.
-- musculaire, 80.
-- musculaire lisse, 82.
-- musculaire striée, 83.
Fibres amiantiques, 54.
-- collagènes, 44.
-- conjonctives, 43.
-- de Müller, 196.
Fibres du nerf optique, 198.
- élastiques, 44.
- grillagées, 131.
- nerveuses, 92.
- nerveuses nues, 92.
- osseuses, 57.
- radiées, 131, 182.
- tangentielles, 182.
Fibrille, 44.
- osseuse, 57.
Fibrine, 73.
Fibroblaste, 35, 46.
Fixateur de Bouin, 13.
Fibro-cartilages, 53, 55.
Fixation, 13.
Foie, 128, 129.
Follicule clos, 116, 227.
- de de Graaf, 21, 165, 167.
- primordial, 165.
Fonction glandulaire, 121.
- glycogénique, 132.
Formule leucocytaire, 72.
Fossette centrale, 193, 198.
Fuseau central, 23.

Gaine de myéline, 92.
- de Neumann, 118.
- de Schwann, 92.
Ganglion cérébro-spinal, 185, 186.
- d'Anderch, 186, 189.
- de Corti, 186, 204.
d'Ehrenritter, 186, 189.
- de Gasser, 186.
- de Scarpa, 186, 204.
-- géniculé, 186.
- intercarotidien, 224.
- jugulaire, 186.
- lymphatique, 229, 231.
- plexiforme, 186
- spinal, 186.
- spiral, 210.
- sympathique, 187.
Gelée de Warthon, 50.
Gigantoblaste, 74
Glande acineuse, 122
- alvéolaire, 122.
-- close, 122.
-- conjonctive, 51.
-- de Bartholin, 179.
-- de Brünner, 112, 114.
- de Cowper, 150, 164.
Glande de Lieberkühn, 114, 115, 117.
- de Littre, 150.
- de Skene, 179.
- diastématique, 160.
- duodénale, 114.
- endocrine, 122.
- en grappe, 122.
- exocrine, 122.
- glomérulée, 122.
- hémale, 236.
- hémolymphatique, 236.
- holocrine, 123.
holo-mérocrine, 123.
- interstitielle, 160.
- lacrymale, 203.
- mammaire, 216.
- mérocrine, 123.
- mixte, 123.
- multicellulaire, 122
- muqueuse, 123.
- ouverte, 122.
- réticulée, 122
- sacculiforme, 122.
- séreuse, 123.
- surrénale, 222, 223.
- tubuleuse, 122.
- tympanique, 224.
- unicellulaire, 122.
Glandes cardiaques, 113.
- de Blandin et Nuhn, 110.
- de Ciaccio, 202.
- de Henle, 202.
- de Krause, 202.
- de la peau, 215.
- de Manz, 202.
- de Meibomius, 203.
- de Moll, 203.
- de von Ebner, 108, 109, 110, 126
- de Weber, 110.
- de Wolfring, 202.
- de Zeiss, 203.
- du goût, 108.
- en général, 121.
- fundiques, 113.
palatines, 126.
- pyloriques, 113.
-- salivaires, 126.
-- sébacées, 215.
-- sudoripares, 215.
Gliofibrille, 95.
Globe de Hassall, 229, 230.
- oculaire, 191, 198.
-- chondroïque, 54.
--- de dentine, 118.

Globules blancs, 66, 68, 69.
— du pus, 73.
— polaires, 168, 169.
— rouges, 66, 69.
Globulins, 66, 73.
Glomérule de Malpighi, 143.
Glomérulée, 224.
Glycogène, 18.
Golgi (méthode de), 96.
Goût, 108, 109, 189.
Grain, 182, 184.
Grains de sécrétion, 121.
Graisse, 18.
— épidermique, 212.
Granulations de Grynfeltt, 224.
— d'Erlich, 71, 72.
Granuleuses (rétine), 197, 198.
Granulobasocytes, 36.
Granulosa, 165, 167.
Grosse mitose, 154.
Groupes isogéniques, 52.

Hématies 66, 69.
— nucléées, 74.
Hématimètre, 67.
Hématoblaste, 66.
Hématopoiétique, 236.
Hématoxyline ferrique de Heidenhain, 16.
Hémine, 66, 69.
Hémoglobine, 66.
Hormones, 219.
Humeur aqueuse, 201.
Hypoderme, 211.
Hypophyse, 220, 221.

Idiosome, 154.
Ilot de Langherans, 127, 128.
Incisures de Schmidt et Lantermann, 94.
Inclusion, 14.
Infiltration lymphoïde, 226.
Influx nerveux, 89.
Intestin, 112, 115, 117.
Intervalle, 174.
Intima, 98, 101.
Inversion des substances, 87.
Involution, 231.
Iodophiles (granulations), 72.

Iridocytes, 35.
Iris, 201.
Ivoire, 118, 119.

Jéjuno-iléon, 112, 114, 115.

Kératine, 212.
Kératinisation, 212.
Kinoplasme, 18.

Labrocyte, 36.
Labyrinthe, 174.
— membraneux, 204.
— osseux, 204.
Lac sangui-maternel, 177, 178.
Lacune de Howship, 62.
— de Morgagni, 150.
Lame criblée (sclérotique), 191.
— élastique interne, 98.
— spirale, 209.
Lamelle osseuse, 57.
Lamina fusca, 191, 193, 199.
Lécithine, 225.
Leucoblaste, 74.
Leucocyte, 66, 68, 69, 70.
Leucopoiétique, 236.
Lèvres, 116.
Ligament spiral, 210.
Lignée séminale, 152.
Ligne des contours, 118.
Lignes incrémentales, 118.
Linine, 20.
Liquor folliculi, 165, 167.
Lobe rénal, 141.
Lobule hépatique, 129, 130.
— prostatique, 164.
— pulmonaire, 138.
— rénal, 142.
— testiculaire, 151.
— thymique, 230.
Loge cotylédonaire, 178.
Longueur d'onde, 159.
Lunule de Gianuzzi, 123, 127.
Lutéine, 172.
Lymphocyte, 36, 69, 70.
Lymphoïdes (organes), 226.

Macrophage, 232.

Matière amorphe (cartilage), 54.
— (moelle des os), 78.
— (os), 57.
— (tissu conjonctif), 46.
Mastocyte, 36.
Mastzelle, 36.
— hématogène, 70.
— histiogène, 36.
Matrice de l'ongle, 218.
Media, 98, 101.
Médullaire surrénale, 224.
Médullocelle, 74.
Mégacaryocyte, 74.
Mégaloblaste, 74, 75, 77.
Meioses, 24, 155, 170.
Mélanine, 40.
Mélanocyte, 35.
Membrana suprachoroïdea, 192, 200.
Membrane, 19.
— basale, 28.
— de Bowman, 200.
— de Corti, 209.
— de Descemet, 200.
— de Jacob, 197.
— de Reissner, 209.
Métachromatique, 15.
Métaphase (mitose), 21, 23.
Métaspermatogénèse, 155.
Méthode de Cajal, 89.
— de Golgi, 96.
Microblaste, 74, 75.
Microcentre, 19.
Microtome, 14.
Milieux transparents de l'œil, 201.
Mitochondries, 18, 21.
Mitose, 21, 22.
Mitoses de maturation, 24, 155, 170.
— réductionnelles, 155.
Moelle adipeuse, 79.
— épinière, 184, 185.
— fœtale, 79.
— gélatineuse, 79.
— grasse, 79.
— grise, 78, 79.
— jaune, 78, 79.
— des os, 74.
— primaire de Hammar, 78, 79.
— rouge, 77, 78, 79.
— sanguine, 79.
Mononucléaire, 70, 71.

Mouvement amiboïde, 73.
- - ciliaire, 33.
Muci-carmin, 124.
Mucigène, 124.
Mucine, 124.
Muqueuse dermo-papillaire, 104.
- - de Schneider, 133.
- - de Schultze, 133.
- - olfactive, 133.
Muqueuses, 103.
Muqueux, muqueuse, 49.
Muscle ciliaire, 200.
— de Brücke, 201.
- - de l'accomodation, 200.
- - de Reissessen, 136.
- - de Rouget, 200.
— dilatateur de l'iris, 201.
Muscularité, 80.
Muscularis mucosæ, 110.
Myéline, 93.
Myéloblaste, 74, 75, 76.
Myélocyte, 74, 75, 76, 77.
- - homogène, 74.
Myélogonie, 74.
Myéloplaxe, 74.
Myocarde, 87.
Myofibrille, 80.
Myoïde, 192.
Myoplasma, 83.
Myoplasme, 82, 83.

Nerf cochléaire, 204.
— vestibulaire, 204.
Neuroblaste, 95.
Neurofibrille, 89.
Neurokératine, 93
Neurone, 90.
Neuroplasme, 90.
Neutrophiles (éléments), 15.
- - (leucocytes), 69, 70, 71.
- - (myélocytes), 74, 75, 76.
Névroglie, 95.
Nid de Betz, 182.
Nitrate d'argent, 29, 30.
Nodule lymphoïde, 227.
Nœud de Tawara, 88.
Normoblaste, 74, 75, 77.

Noyau, 20, 21.
- en bâtonnet, 82.
- moteur, 186.
- sensitif, 186
Nucléole, 20.

Odontoblaste, 118.
Œil, 191.
Œsophage, 111, 112.
Œuf de Naboth, 176.
Olfaction, 133, 134, 190.
Olive, 182.
Onde de contraction, 87.
- spermatogénétique, 159
Ongle, 218.
Ora serrata, 201.
Orcéine, 44.
Oreille externe, 210.
- interne, 204, 205, 207.
- moyenne, 210
Organe copulateur, 163.
- de Corti, 206, 207.
- de Zuckerkandl, 224.
- folié, 107, 109.
Organes chromaffines, 222.
- des sens, 188
- lymphoïdes, 226.
Os de membrane, 64.
Osséine, 57.
Ossification conjonctive, 61.
- directe, 61, 62.
- enchondrale, 61, 63, 64.
- en général, 61.
- indirecte, 61.
Ostéoblaste, 61, 63.
Ostéoclaste, 62, 71.
Ostéoplaste, 58, 59.
Ovaire, 165, 167, 171.
Ovocyte, 165, 168.
Ovogénèse, 168.
Ovogonie, 168.
Ovulation, 170.
Ovule, 21, 165, 167, 168.
Oxyhémoglobine, 66, 69.

Pancréas, 126, 127.
Pannicule adipeux, 211, 213, 214.
Papille dermique, 107.
- dermo-épithéliale, 107.
- du poil, 217.
- (nerf optique), 193, 198.

Papilles de la langue, 107, 109.
Paraboloïde, 192, 194.
Paraganglion, 222.
Parathyroïdes, 222, 223.
Parenchyme, 128.
Parotide, 126.
Passage de Boll, 125.
- de Hering, 131.
Paupière, 203.
Peau, 211.
Périchondre, 56.
Périoste, 65.
Périlymphe, 206.
Périthélium d'Eberth, 97.
Petite mitose, 154.
Petite cellule thymique, 230.
Petit mononucléaire, 36.
Phagocytose, 73, 131, 140, 234, 236.
Phanères cutanés, 211, 217.
Phlogocytes, 50.
Phœochromoblaste, 224.
Phonation (organe de la), 134.
Pièce, 13.
- intermédiaire, 142.
Pigment, 18.
Pilier de Corti, 208.
Pituitaire, 133.
Placenta, 175, 177.
Plaque choriale, 177, 178.
- - de Peyer, 116, 227.
- équatoriale, 23.
Plasmamastzelle, 12
Plasma musculaire, 83.
- sanguin, 66.
Plasmazelle, 35.
Plasmocyte, 35.
Plasmodiérèse, 24.
Plaste, 124
Plateau strié, 26, 33.
Plexiformes (rétine), 197, 198.
Plexus choroïde, 95.
- d'Auerbach, 110.
- de Meissner, 110.
- myentérique, 110.
sous-muqueux, 110.
- sous-séreux, 110.
Poil, 213, 217.
Polyblaste, 36.
Polycaryocyte, 17, 62, 74.

Pont d'union, 28.
Pore gustatif, 108.
— urinaire, 142.
Poumon, 135, 137, 138
Prélèvement, 13.
Préspermatogénèse, 155.
Prismes de l'émail, 118.
Procès ciliaire, 199, 201.
Prophase (mitose), 21, 22.
Prolongement cellulifuge, 90.
- cellulipète, 90.
— protoplasmique, 90.
Prostate, 149, 164
Protoplasme, 17, 21.
Protoplasma supérieur, 18.
Pseudo-cartilage, 54.
Pseudo-érection, 163.
Ptyaline, 126.
Pulpe, 118.
— blanche, 234.
- - rouge, 234.
Punctum cæcum, 198.
Pycnose, 20.
Pyramide de Ferrein, 141.
- - de Malpighi, 141.

Rampe tympanique, 206.
- vestibulaire, 206
Rate, 233, 234.
Réaction de Mulon, 224.
--- de Vulpian, 224.
Rectum, 112, 116.
Rein, 141.
Renflement biconique, 94.
Réseau admirable, 144.
Résidu fusorial, 21.
Résorption modelante, 62.
Rete testis, 151, 160.
Reticulée, 224.
Reticulum, 48
Rétine, 192, 195, 201.
Rigidité cadavérique, 83.

Saccule, 204
Sac lacrymal, 203.
Sang, 66.
Sarcolemme, 83
Sarcoplasme, 82, 83.
- intercolumnaire, 84.
Sclérotique, 56, 191, 193, 199.
Sécrétion, 121.
- interne, 219.
- rhagiocrine, 51.
Segmentation, 166.
Segment de Schweigger-Seidel, 146.
- de Weissmann, 87.
Séreuses, 104.
Série blanche, 74.
- lymphoïde, 70.
- myéloïde, 71.
- rouge, 74.
Sérotine, 178.
Sinus de Morgagni, 116.
sous-capsulaire, 232.
Sinusoïde, 97.
Soies auditives, 208.
Sous-maxillaire, 126.
Spermatide, 152, 153, 156.
Spermatocyte, 152, 153, 156.
Spermatogénèse, 154.
Spermatogonie, 152, 153, 156.
Spermatophore, 158.
Spermatozoïde, 152, 153, 155, 156.
Spermiogénèse, 155.
Sphère attractive, 19.
Sphincter de l'iris, 101.
Spirème, 22.
Spongioblaste, 95.
Spongiocyte (parathyroïde), 222.
- surrénale), 225.
Stigma, 166.
Stratum basilare, 31, 211.
compactum de Zeissl, 113.
- corneum, 31, 211.
- disjunctum, 31, 211.
filamentosum, 31, 211.
granulosum, 31, 211.
- intermedium, 211.
- lucidum, 31, 211.
- submucosum, 176.
- subserosum, 176.
- vasculosum, 176.
Strie d'Amici, 83, 85.
- de Hensen, 83, 85.
de van Gehuchten, 86.
- vasculaire, 209.
Stries de Frommann, 91.
Stries de Retzius, 120.
- de Schreger, 120.
Stroma de l'iris, 201.
Sublinguale, 126.
Substance caverneuse, 231.
-- chromophile, 89.
— colloïde, 222.
- folliculaire, 231.
— lacunaire, 231.
— ostéoïde, 60.
— pileuse, 217.
-- préosseuse, 61.
Suc musculaire, 83.
Surrénale, 222, 223.
Suture (cristallin), 202.
Sympathoblaste, 224.
Sympexion, 149, 164.
Système de Havers, 58, 59.
- - porte artériel, 144.
porte rénal, 144.

Tache acoustique 205, 206.
- jaune olfactive, 105, 133.
- - germinative, 165.
Tact, 189, 214.
Tapis, 40
Technique, 12.
Tectoria, 209.
Télophase (mitose), 21, 23.
Tendon, 49.
Testicule, 39, 151, 153.
Theca folliculi, 166, 167.
Thrombase, 234.
Trombocyte, 73.
Thymus, 228, 229
Thyroïde, 220.
Tissu adipeux, 37, 48.
- aponévrotique, 48, 49.
— cartilagineux, 52.
- cellulaire, 50.
- cellulaire sous-cutané, 211, 214.
— conjonctif, 35.
— conjonctif diffus, 50.
— conjonctif lâche, 48, 50.
-- élastique, 48, 49.
- engainant, 50.
— épithélial, 25.
— érectile, 163.
- fibreux, 48, 49.
- fibro-hyalin, 48.

Tissu fibro-osseux, 58.
— gélatineux, 49.
— interstitiel, 39, 48.
— irisant, 48.
— lamelleux, 48, 50.
— lymphoïde, 48.
— membraneux, 50, 104.
— muqueux, 48, 49.
— musculaire, 80.
— musculaire du cœur, 87.
— musculaire lisse, 82.
— musculaire strié, 82, 83.
— nerveux, 89.
— osseux, 57.
— osseux compact, 60.
— osseux spongieux, 60.
— pigmentaire, 48.
— réticulé, 47, 48.
— sous-arachnoïdien, 48.
— spongieux fœtal, 62.
— de substance conjonctive, 52, 57, 66, 74.
— tendineux, 48, 49.
— vésiculo-fibreux, 48.
Toile choroïde, 95.
Tonofibrille, 212.
Trabécule osseux, 60.
Trachée, 134, 135.
Trait scalariforme d'Eberth, 87.
Transitions épithéliales, 34.
Travée de Remak, 129, 130.
— de Kiernan, 130.
— directrice, 61.
Tricho-hyaline, 217.
Trichrome de Prenant, 124.
Trompe de Fallope, 172, 177.
Trophosponge, 89.
Tube contourné, 142, 146.
— de Bellini, 142, 146.
— de Schachowa, 142, 146.
— séminifère, 151
— urinifère, 142, 143.
Tunnel de Corti, 208.
Turgescence, 163.

Uretère, 148.
Urètre, 150.
Utérus, 172, 173, 174.
Utricule, 204.

Vagin, 172, 178.
Vaisseaux, 97.
Valvule connivente, 114.
Valvules des veines, 101.
Vasa vasorum, 98, 101.
Veine cave, 99.
— sus-hépatique, 130
Veines, 100.
— type propulsif, 102.
— type récepteur, 102.
Vésiculase, 163.
Vésicule adipeuse, 35.
— biliaire, 132.
— germinative, 165.
— olfactive, 134.
— séminale, 162.
Vessie, 148, 149.
Vestibule de l'oreille, 206.
Viandes blanches, 84.
— rouges, 84.
Villosités intestinales, 113, 115.
— placentaires, 175, 177, 178.
Vision, 190, 191.
Vitellus, 165.
Voies biliaires, 132.
— courtes, 186.
— excrétrices du sperme, 151, 160.
— génitales femelles, 172.
— lacrymales, 203.
— motrices, 186.
— respiratoires, 133.
— sensitives, 184, 186.
— urinaires, 147.
— vestibulaire, 184.
Vulve, 179.

Zone filaire, 217.
— pellucide, 165

TABLE DES MATIÈRES

Préface.................................... 5
Introduction.................................... 9

NOTIONS DE TECHNIQUE HISTOLOGIQUE
(1re séance).

Méthode des dissociations.................................... 12
Méthode des coupes.................................... 13
Coloration des coupes.................................... 14
Méthodes spéciales.................................... 16

LA CELLULE
(2e séance).

Le protoplasme.................................... 17
Le protoplasme proprement dit. Le chondriome.................................... 18
La deutoplasme. Les enclaves.................................... 18
La membrane.................................... 19
Le centre cellulaire.................................... 19
Le noyau.................................... 20
La reproduction de la cellule.................................... 22

LE TISSU ÉPITHÉLIAL
(3e et 4e séances).

Les cellules épithéliales.................................... 25
Classification des épithéliums.................................... 26
Les rapports des cellules épithéliales. Les cadres de fermeture. Les ponts d'union. Les ciments intercellulaires. Les membranes basales.................................... 28
Régénération des épithéliums.................................... 30
Physiologie des épithéliums.................................... 2
Les transitions épithéliales.................................... 34

LE TISSU CONJONCTIF

(5e et 6e séances).

Les cellules conjonctives.......... 35
Les fibres conjonctives.......... 43
La matière amorphe.......... 46
Classification des tissus conjonctifs.......... 46
Physiologie des tissus conjonctifs.......... 50

LE TISSU CARTILAGINEUX

(7e séance).

La cellule cartilagineuse.......... 52
Les fibres du tissu cartilagineux.......... 52
La matière amorphe.......... 54
Classification des tissus cartilagineux.......... 54
Accroissement du tissu cartilagineux.......... 55
Physiologie du tissu cartilagineux.......... 56

LE TISSU OSSEUX

(8e séance).

La cellule osseuse.......... 57
La matière amorphe.......... 57
Les éléments accessoires du tissu osseux.......... 58
Les variétés du tissu osseux.......... 60
Développement du tissu osseux.......... 61
Accroissement du tissu osseux.......... 65
Physiologie du tissu osseux.......... 65

LE SANG

(9e séance).

Les globules rouges.......... 66
Les globules blancs.......... 68
Les globulins.......... 73
Physiologie des éléments figurés du sang.......... 73

LE TISSU DE LA MOELLE DES OS

(9e séance).

Les cellules du tissu de la moelle des os.......... 74
Les fibres du tissu de la moelle des os.......... 78
La matière amorphe.......... 78
Classification des tissus de la moelle des os.......... 78
Physiologie du tissu de la moelle des os.......... 79

LE TISSU MUSCULAIRE

(10e séance).

Classification des tissus musculaires.................... 80
Le tissu musculaire lisse.................... 82
Le tissu musculaire strié.................... 83
Physiologie du tissu musculaire.................... 85
Le tissu musculaire du cœur.................... 87

LE TISSU NERVEUX

(11e séance).

La cellule nerveuse.................... 89
Les fibres nerveuses.................... 92
Physiologie des neurones.................... 94
La névroglie.................... 95

LES VAISSEAUX SANGUINS

(12e séance).

Les capillaires.................... 97
Les artères.................... 97
Les veines.................... 100

LES MUQUEUSES ET LES SÉREUSES EN GÉNÉRAL

(13e séance).

Les muqueuses.................... 103
Les séreuses.................... 104

L'APPAREIL DIGESTIF

(13 et 14e séances).

La bouche.................... 107
Le tube digestif.................... 110
Les dents.................... 116

LES GLANDES EN GÉNÉRAL

(15e séance).

Classification des glandes.................... 122
Structure des glandes.................... 123

LES GLANDES ANNEXES DE L'APPAREIL DIGESTIF

(15e séance).

Les glandes salivaires.................... 126
Le pancréas.................... 126
Le foie.................... 128
Fonctions du foie.................... 131
Les voies biliaires extra-hépathiques.................... 132

L'APPAREIL RESPIRATOIRE

(16e séance).

Les voies respiratoires supérieures 133
Les bronches 136
Le poumon 138

L'APPAREIL URINAIRE

(17e séance).

Le rein 141
Les voies urinaires 147

L'APPAREIL GÉNITAL MALE

(18e séance).

Le testicule 151
Les voies excrétrices du sperme 160
Les glandes annexes de l'appareil génital mâle 164

L'APPAREIL GÉNITAL FEMELLE

(19e séance).

L'ovaire 165
Les voies génitales femelles 172

L'APPAREIL NERVEUX

(20e séance).

Le cerveau 180
Le cervelet 182
La moelle épinière 184
Les ganglions cérébro-spinaux 186
Les ganglions sympathiques 187

LES ORGANES DES SENS EN GÉNÉRAL

(21e séance).

Le sens du tact 189
Le sens du goût 189
Le sens de l'audition et de l'équilibration 189
Le sens de l'olfaction 190
Le sens de la vision 190

L'APPAREIL VISUEL

(21e séance).

Le globe oculaire 191
Segment postérieur du globe oculaire 191
Segment antérieur du globe oculaire 198
Les milieux transparents de l'œil 201
Les annexes de l'œil 202

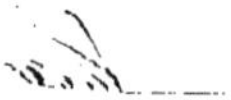

L'APPAREIL AUDITIF ET ÉQUILIBRATEUR

(22e séance).

L'oreille interne 204
L'oreille moyenne 210
L'oreille externe 210

LA PEAU ET LES PHANÈRES CUTANÉS

(22e séance).

La peau 214
Les glandes de la peau 215
Les phanères cutanés 217

LES GLANDES CLOSES

(23e séance).

Classification des glandes closes 219
L'hypophyse 220
Le corps thyroïde 220
Les parathyroïdes 222
La glande surrénale et les organes chromaffines 222

LES ORGANES LYMPHOÏDES

(24e séance).

Le follicule clos 227
La plaque de Peyer 227
Les amygdales 228
Le thymus 228
Le ganglion lymphatique 231
La rate 234
Les glandes hémolymphatiques et les glandes hémales... 236

INDEX ALPHABÉTIQUE 239
TABLE DES MATIÈRES 247

IMPRIMERIE MARQUESTE, A TOULOUSE
CLICHÉS LAFFONT, RUE GAMBETTA, 25, TOULOUSE

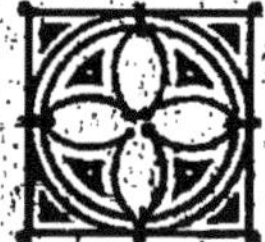

Prix : 12 francs.

www.ingramcontent.com/pod-product-compliance
Ingram Content Group UK Ltd.
Pitfield, Milton Keynes, MK11 3LW, UK
UKHW022053260726
13993UKWH00001B/86